卫生职业教育"十四五"规划护理专业新形态一体化教材

U0745571

儿科护理

主　编　戚　燕　邓晓燕　于淑婷
副主编　周　雨　张　欣　徐　丹　郭新秀　王朝昀
编　者　（按姓氏笔画排序）
　　　　于淑婷　枣庄科技职业学院
　　　　王朝昀　武汉市东西湖职业技术学校
　　　　邓晓燕　西双版纳职业技术学院
　　　　卢丹艳　西双版纳职业技术学院
　　　　张　欣　武汉市第二卫生学校
　　　　张文婉　武汉市东西湖职业技术学校
　　　　张叶丽　南漳县职业教育中心
　　　　张儒蓉　铜仁市碧江区中等职业学校
　　　　罗　梅　台江县中等职业学校
　　　　周　雨　江西省吉安市卫生学校
　　　　项　芹　井冈山大学/江西省吉安市卫生学校
　　　　徐　丹　恩施职业技术学院
　　　　郭新秀　重庆工业管理职业学校
　　　　戚　燕　井冈山大学/江西省吉安市卫生学校
　　　　辜超冬　广东省潮州卫生学校

华中科技大学出版社
中国·武汉

内 容 简 介

本书是卫生职业教育"十四五"规划护理专业新形态一体化教材。

本书是新型活页式教材,全书按照临床儿科护理工作的内容分为绪论、儿童生长发育、儿童保健、儿童营养、患病儿童护理等十七个项目,以任务为导向,融入课程思政,且配有数字资源,具有系统性、实用性等特点。

本书可供护理、助产及相关专业使用。

图书在版编目(CIP)数据

儿科护理 / 戚燕,邓晓燕,于淑婷主编. -- 武汉 : 华中科技大学出版社,2025. 1. -- ISBN 978-7-5772-1190-9

Ⅰ. R473.72

中国国家版本馆 CIP 数据核字第 2025CV8457 号

儿科护理　　　　　　　　　　　　　　　　　　　　　　戚　燕　邓晓燕　于淑婷　主编

Erke Huli

策划编辑:黄晓宇

责任编辑:余　雯

封面设计:廖亚萍

责任校对:朱　霞

责任监印:周治超

出版发行:华中科技大学出版社(中国·武汉)　　　电话:(027)81321913

　　　　　武汉市东湖新技术开发区华工科技园　　　邮编:430223

录　　排:华中科技大学惠友文印中心

印　　刷:武汉市洪林印务有限公司

开　　本:889mm×1194mm　1/16

印　　张:13.25

字　　数:428 千字

版　　次:2025 年 1 月第 1 版第 1 次印刷

定　　价:49.80 元

卫生职业教育"十四五"规划
护理专业新形态一体化教材

丛书编委会

主任委员

胡　野　全国卫生健康职业教育教学指导委员会
　　　　教学质量评价专门委员会副主任委员

委员（按姓氏笔画排序）

丁　博　安徽省淮北卫生学校
丁志强　湖南护理学校
王　辉　秦皇岛水运卫生学校
王绍才　南阳科技职业学院
王彩罡　枣阳市卫生职业技术学校
方国强　广东省潮州卫生学校
邓翠珍　湖南护理学校
任正超　滕州市中等职业教育中心学校
刘宗生　江西省吉安市卫生学校
刘超华　武汉市第二卫生学校
杨　毅　湖北职业技术学院
肖天杰　云南省临沧卫生学校
吴　静　台江县中等职业学校
吴文全　重庆市护士学校
邹远志　铜仁市中等职业学校
沈丽芳　杭州市萧山区第四中等职业学校
张晶晶　秦皇岛水运卫生学校
张翠玉　广东省湛江卫生学校
陈　琼　云南省临沧卫生学校
易元红　咸宁职业教育（集团）学校
周洪梅　重庆工业管理职业学校
赵永峰　邓州市职业技术学校
胡煜辉　江西省吉安市卫生学校
袁松平　西双版纳职业技术学院
黄利丽　武汉市东西湖职业技术学校
符　莹　成都铁路卫生学校
蔡明华　湖北省潜江市卫生学校
樊　斌　湖北新产业技师学院

网络增值服务

使用说明

1 教师使用流程

（1）登录网址：**https://bookcenter.hustp.com/resource/index.html**（注册时请选择教师用户）

注册 〉 登录 〉 完善个人信息 〉 等待审核

（2）审核通过后，您可以在网站使用以下功能：

下载教学资源　　建立课程　　管理学生　　布置作业　查询学生学习记录等

教师

2 学生使用流程

（建议学员在PC端完成注册、登录、完善个人信息的操作。）

（1）PC 端学员操作步骤

① 登录网址：https://bookcenter. hustp. com/resource/index. html（注册时请选择普通用户）

注册 〉 登录 〉 完善个人信息

② 查看课程资源：（如有学习码，请在个人中心－学习码验证中先验证，再进行操作。）

选择课程

首页课程 〉 课程详情页 〉 查看课程资源

（2）手机端扫码操作步骤

手机扫码 → 登录 → 查看数字资源

注册

总序

　　职业教育是国民教育体系和人力资源开发的重要组成部分。中共中央办公厅、国务院办公厅印发的《关于深化现代职业教育体系建设改革的意见》指出，要以习近平新时代中国特色社会主义思想为指导，深入贯彻党的二十大精神，坚持和加强党对职业教育工作的全面领导，把推动现代职业教育高质量发展摆在更加突出的位置。

　　随着健康中国战略的不断推进，党和国家加大了对卫生人才培养的支持力度。新形势下卫生职业教育秉持着"以服务为宗旨，以就业为导向"的指导思想，取得了长足的进步与发展，为国家输送了大批高素质应用型医药卫生人才。

　　根据《"十四五"职业教育规划教材建设实施方案》，为进一步贯彻落实文件精神，适应护理专业职业教育改革发展的需要，充分发挥教材建设在提高职业教育人才培养质量中的基础性作用，在广泛调研卫生职业教育的实际需求后，在全国卫生健康职业教育教学指导委员会和部分中高等职业院校领导的指导下，华中科技大学出版社组织全国40余所医药类中高等职业院校的近200位老师编写了本套卫生职业教育"十四五"规划护理专业新形态一体化教材。

　　本套教材充分体现了新一轮教学计划的特色，坚持以就业为导向、以能力为本位、以岗位需求为标准的理念，遵循"三基"（基本理论、基本知识、基本技能）、"五性"（思想性、科学性、先进性、启发性、适用性）、"三特定"（特定目标、特定对象、特定限制）的编写原则，充分反映各院校的教学改革成果。教材编写体系和内容均有所创新，着重突出以下编写特点。

　　(1) 紧跟"十四五"教材建设工作要求，引领职业教育教材发展趋势，密切结合最新专业目录、专业教学标准，以岗位胜任力为导向，参照高素质应用型医药卫生人才的培养目标，提升学生的就业竞争力，体现鲜明的卫生职业教育特色。

　　(2) 有机融入思政教育，结合专业知识教育背景，深度融入思政元素，注重加强医者仁心教育，对学生进行正确价值引导与人文精神滋养。

　　(3) 强调"岗课赛证融通"的编写理念，选择临床典型案例，强化技能培养，紧密衔接最新护士执业资格考试大纲，提高岗位胜任力，注重吸收行业新技术、新工艺、新规范，突出体现"医教协同、理实一体"的教材编写模式。

　　(4) 采用"互联网＋"思维的教材编写模式，增加大量数字资源，构建信息量丰富、学习手段灵活、学习方式多元的新形态一体化教材体系，推进教材的数字化建设。

　　本套教材得到了各相关院校和领导的高度关注与大力支持，我们衷心希望本套教材能为新时期卫生职业教育的发展做出贡献，并在相关课程的教学中发挥积极作用，得到广大读者的青睐。相信本套教材在使用过程中，通过教学实践的检验和实际问题的解决，能不断得到改进、完善和提高。

卫生职业教育"十四五"规划护理专业新形态一体化教材

丛书编委会

前言

卫生职业教育"十四五"规划护理专业新形态一体化教材《儿科护理》是按照教育部办公厅颁布的《中等职业学校专业教学标准(试行)》组织具有丰富教学及临床护理工作经验的专家、教师精心编撰而成,供三年制卫生职业教育院校护理专业使用。

本教材紧扣护理专业的培养目标,突出护理专业特色,对接护理专业职业标准,结合护士执业资格考试和岗位需求,在坚持遵循"三基""五性""三特定"编写原则的同时,注入护理专业发展的新知识、新技术、新方法。

在内容编排上,本教材紧密结合儿科临床工作实际,注重理论与实践的结合。通过本课程内容的学习,学生能理解儿童的生理心理特点、营养与喂养、预防保健措施及新生儿常见病、多发病的临床特点和预防护理方法,能够运用护理专业理论和基本技能,提高临床观察、分析、判断和解决问题的能力,并对儿童实施整体护理;能够为其日后独立解决儿科常见临床护理问题奠定坚实的理论基础。

本教材的编写理念是以提高护士职业能力为核心,以提升临床护理技能为导向。在内容上贴近临床工作实际,使教材既能满足当前护理教学工作的需求,又能体现护理学作为一级学科的新进展。在版面设计上,大幅度扩充了数字资源内容,同时考虑了护理技能实践的特点,重要技术操作均配有插图,增强了教材的可读性,使学生更易于理解和掌握。

本教材在编写过程中得到了各参编院校领导及同仁的帮助和支持,谨在此致以衷心的感谢!

由于时间和编者水平有限,书中不足或疏漏之处在所难免,恳请广大读者批评指正。

编　者

目录

1

绪论

【知识目标】 熟悉儿科护理的任务和范围;掌握儿童年龄分期及各期特点。
【能力目标】 正确认识儿科护士的角色与素质要求。
【思政目标】 具有积极的工作态度和专业技能,关爱儿童。

任务一　儿科护理的任务和范围

一、儿科护理的任务

儿科护理是研究儿童生长发育规律,儿童健康保健,疾病防治、康复与护理,运用现代护理的理论和技术,以保护和促进儿童身心健康,提高生命质量的一门护理学科。

儿科护理的任务是从儿童体格、智力发育水平、行为和社会适应性能力等方面来研究和保护儿童,为儿童及其家庭提供身心整体护理。

二、儿科护理的范围

儿科护理的范围很广泛,凡是涉及儿童健康保健,疾病防治、康复与护理的问题都属于儿科护理研究和实践的范围,具体内容包括儿童生长发育规律,儿童营养与喂养,儿童身心方面的保健,儿童疾病防治、康复与护理,并与临床医学、预防医学、心理学、社会学、教育学等多门学科有着广泛的联系。

随着医学和护理学的发展,儿科护理的任务和范围不断拓展。儿科护理已由疾病护理发展为以"儿童及其家庭为中心"的身心整体护理;由患儿护理发展为所有儿童生长发育规律,疾病防治、康复与护理及保护和促进儿童身心健康的研究;由医疗保健机构承担其任务发展为全社会都参与儿童疾病的预防、保健和护理工作。因此,儿科护理要达到保护和促进儿童身心健康的目的,儿科护士应树立整体护理观念,将儿科护理知识普及到社区、家庭,并取得社会各方面的支持,以适应儿科护理的飞速发展。

任务二　儿童年龄分期及各期特点

案例引导

女婴,30 天,足月顺产,出生时体重 3.9 kg。其母亲前来咨询想停哺母乳,改喂配方奶。

问题:

1. 该女婴处于哪一年龄期? 这一年龄期有何特点?

2. 对该女婴家长应进行怎样的指导?

案例分析

儿童的生长发育是一个连续、渐进的动态过程,随着年龄的增长,儿童的身体结构、生理功能和心理行为等在不同的阶段表现出与年龄相关的规律性。在实际工作中,一般将儿童按年龄划分为 7 个时期,但各期之间没有严格的界限,相互之间有着密切的关系。

一、胎儿期

传统方法计算胎儿期是从受精卵形成到胎儿娩出为止,约 40 周。胎儿的周龄即为胎龄,也称为妊娠龄。按照胎龄,胎儿期分为胚胎期(0~8 周)和胎儿期(9~40 周),相当于母亲的妊娠早期和中、晚期。受精后前 8 周受精卵迅速分化形成胚胎,至 12 周胎儿器官基本形成,可初辨性别,是胎儿发育关键期,如遭受病毒感染等不良因素影响,可致死胎、流产、畸形或宫内发育不良等。胎儿中期(13~28 周)组织、器官迅速生长,功能趋于成熟,但是肺发育不成熟,一旦早产,存活率低。胎儿晚期(29~40 周)皮下脂肪、肌肉组织迅速增长致体重迅速增加,对营养需求高。此期的特点:胎儿生长发育迅速,完全依赖母体生存。此期的护理重点:重视孕母营养、情绪、工作及生活环境等,避免不利因素影响胎儿生长发育,创造适合胎儿生长发育的良好条件。

二、新生儿期

自胎儿娩出母体并至脐带结扎起,至出生后满 28 天为新生儿期。按年龄划分,新生儿期实际包含在婴儿期内,但由于此期新生儿在生长发育和疾病方面具有非常明显的特殊性,所以将这一特殊时期单列为新生儿期。此期是新生儿进行生理功能调整以逐渐适应外界环境的阶段,其脱离母体独立生存,体内外环境发生根本变化。由于其生理调节和适应能力尚不成熟,体温维持不够稳定,所以发病率和死亡率高,尤以新生儿早期(0~7 天)更高。此外分娩过程中的窒息、出血、溶血、损伤、感染持续存在,先天畸形也常在此期表现。此期的护理重点:注意保暖;指导正确的母乳喂养;加强消毒隔离,预防感染。

三、婴儿期

自出生至 1 岁为婴儿期。此期是出生后生长发育极其旺盛的阶段,因此对营养物质尤其是蛋白质的需要量相对较大,但此期其消化吸收功能尚未发育完善,易发生消化功能紊乱和营养不良,因此提倡母乳喂养和合理添加辅食。同时此期婴儿体内来自母体的免疫抗体逐渐减少,而自身免疫功能尚不成熟,易发生各种感染性疾病。此期的护理重点:指导合理喂养;按时进行计划免疫;做好生长发育监测;重视卫生习惯的培养和加强消毒隔离,预防感染。

四、幼儿期

自满 1 岁至满 3 岁为幼儿期。此期特点是生长发育较前稍减慢,行为发育迅速,接触周围事物的机会增多,智力发育迅速,语言、运动、思维和社会适应能力逐渐增强,自主性和独立性不断发展,但是对于危险的识别能力和自我保护能力不足,容易发生意外伤害事件。此期幼儿机体免疫力仍低,感染性疾病的发病率较高。乳牙先后出齐,饮食从乳类逐渐过渡为多样化食物。此期的护理重点:加强早期教育;注意合理喂养;加强安全护理;预防各种疾病;注意断乳后营养的补充。

五、学龄前期

自满 3 岁至入小学前(6~7 岁)为学龄前期。此期特点是体格生长发育处于稳步增长状态,大脑功能更趋成熟,理解能力增强,好奇、多问、喜欢模仿,语言和思维能力进一步发展,可用语言或简单文字表达客观事物,此期儿童具有较大的可塑性,应加强早期教育,培养其良好的道德品质和生活自理能力,为入小学做好准备。此期免疫功能增强,感染性疾病发病率减小,但免疫性疾病如风湿热、急性肾小球肾炎等发病率开始增高。由于活动范围扩大,喜欢模仿又无自我保护意识,常有烧伤、溺水等意外事件发生。此期的护理重点:培养良好的生活习惯、个性和道德品质;预防免疫性疾病;加强安全教育。

六、学龄期

自 6~7 岁进入小学起到青春期前(一般为 11~12 岁)为学龄期。此期特点是体格生长速度仍稳步增长,肌肉发育速度增快,肌力增强,乳牙开始逐渐被恒牙代替。除生殖系统外,身体各器官系统都已经逐步发育成熟,接近成人水平,智力发育更加成熟,理解、分析、综合能力逐步增强,是开始接受系统的科学文化教育的重要时期,也是儿童心理发展上的一个重大转折时期。感染性疾病的发病率较前期低,而近视和龋齿的发病率增高。此期的护理重点:加强教育,促进德、智、体全面发展;注意口腔卫生及坐、立、行的姿势;预防近视、龋齿和脊柱弯曲;安排规律的生活、学习和锻炼,保证充足的营养和休息,防止精神、情绪和行为等方面的问题。

七、青春期

女孩从 11～12 岁开始至 17～18 岁,男孩从 13～14 岁开始至 18～20 岁为青春期。此期特点是生殖系统迅速发育,体格生长速度加快,出现第二个生长高峰,第二性征逐渐明显。此期女孩出现月经,男孩出现遗精,但个体差异较大。此期由于接触社会增多,遇到不少新问题,周围环境对其影响越来越大,常出现心理、行为、精神方面的问题,常见的健康问题有结核病、痤疮、贫血,女孩可出现月经不规律、痛经。此期的护理重点:保证足够营养供给以满足快速生长发育所需,加强体格锻炼和注意充分休息,及时进行生理、心理卫生和性知识的教育,使其树立正确的人生观和养成优良的道德品质,建立健康的生活方式。

任务三 儿科特点及儿科护理的一般原则

儿童从生命开始到长大成人,整个阶段都在不断生长发育,其形态、生理、病理、心理、认知等方面均不同于成人,且各个发育阶段儿童在各器官功能、对疾病的免疫能力、疾病的临床表现、药物的使用剂量和对药物的耐受程度等方面均有着明显的差异,在护理上有独特之处。因此,不能单纯将儿童视为成人的缩影。

一、儿科特点

(一)儿童人体形态和生理特点

1. 人体形态学特点 随着体格生长发育的进展,儿童在外观上不断变化,各器官的发育随年龄增长有所不同,如体重、身高(长)、头围、胸围、上臂围等的增长,身体各部分比例的改变,骨骼的发育,牙齿的萌出等。熟悉儿童的正常生长发育规律,才能做好保健护理工作。如新生儿和婴儿头部相对较大,颈部肌肉和颈椎发育相对滞后,抱新生儿及婴儿时应注意保护头部;儿童骨骼钙化不全,比较柔软且富有弹性,虽不易发生骨折,但长期受压易变形;儿童髋关节附近的韧带较松,髋臼窝较浅,易脱臼及损伤,护理中动作应轻柔,避免过度牵拉。

2. 生理生化特点 儿童生长发育快,代谢旺盛,年龄越小,生长发育的速度越快,对营养物质的需求量相对比成人多。儿童胃肠消化功能尚不成熟,若喂养不当,极易引起营养不良和消化功能紊乱;婴儿新陈代谢旺盛而肾功能相对较差,比成人更容易发生水、电解质紊乱。因此,不同年龄阶段的儿童生理生化指标的正常范围不同,如呼吸、心率、血压、周围血象、体液成分等。只有熟悉儿童生理生化特点,才能做出正确的判断和护理。

3. 免疫特点 儿童皮肤、黏膜柔嫩,屏障功能不完善,淋巴系统发育不成熟,非特异性免疫和特异性免疫功能不全,防御能力差。新生儿虽可从母体获得抗体 IgG,但 3～5 个月后逐渐下降,而自行合成 IgG 的能力一般要到 6～7 岁时才能达到成人水平;母体 IgM 不能通过胎盘,故新生儿血清 IgM 浓度低,易被革兰氏阴性菌感染;婴幼儿期分泌型 IgA(SIgA)也缺乏,易患呼吸道及胃肠道感染疾病。

(二)儿童心理社会特点

儿童身心尚未成熟,缺乏适应及满足需要的能力,依赖性较强,合作性差,需特别的保护和照顾。儿童好奇、好动、缺乏经验,容易发生各种意外。儿童心理发育过程受家庭、环境的影响很大,所以家庭、社会的关注和正确的引导对儿童的身心健康极为重要。在护理中应以儿童及其家庭为中心,与儿童父母、幼教工作者、学校教师等共同合作,根据不同年龄阶段儿童的心理发育特征和心理需求,提供相应护理,促进其心理健康发展。

(三)儿童患病特点

1. 病理特点 儿童的机体对致病因子的反应因年龄不同而发生不同的病理改变,所以儿童疾病种类及临床表现上与成人有很大的不同。如缺乏维生素 D 时,婴幼儿可出现佝偻病,成人则表现为骨软化症、骨质疏松症;肺炎球菌所致的肺部感染,婴幼儿常为支气管肺炎,而年长儿和成人常为大叶性肺炎。

2. 疾病特点 儿童疾病种类及临床表现与成人有很大不同,不同年龄期儿童的疾病种类也有很大差异。如新生儿疾病常与先天遗传和围生期因素有关,婴幼儿疾病中以感染性疾病占多数;血液系统疾病中,儿童白血病以急性淋巴细胞白血病占多数,而成人以粒细胞白血病为多;心血管疾病中,儿童以先天性心脏病多见,而成人则以冠心病多见。婴幼儿患感染性疾病时往往起病急、来势凶,感染易扩散甚至发展成败血症;婴幼儿病情严重时可表现为各种反应低下,如表情淡漠、体温不升、不吃不哭等,而缺乏典型临床表现。此外,儿童病情发展过程易反复、波动,变化多端。所以医护人员应密切观察病情变化才能及时发现问题、及时处理病情。

3. 诊治特点 不同年龄期儿童患病均有其独特的临床表现,因此在临床诊断中应特别关注年龄因素。以惊厥为例,新生儿早期,应多考虑产伤、缺血缺氧性脑病、颅内出血、先天异常等;婴儿期的无热惊厥考虑手足搐搦;年长儿的惊厥应考虑癫痫;婴儿有热惊厥除高热惊厥外,还应考虑中枢神经系统感染。儿童语言表达能力有限,不能主动反映或准确诉说病情,多由其家长或照顾者代述,其可靠性与代述者的既往经验及其与患儿的亲密程度有关。学龄期儿童虽能简单陈述病情,但他们的时间和空间知觉尚未发育完善,陈述的可靠性降低;部分儿童可能因害怕打针、吃药而隐瞒病情,少数儿童为逃避上学而假报或夸大病情,使病史/健康史可靠性受到干扰。因此,在诊治过程中,除应详细向患儿家长等询问病史/健康史,还应细致观察患儿表情、姿势、动作,并结合全面的体格检查和必要的辅助检查进行研判,才能做出确切的诊断和处理。儿童用药剂量与成人不同,应按年龄和体表面积计算。

4. 预后特点 儿童处于生长发育时期,生命力旺盛,组织修复和再生能力强,患病时起病急、来势猛、变化多,但如处理及时、有效,护理得当,度过危险期后,往往恢复得也快,后遗症一般较成人少。但年幼、体弱、营养不良病情容易突变,需严密监护、积极处理。

5. 预防特点 儿童的绝大多数疾病都是可以预防的,开展儿童疾病预防工作意义重大。通过开展计划免疫和加强传染病的管理,儿童传染病的发病率和死亡率明显下降;重视儿童保健工作,也使得儿童营养不良性疾病、腹泻等常见病、多发病的发病率和死亡率大大下降。及早筛查和发现先天性、遗传性疾病及感觉、智力障碍,及时给予矫正和干预,可防止发展成为严重残障。

二、儿科护理的一般原则

1. 以儿童及其家庭为中心 家庭是儿童生活的中心,对儿童身心健康有很大影响。儿科护士必须支持、尊重、鼓励并提高家庭的功能,兼顾所有家庭成员的心理感受和服务需求,为儿童及其家庭提供预防保健、健康指导、疾病护理和家庭支持等服务,让儿童及其家庭有效地参与到健康照护的各个方面。

2. 实施整体护理 护理工作不能仅限于满足儿童的生理需要或维持现有的发育状况,还应包括维护并促进儿童心理行为的发展和精神心理的健康,既要关心儿童机体各系统或各器官功能的协调平衡,还要使儿童的生理、心理活动与社会环境相适应,并应重视环境带给儿童的影响。

3. 尽可能减少创伤和疼痛 有创伤和疼痛的治疗措施会给儿童带来情绪波动,甚至使其害怕。儿科护士必须充分认识疾病本身及其治疗和护理过程给儿童及其家庭带来的压力,尽可能提供无创性护理,即安全执行各项护理操作,防止或减少儿童创伤和疼痛,并采取有效措施防止或减少儿童与其家庭的分离,帮助儿童及其家庭建立把握感和控制感。

4. 保证儿童安全 儿科护士应尽力为儿童提供最佳护理,采取一些必要的预防措施,保证儿童的安全,如设置床挡,防止坠床;管理好电源,防止触电;用热水袋时避免烫伤;注意药物的管理,防止误饮、误食。

任务四 儿科护士的角色与素质要求

一、儿科护士的角色

儿科护士每天面对的是不同年龄期儿童及其家长,肩负着保护和促进儿童健康的重任,也肩负着教育儿童的使命。因此,儿科护士作为有专业知识的独立实践者,角色应该是多元化的,既是护理照护者、护理计划制订者、护理活动执行者、儿童及其家庭代言人,同时是儿童及其家长的健康教育者、健康咨询者与协调者,更是儿科护理科学的研究者。

1. 护理照护者 儿童机体各系统、器官的功能发育尚未完善,儿童尚不能自理或不能完全自理。儿科护士最重要的角色是在帮助儿童促进、保持或恢复健康的过程中,为儿童及其家庭提供直接的专业照护,如营养的摄取、感染的预防、药物的给予、心理的支持、健康的指导等,以满足儿童身心等方面的需要。

2. 护理计划制订者 为促进儿童身心健康发展,儿科护士必须运用专业的知识和技能,收集儿童生理、心理、社会需要等方面的资料,全面评估儿童的健康状况以及其家庭在面临疾病和伤害时所产生的反应,找出健康问题,并根据儿童生长发育不同阶段的特点,制订系统全面的、切实可行的护理计划,采取有效的护理措施,以减轻儿童的痛苦,帮助儿童适应在医院、社区、家庭的生活。

3. 健康教育者 在护理儿童的过程中,儿科护士应依据各年龄期儿童智力发展的水平,向他们解释疾病治疗和护理的过程,帮助他们建立自我保健意识,培养他们养成良好的生活习惯,纠正其不良行为。同时儿科护士还应向儿童家长宣传科学育儿的知识,帮助家长了解疾病的诊断和治疗过程,为儿童及其家庭介绍相关的医疗保健机构和组织,使他们采取健康的态度和行为,以达到预防疾病、促进健康的目的。

4. 健康协调者 儿科护士需联系并协调与有关人员及机构的关系,维持一个有效的沟通网,使诊断、治疗、救助与有关的儿童保健工作得以互相协调、配合,保证儿童获得适宜的整体性医护照护。如儿科护士需与医生联络,讨论有关治疗和护理方案;儿科护士需与营养师联系,讨论有关膳食的安排;儿科护士还需与儿童及其家长进行有效的沟通,让其参与儿童护理过程,以保证护理计划的贯彻执行。

5. 健康咨询者 儿科护士通过倾听儿童及其家长的倾诉、关心儿童及其家长在医院环境中的感受、触摸和陪伴儿童、解答他们的问题、提供有关治疗的信息、给予健康指导等,使他们能够以积极有效的方式去应对压力,帮助他们找到满足生理、心理、社会需要的护理方法。

6. 儿童及其家庭代言人 儿科护士是儿童及其家庭权益的维护者,在儿童不会表达或表达不清自己的要求和意愿时,儿科护士有责任解释并维护儿童及其家庭的权益不受侵犯或损害。儿科护士还需评估有碍儿童健康的问题和事件,并向医院行政部门反映,或提供给卫生行政单位作为拟定卫生政策和计划的参考。

7. 护理研究者 儿科护士应积极进行护理研究工作,通过研究来验证、扩展护理理论和知识,发展护理新技术,指导、改进护理工作,提高儿科护理质量,促进专业发展。同时,儿科护士还需研究隐藏在儿童症状及表面行为下的真正问题,以能更实际、更深入地帮助他们。

二、儿科护士的素质要求

儿科护士除了具备一般护士的职业素养以及业务技能外,还应具有良好的护士人文修养和崇高的职业道德。

1. 爱护儿童,尊重儿童 儿童的健康成长,不但需要物质营养,也需要精神营养哺育,其中"爱"是重要的精神营养要素之一。儿科护士只有发自内心地爱护儿童,对他们倾注感情,才能急儿童之所急,痛儿童之所痛,对健康、患病、残障的儿童,都要一视同仁,和他们建立平等友爱的关系,做到言而有信,使他们产生安全感、满足感,从而配合治疗和护理。虽儿童惹人喜爱,但他们不是成人的玩偶,不可随意引逗,或把儿童当作取笑的对象,特别是有生理缺陷或病态的儿童,要给予更多的同情和关爱,指导和帮助残障儿童,鼓励他们以坚强的毅力克服困难。

2. 对事业高度的责任感 儿科护理工作有一定的复杂性,因为儿童机体各系统、器官功能发育尚未完善,生活不能自理或不能完全自理,又处于无知或知识缺乏的状态,这就要求儿科护士具有高度的事业责任感。同时,鉴于儿童好奇、好学、好模仿的特点,儿科护士无形中就成为儿童学习、效仿的对象之一。因此,儿科护士要以身作则、严于律己,加强自身的修养,自觉控制和调节自己的言行,以良好的心态、整洁的仪表与规范的行为,教育和影响儿童,使儿童受到良好形象的熏陶。不仅要照顾他们的生活,而且要启发他们的思维,与他们进行有效的沟通,工作中认真负责、爱岗敬业、耐心细致、一丝不苟、动作轻柔、操作准确、观察仔细、反应敏捷、考虑周全、态度和蔼。

3. 有丰富的科学知识 儿科护士不仅要有一定的医学基础知识、护理专业的理论和技能、营养学、预防保健等知识,而且要掌握儿童心理学、儿童教育学以及一些基本的自然科学、文学、艺术(绘画、音乐)等方面的知识,不断提高自己的文化和艺术修养,寓教育于护理之中。要根据儿童生长发育过程中的变化及生理、心理和社会需要而给予全面的护理;掌握儿科常用药物的剂量、作用及用法,保证用药安全。随着医学科学的发展,儿科护理技术已发展出比较复杂的临床护理技术、抢救技术及先进的检查技术,儿科护士必须熟练地掌握这些相关的技术,才能减轻儿童的痛苦,取得更佳的护理效果。同时,要勇于创新、积极进取,开展儿科护理科研工作,适应新世纪儿科护理的需求。

4. 有效的人际沟通技巧和健康的心理状态　婴儿及较小的幼儿不能用语言表达或表达不清自己的意愿和要求,他们的情绪、需要基本是通过表情、手势、呼声、哭闹或体征(如呼吸频率增快、皮肤发红)等表现出来,因此从儿童的非口头语言中获取信息尤为重要。儿科护士要主动保证儿童安全,善于观察并了解儿童反应,以满足他们的需要,减轻他们的痛苦。还应根据儿童生理和心理发展的规律、各年龄期儿童对疾病的心理及情绪的不同反应,不断和儿童及其家长沟通,交流信息,全面了解儿童生理、心理和社会需要,维护儿童的合法权益。现代的儿科护理,不仅要减轻儿童的痛苦、挽救儿童的生命,还必须考虑疾病的过程对儿童生理、心理及社会需要等方面发展的影响。因此,儿科护士必须掌握有效的人际沟通技巧,以健康、乐观、开朗、稳定的情绪,宽容豁达的胸怀,健康的身体与良好的言行举止感染儿童,促进儿童身心健康全面发展。

直通护考

在线答题

(戚　燕)

儿童生长发育

扫码看课件

学习目标

【知识目标】 熟悉儿童生长发育的规律及影响因素;掌握儿童体格生长发育常用指标的正常范围和临床意义;熟悉儿童感知觉、运动和语言发育的特点。

【能力目标】 能进行儿童体格生长发育的一般测量并能进行正确评价。

【思政目标】 在护理操作过程中具有认真的态度,对儿童有爱心、耐心和责任心,关心、爱护、体贴儿童,并能与儿童及其家长进行有效的沟通。

任务一 儿童生长发育规律及影响因素

生长发育是儿童各系统、器官、组织形态的增长和功能成熟的动态过程,是儿童不同于成人的重要特点。生长是指儿童各器官、系统的增长,主要表现为形态的变化,是"量"的改变;发育是指细胞、组织、器官分化,逐渐完善功能,为"质"的改变。二者密不可分,生长是发育的物质基础,发育成熟状态又反映在生长的量的变化上。生长发育不仅是指体格的生长,还包括情感、认知等心理社会方面的发展。

一、生长发育规律

1.连续性和阶段性 生长发育在整个儿童时期是不断进行的,各个年龄期有其不同的特点。如体重、身高(长)在儿童出生后第1年,尤其是前3个月增长最快,出现出生后第一个生长高峰;第2年以后生长速度逐渐减慢,至青春期又迅速发育,出现出生后第二个生长高峰。

2.顺序性 生长发育遵循由上到下、由近到远、由粗到细、由低级到高级、由简单到复杂的顺序。①由上到下:先抬头、后抬胸,再会坐、立、行。②由近到远:先抬肩、伸臂,再双手握物品;先会控制腿,再会控制脚的活动。③由粗到细:先全掌抓握物品,再手指拾取。④由低级到高级:先会以看、听来感知事物、认识事物,再发展到记忆、思维、分析、判断事物。⑤由简单到复杂:先画直线,后画圈、形状。

3.不平衡性 各系统器官的生长发育有先有后,快慢不一,与其在不同年龄期的生理功能有关。如神经系统发育较早;生殖系统发育最晚;淋巴系统发育先快后回缩;皮下脂肪在年幼时较发达;肌肉组织到学龄期发育加快;其他器官如心、肝、肾、肌肉等的发育基本与体格生长相平行,各系统器官生长发育的不平衡性使生长发育速度曲线呈波浪式(图2-1)。

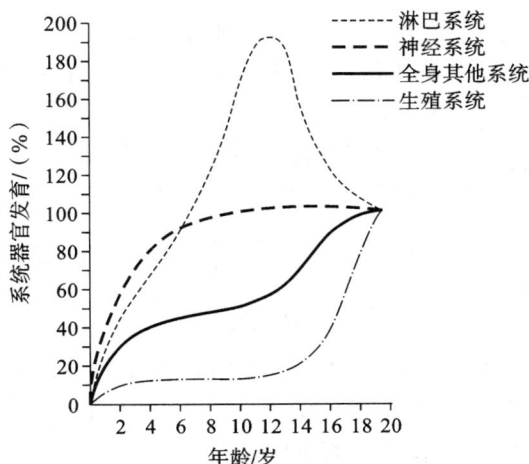

图2-1 各系统器官发育不平衡性

4.个体差异 儿童生长发育虽然按照一定规律,但是在一定范围内受遗传、环境、教养等方面的影响,存在着相当大的个体差异,每个人生长的"轨迹"不会完全相同。因此,儿童的生长发育水平有一定的正常范围,评价时必须考虑各种不同因素对个体的影响,并做连续性、动态性观察,才能做出正确的判断。

二、生长发育规律的影响因素

1.遗传 儿童的生长发育受父母双方遗传因素共同影响,如皮肤和头发的颜色、面貌特征、身材高矮、青春期的早晚、性格及气质等。遗传性疾病无论是染色体畸变或先天代谢性缺陷,对儿童生长发育均有显著影响。

2.性别 女孩青春期比男孩早2年左右,此期平均身高及体重均超过同龄男孩,男孩青春期虽开始较晚,但持续时间较长,故体格生长发育最后一般还是超过女孩;女孩的语言、运动发育略早于男孩。因此在评价儿童生长发育时应分别按男、女标准进行。

3.营养 充足的营养物质供给是保障儿童生长发育的物质基础,年龄越小受营养状况的影响越大。孕母营养不足可造成胎儿体格生长发育落后,严重时还会影响胎儿神经系统的发育。出生后长期营养不良,不仅影响体重及身高的增长速度,还可使机体的免疫、内分泌、神经调节等功能低下,甚至影响智力和社会适应能力的发展。长期摄入能量超过机体需求量,脂肪过度积聚,可造成肥胖,也会对其生长发育造成严重影响。

4.疾病 疾病对儿童生长发育有明显影响。围生期产伤、缺氧、窒息、颅内出血等均可影响儿童智力的发育。急性疾病常引起儿童体重下降,慢性疾病则对儿童体重、身高均有影响。内分泌疾病常引起儿童骨骼和神经系统生长发育迟缓。

5.孕母情况 胎儿在宫内的生长发育受孕母生活环境、营养、情绪、疾病等各种因素的影响较大。如妊娠早期的巨细胞病毒感染易导致胎儿的先天畸形;某些药物、放射线照射、环境毒物和精神创伤的影响,可使胎儿生长发育受阻;妊娠期的严重营养不良可引起流产、早产和胎儿体格及神经系统生长发育迟缓。

6.生活环境 良好的生活环境,如空气新鲜、阳光充足、水源清洁、居住条件舒适等,均有利于儿童身心发育。良好的生活习惯、科学护理、正确教养、体格锻炼、良好的教育体制等都是促进儿童生长发育达到最佳状态的重要因素。

任务二　儿童体格生长发育及评价

案例引导

女婴,10个月,体重9.6 kg,身长73 cm,头围45 cm,胸围45 cm,前囟0.5 cm×0.5 cm,出牙4颗,扶着栏杆能站稳,能用拇指、示指拾取小球。

问题:

1.该女婴体格生长发育是否正常?

2.作为儿科护士,对该女婴生长发育进行评价还需收集哪些资料?

案例分析

一、体格生长常用指标

体格生长通常选用便于测量且具有较好人群代表性的指标来表示。常用的指标有体重、身高(长)、坐高(顶臀长)、头围、胸围、腹围、上臂围、囟门、牙齿等,其中体重、身高(长)是体格生长评价中非常重要的指标。

二、体格生长规律

1.体重 体重是身体各器官、组织、体液的总重量,是反映儿童体格生长,尤其是营养状况的重要指标,也是儿科临床计算输液量、药量等的重要依据。

正常新生儿出生时的平均体重约为 3 kg,儿童年龄越小,体重增长越快。出生后 3～4 个月时体重约为出生时的 2 倍(6 kg);出生后前 3 个月体重的增加值约等于后 9 个月体重的增加值,即 12 个月(1 岁)时婴儿体重约为出生时的 3 倍(9 kg);2 岁时体重约增至出生时的 4 倍(12 kg),2 岁后到青春期体重增长速度趋于稳定,平均每年增长 2～3 kg。

评价某一儿童生长发育状况时,应连续定期监测其体重。临床上计算药量和输液量时应以儿童的实际体重为依据,当无条件测量体重时,可用以下公式估算:

3～12 个月:体重(kg)=[年龄(月)+9]/2

1～6 岁:体重(kg)=年龄(岁)×2+8

7～12 岁:体重(kg)=[年龄(岁)×7-5]/2

同年龄、同性别正常儿童体重存在个体差异,在均值上下波动 10% 为正常范围。若体重超过均值 20% 为肥胖,低于均值 15% 为营养不良。

2. 身高(长) 身高(长)是指从头顶到足底的全身长度,是头部、躯干(脊柱)与下肢长度的总和。身高(长)是反映骨骼发育的重要指标。3 岁以下儿童采用仰卧位测量,称为身长。3 岁以后儿童取立位测量,称为身高。仰卧位测量值比立位多 1～2 cm。

身高(长)的增长规律与体重相似,年龄越小增长越快。正常新生儿出生时平均身长约为 50 cm,出生后第 1 年身长约 75 cm(出生后前 3 个月增长 11～13 cm,约等于后 9 个月身长的增加值);第 2 年增长速度减慢,平均为 10～12 cm,到 2 岁时身长 85～87 cm。2～6 岁平均每年增长 6～8 cm,此后到青春期身高稳步增长,平均每年增长 5～7 cm。

2～6 岁儿童身高的估算公式:身高(cm)=年龄(岁)×7+75

7～10 岁儿童身高的估算公式:身高(cm)=年龄(岁)×6+80

儿童进入青春期后,其增长速度加快,不能用此公式计算。

由于头部、躯干(脊柱)、下肢三部分的生长发育速度并不一致,出生后第 1 年头部生长最快,躯干次之,青春期身高增长则以下肢为主,故在各年龄期头部、躯干和下肢所占身高(长)的比例各有不同。某些疾病可使身体各部分比例失常,因此临床上需要分别测量上部量(从头顶至耻骨联合上缘的距离)和下部量(从耻骨联合上缘至足底的距离)来进行比较,以检查儿童身体比例关系。新生儿上部量大于下部量,身长的中点在脐上;随着下肢长骨的增长,中点下移,2 岁时中点在脐下;6 岁时中点移至脐与耻骨联合上缘之间;12 岁时上、下部量相等,中点在耻骨联合上缘(图 2-2)。

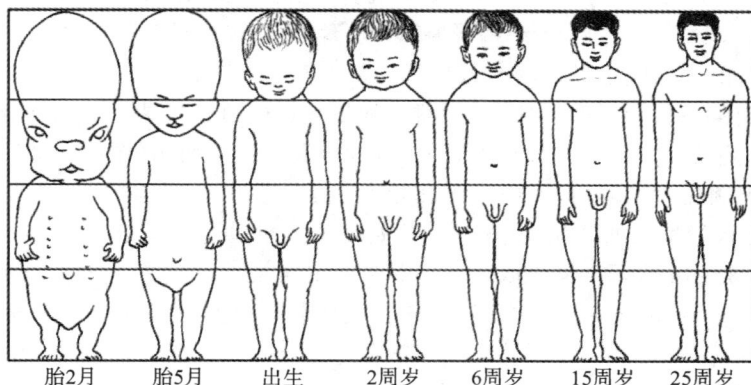

图 2-2 不同年龄儿童身体各部比例

身高(长)的增长与遗传、内分泌、营养、运动和疾病等因素有关。短期的疾病与营养波动不会明显影响身高(长)的增长。明显的身材异常(低于均值 30% 以上)往往由甲状腺功能减退、生长激素缺乏、长期营养不良、严重佝偻病等引起。

3. 坐高(顶臀长) 由头顶至坐骨结节的长度称坐高。与身高(长)测量一致,3 岁以下儿童采用仰卧位测量,称为顶臀长,3 岁以上儿童采用坐位测量。以坐高表示头颅与脊柱的生长发育。儿童坐高增长规律与上部量相同。随着下肢增长速度逐渐加快,坐高占身高的百分数即随年龄增长而下降,由出生时的67%降到14周岁时的53%。此百分数显示了身体上、下部量的改变,反映了身材的匀称性,比坐高的绝对值更有意义。任何影响下肢生长的疾病,如甲状腺功能减退和软骨营养不良,可使坐高(顶臀长)与身高(长)的比例停留在幼年状态。

4. 头围 自眉弓上缘经枕骨结节绕头一周的长度为头围,反映脑的发育及颅骨的生长情况。胎儿期脑是全身各系统中发育最快的,故出生时头围相对较大,正常新生儿头围平均为33～34 cm;1岁以内增长较快,出生后前3个月和后9个月都增长6～7 cm,故1岁时头围约46 cm;1岁以后头围增长明显减慢,2岁时约48 cm;5岁时约50 cm;15岁时头围接近成人,为54～58 cm。头围的测量在2岁以内最有价值,头围过小提示脑发育不良,头围过大或增长过快则提示可能为脑积水、脑肿瘤。

5. 胸围 胸围是平乳头下缘水平绕胸一周的长度。胸围大小与肺、胸廓、胸背肌肉及皮下脂肪的发育密切相关。出生时胸围比头围小1～2 cm,平均为32 cm;1岁左右胸围与头围相等,约为46 cm;1岁以后胸围逐渐超过头围,1岁至青春期胸围超过头围的厘米数约等于儿童年龄(岁)减1。但肥胖儿童由于胸部皮下脂肪厚,胸围超过头围的时间可提前,而营养不良、佝偻病等可导致儿童胸围超过头围的时间推迟到1.5岁以后。

6. 腹围 腹围是指平脐(小婴儿以剑突与脐连线的中点)水平绕腹一周的长度。2岁前腹围约等于胸围,2岁后腹围较胸围小。患腹部疾病如有腹水时需测腹围。

7. 上臂围 上臂围是沿肩峰与尺骨鹰嘴连线中点水平绕上臂一周的长度。其代表上臂骨骼、肌肉、皮下脂肪和皮肤的发育情况。在测量体重和身高不方便的地区,可测量左上臂围以筛查5岁以下儿童营养状况,评估标准:超过13.5 cm为营养良好,12.5～13.5 cm为营养中等,低于12.5 cm为营养不良。

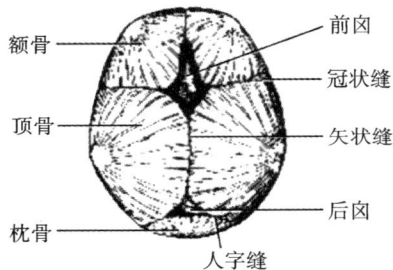

图2-3 囟门

8. 囟门 儿童出生时颅骨未闭合形成颅骨缝和囟门,依据颅骨缝及前、后囟闭合的时间可以衡量颅骨的生长状况。出生时颅骨缝稍有分离,于3～4月龄时闭合。前囟为顶骨和额骨边缘形成的菱形间隙,前囟对边中点连线长度在出生时为1.5～2.0 cm,随脑的发育和颅骨的生长而增大,6个月左右逐渐骨化而变小,在12～18个月时闭合,最迟于2岁闭合。后囟为顶骨与枕骨交界处形成的三角形间隙,出生时部分婴儿已闭合或很小,多于6～8周闭合(图2-3)。前囟的检查在儿科工作中很重要,前囟迟闭或过大多见于佝偻病、甲状腺功能减退儿童等;前囟早闭或过小多见于头小畸形、脑发育不良;前囟饱满常提示颅内压增高,多见脑膜炎、脑炎、脑积水、脑水肿等;前囟凹陷多见于脱水或极度消瘦儿童。

9. 牙齿 人的一生有两副牙齿,即乳牙(共20颗)和恒牙(共28～32颗),出生时乳牙已骨化,乳牙牙胚隐藏在颌骨中,一般于出生后4～10个月(平均6个月左右)乳牙开始萌出(图2-4),若13个月尚未出牙视为出牙延迟,顺序一般为下颌先于上颌、自前向后。乳牙大多于3岁前出齐。2岁以内儿童的乳牙数目等于月龄减4～6。恒牙的骨化从新生儿期开始,6岁左右开始在第2乳磨牙后方出第1颗恒牙即第1磨牙,7～8岁乳牙开始按萌出顺序逐个脱落而被恒牙取代,12岁左右出第2磨牙,17～18岁以后出第3磨牙(又称智齿,也有终身不萌出者)。一般恒牙在20～30岁出齐。乳牙萌出时间及顺序个体差异较大,与遗传、食物性状等因素有关。

三、体格生长评价

1. 常用方法

(1)均值离差法:适用于正态分布状况。根据不同的年龄、性别,固定分组,随后通过大量人群的横断面调查计算均值($\overline{X}$)和标准差(SD),以$\overline{X}\pm SD$来表示。通常以$\overline{X}\pm 2SD$(含95.4%的受检总体)的范围内视为正常。

(2)中位数、百分位数法:适用于正态及非正态分布状况。将一组变量值(如体重、身高等)按大小顺序排列,以第50百分位数(P_{50})为中位数,把资料分为P_3、P_{10}、P_{25}、P_{50}、P_{75}、P_{90}、P_{97}数等级。通常在P_3～P_{97}(含

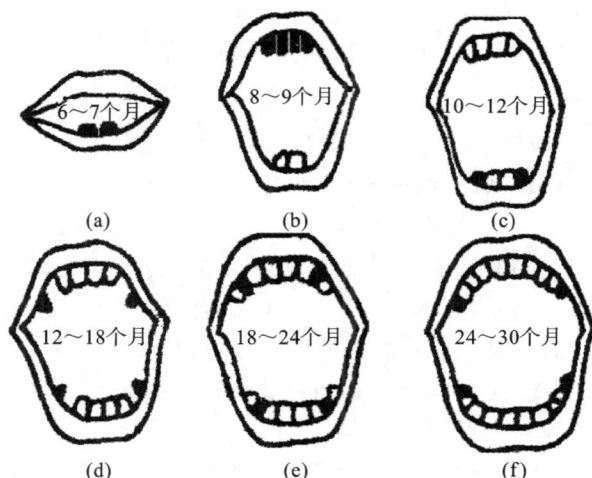

图 2-4 乳牙萌出顺序

94%的受检总体)的范围内视为正常。

（3）标准差的离差法（Z 积分）：将偏离该年龄组标准差的程度用于反映生长情况，适用于不同人群间的比较。计算公式为 Z 值＝$(X-\overline{X})/SD$，其中，X 为实际测量值，$\overline{X}$ 为均值，SD 为标准差。Z 值在± 2.0 的范围内视为正常；若 Z 值为 0，则表示实际测量值等于该年龄组均值。

（4）生长曲线评价法：将同性别、各年龄组某项体格生长指标（如体重、身高（长）等）制成生长发育曲线图（离差法或百分位数法），对个体儿童从出生至青春期的体格生长指标进行全程动态监测，将定期连续监测的结果每月或每年标记于曲线图上并进行数据比较，可以了解儿童的生长发育趋势、目前所处发育水平和生长速度，及时发现偏差，分析原因并予以干预。

2. 评价内容

（1）生长速度：定期连续监测儿童某项体格生长指标（如体重、身高（长）等），得到该儿童该项体格生长指标的增长速度。可发现儿童的个体"生长轨迹"，预示其生长趋势，与参照人群值进行比较可以发现生长偏差。生长速度能真实反映儿童生长状况。

（2）生长水平：将儿童某一年龄期某一体格生长指标（如体重、身高（长）等）的测量结果与参照人群值进行比较，可以得出该儿童该项体格生长指标的现实水平，但不能预示其生长趋势。

（3）匀称程度：评估儿童体格生长发育各项指标之间的关系，能了解体形生长的比例关系及评价身材是否匀称。

任务三　儿童感知觉、运动和语言发育

一、感知觉的发育

1. 感觉的发育

（1）视觉：新生儿已有视觉功能，瞳孔有对光反应，但视觉不敏锐。1 个月时可凝视光源，2 个月起可协调地注视物体，6～7 个月开始认识母亲和奶瓶，1.5 岁时能区别形状，2 岁时能逐渐区别颜色，4～5 岁时视力达1.0。

（2）听觉：新生儿出生后 3～7 天听觉已相当好，3～4 个月时头可以转向声音源，6 个月时能区别父母的声音，7～9 个月时能区别语言的意义，2 岁时可以听懂简单命令。

（3）味觉：新生儿味觉较为灵敏，4～5 个月的婴儿对食物的微小改变已很敏感，可以适时添加各类辅食。

（4）嗅觉：出生时嗅觉已发育完善，出生 1～2 周的新生儿可辨别母亲的气味，3～4 个月时能区别好闻和难闻的气味。

2. 知觉的发育　空间知觉在婴儿期已初步发展，3 岁能辨别上下，4 岁能辨别前后，5 岁开始辨别以自身为中心的左右。4～5 岁时有时间概念，5～6 岁时逐渐掌握周内顺序、四季等概念。

二、运动的发育

儿童动作的发育都遵循一定的规律。①自上而下：如 2 个月能抬头，4 个月会翻身，6 个月会独坐，8～9 个月会爬，1 岁左右会走等。②由近到远：如先抬肩、伸臂，再双手握物品而至手指拾取物品。③由不协调到协调：如 3～4 个月婴儿看到玩具，手足乱动拿不到，5 个月后能一把抓住。④先有正向动作后有反向动作：如先会向前走，后会向后退等。运动的发育可分为大运动和精细运动两大类。

1. 大运动　大运动指身体对大动作的控制。2 个月时俯卧可抬头 45°；4 个月时可有意识地以身体为一体从侧卧位翻到仰卧位；6 个月时能靠双手向前支撑稳坐片刻；7～8 个月时可以用手支撑胸腹，在原地滚动身体；8～9 个月可用双上肢向前爬；10～14 个月时可扶走。以上过程可归纳为"二抬四翻六会坐，七滚八爬周会走"（数字代表月龄，"周"代表一周岁）。

2. 精细运动　精细运动指手和手指的动作。3 个月时握持反射消失；6～8 个月时出现换手及捏、敲等探索性动作；9～10 个月时可用拇、示指拾取物；12～15 个月时学会用匙、乱涂画；18 个月时能叠 2～3 块方积木；2 岁时可叠 6～7 块方积木，可以拿住杯子喝水，会翻书；2～2.5 岁学会用方积木搭架子；3～4 岁开始学会使用一些"工具性"玩具；4～5 岁学会系鞋带；5～6 岁时可以学习写字、折纸。

三、语言的发育

语言的发育经过语言发音、语言理解和语言表达三个阶段。婴儿 1～2 个月开始发喉音；3～4 个月发"啊""咿""呜"等元音；6 个月时可以发辅音；7～8 个月能发"爸爸""妈妈"等语音，但没有理解词语的真正意义；10 个月左右的婴儿已能有意识地叫"爸爸""妈妈"；2 岁开始能说出自己身体各部分如手、脚等，能讲 2～3 个字构成的词组；3 岁能指认常见的物品、图画，并说由 2～3 个词组组成的短句；4 岁能讲述简单的故事情节。儿童动作、语言和适应性能力的发育过程见表 2-1。

表 2-1　儿童动作、语言和适应性能力的发育过程

年（月）龄	粗 细 动 作	语 言	适应周围人物的能力及行为
1 个月	无规律，不协调动作，紧握拳	发出哭叫	铃声使全身活动减少；或哭泣逐渐停止，存在握持反射
2 个月	直立位及俯卧位时能抬头	能发和谐的喉音	能微笑，有面部表情，眼随物品动
3 个月	用手摸东西	"咿""呀"发音	头可随看到的物品或听到的声音转动 180°，注意自己的手
4 个月	以身体为一体从侧卧位翻到仰卧位，手能握持玩具	能笑出声	能抓面前物品，自己玩手，见食物表示喜悦，较有意识地哭和笑
5 个月	扶腋下能站得直，两手各握一玩具	能喃喃地发出单调音节	能伸手取物品，能辨别人声，望镜中人笑
6 个月	能独坐一会，用手摇玩具	能听懂自己的名字	能辨别熟人和陌生人，自拉衣服，玩自己的脚
7 个月	会翻身滚动，自己独坐很久，换手抓玩具	能发"爸爸""妈妈"等语音，但无意识	能听懂自己的名字，自握饼干吃
8 个月	会爬，会自己坐起来、躺下去，会扶着栏杆站起来，会拍手	重复大人所发简单音节	注意观察大人的行动，开始认识物品，两手会传递玩具
9 个月	试独站，会从抽屉中取出玩具	能懂几个较复杂的词组，如"再见"等	认生，看见熟人会伸出手来要人抱，或与人合作游戏

续表

年（月）龄	粗细动作	语言	适应周围人物的能力及行为
10～11个月	能独站片刻,扶椅或推车能走几步,拇、示指对指拿东西	开始用单词,可用一个单词表示很多意义	能模仿成人的动作,用招手表示"再见",抱奶瓶自食
12个月	独走,弯腰拾东西,会将圆圈套在木棍上	能叫出物品名字,如灯、碗等,指出自己的手、眼	对人和事物有喜憎之分,穿衣能合作,用杯喝水
15个月	走得好,能蹲着玩,能叠1块方积木	能说出几个词组和自己的名字	能表示同意、不同意
18个月	能爬台阶,有目标地扔皮球	能认识并指出身体各部分	会表示大小便,听懂简单的命令,会自己进食
2岁	能双脚跳,手的动作更准确,会用勺子吃饭	会说2～3个字构成的词组	能完成简单的动作,如拾起地上的物品,能表达喜、怒、怕、懂
3岁	能跑,会骑三轮车,会洗手、洗脸,脱、穿简单衣服	能说短歌谣,数几个数	能认识画上的东西,认识男、女,自称"我",表现自尊心、同情心、害羞
4岁	能爬梯子,会穿鞋	能唱歌,讲述简单的故事情节	能画人像,初步思考问题,记忆力强,好发问
5岁	能单腿跳,会系鞋带	开始识字	能分辨颜色,数10个数,知物品用途及性能
6～7岁	参加简单劳动,如扫地、擦桌子、剪纸等	能讲故事,开始写字	能数几十个数,可简单加减,喜独立自主,形成性格

任务四　儿童游戏

一、游戏的功能

1.促进儿童智力发展　在游戏中,儿童可以学习辨别颜色、物品形状及大小,提升运用数字的能力,了解空间、时间等概念,增进语言理解、表达能力。

2.促进儿童感觉运动功能的发展及体格发育　在游戏中,可以提升儿童的视、听、触等感觉功能,促进儿童的运动能力发展。同时,增加儿童的活动量,锻炼身体。

3.提升儿童创造力　通过游戏,儿童可以充分发挥自己的想象力、创造力,创新游戏方式、绘制新图案等,在创造过程中对儿童给予鼓励,有助于提升其创造力。

4.促进儿童的社会化发展　在集体游戏中,儿童学会分享、关心他人,融入集体并逐渐适应自己的社会角色;此外,还可以帮助儿童建立一定的社会关系,并学习解决相应的人际关系问题。

5.具有治疗作用　游戏对住院患儿还具有一定的治疗价值,有助于缓解患儿紧张情绪,有助于儿科护士在游戏过程中观察患儿病情变化,增加儿科护士与患儿的沟通机会。

二、不同年龄阶段游戏的特点

1.婴儿期儿童一般单独进行游戏　自己的身体往往就是婴儿期儿童游戏的主要内容,翻身、爬行和学步等身体动作让他们充满乐趣,发音游戏也让他们十分感兴趣。婴儿期儿童喜欢颜色鲜艳、可发音的玩具。

2.幼儿期儿童多平行进行游戏　幼儿们虽然在一起玩耍,但不会合作游戏,主要是自己独自玩耍,如搭积木、翻书等。

3.学龄前期儿童多合作进行游戏　儿童乐于共同参加游戏,但游戏无团体、无组织,每个儿童独立表现自我。学龄前期儿童的想象力十分丰富,擅长模仿,喜欢搭积木、绘画、剪纸,逐步喜欢参与复杂性游戏。

4.学龄期儿童喜欢竞赛类游戏 这个阶段,儿童开始在游戏中制订一些规则,并有意识地进行游戏角色分工,开始希望有更多的时间和同伴一起玩耍。

5.青春期青少年的游戏具有差异性 差异性主要通过性别来区分,女孩喜欢社交性活动,如聚会中讨论小说、电视剧;男孩则喜欢竞赛类游戏,开始对机械类、电器类装置感兴趣。在此阶段,青少年逐步减少对父母的依赖,更希望有时间与朋友相处。

⇥ **直通护考**

在线答题

（项 芹）

儿童保健

扫码看课件　　思政案例

学习目标

【知识目标】掌握各年龄期儿童的保健特点;熟悉计划免疫程序、预防接种的注意事项;了解计划免疫的基本概念。

【能力目标】能对不同年龄期儿童进行保健指导及健康宣教;能正确处理预防接种后各种反应。

【思政目标】具有认真负责的工作态度及良好的心理素质,对儿童有爱心、耐心和责任心。

任务一　各年龄期儿童特点及保健

案例引导

男婴,1月龄,今天其母亲抱其前来儿童保健门诊咨询儿童建档相关问题。

问题:

1. 如何对这位母亲进行婴儿期保健指导?

2. 这个时期的婴儿需要接种何种疫苗?

案例分析

一、胎儿期特点及保健

胎儿的发育与孕母的身心健康、营养状况和生活环境等密切相关,该时期受到外界不良因素影响,可能会出现流产、畸形、宫内发育不良等情况,因此胎儿期保健的重点是孕母的保健,通过对孕母的产前保健达到保护胎儿健康成长的目的。

1.预防遗传性疾病及先天畸形　这一时期孕母需注意定期前往医院进行产前检查,提倡和普及男女双方婚前检查及遗传咨询,禁止近亲结婚。孕母应避免接触放射线和铅、汞、苯、有机磷农药等有毒化学物质;避免吸烟、酗酒及滥用药物;避免孕期感染及妊娠合并症。

2.保证充足的营养　孕母要注意自身的饮食结构,保证合理的膳食搭配,保证营养均衡摄入,特别是妊娠后期应加强铁、钙、锌、维生素 D 等营养素的补充。

3.给予良好的生活环境　孕母应尽量避开环境的污染,避免剧烈运动、意外伤害、精神紧张等,注意劳逸结合,保持心情愉快。

二、新生儿期特点及保健

新生儿脱离母体开始独立生存,身体各系统、器官功能发育尚未成熟,对宫腔外环境变化的适应性和调节能力差,抵抗力弱,易患各种疾病,故新生儿期保健是儿童保健的重点,尤其是出生后 1 周内的新生儿发病率和死亡率极高,此期为新生儿期保健的重中之重。

1. 家庭访视 一般访视 4 次,包括新生儿出院回家后 1～2 天的初访,出生后 5～7 天的周访,出生后 10～14 天的半月访和出生后 27～28 天的满月访。高危儿或检查发现有异常者适当增加访视次数。访视需了解基本情况,如新生儿出生、吃奶、睡眠、哭声、大小便等情况及母亲泌乳情况。体格检查的内容有观察新生儿面色、呼吸、皮肤黏膜、脐部;测量身长、体重、体温、脉搏;注意有无黄疸、脐部有无感染、有无畸形。记录好访视结果,有问题及时就诊。

2. 合理喂养 母乳是新生儿最方便和最健康的食品,应宣传和鼓励母乳喂养,教会母亲母乳喂养的方法和技巧,促进新生儿吸吮,按需哺乳。母乳不足或无母乳的可选用配方奶喂养。

3. 保暖 新生儿室温应保持在 22～24 ℃,湿度应保持在 55%～65%。冬季注意保暖,夏季注意通风。根据环境温度,增减衣被,保持新生儿体温恒定。

4. 日常生活护理 正确示范沐浴及脐部护理方法,选用质地柔软、浅色、吸水性强的棉质衣服、被褥和尿布,尿布应勤更换、勤清洗,洗涤剂应洗净漂清,日光暴晒,保持新生儿臀部清洁干燥。新生儿皮肤娇嫩,每次大便后用温开水清洗臀部。注意观察新生儿面色、呼吸、体温、精神状态、哭声和大小便等情况。

5. 早期教育 新生儿的视觉、听觉、触觉已初步发展,父母应多搂抱和抚摸,这样有利于早期的情感交流。父母应多对孩子微笑、说话、唱歌,多听些优美的音乐,可促进新生儿智力发育。

6. 预防疾病和意外 新生儿房间内空气应清新,接触新生儿前后应彻底洗手以防交叉感染;按时接种卡介苗和乙肝疫苗;防止因喂养不当,乳液堵塞新生儿口鼻、蒙头过严等造成新生儿窒息。

7. 新生儿疾病筛查 新生儿早期应进行相应疾病的筛查,听力筛查可早期发现有听力障碍的新生儿,使其在语言发育的关键时期之前就能得到适当的干预。遗传代谢性疾病的筛查我国目前筛查的是苯丙酮尿症和先天性甲状腺功能减退。

三、婴儿期特点及保健

婴儿期是生长发育的第一个高峰期,需要的营养素较多,而其消化吸收功能尚未发育成熟,容易出现消化不良的情况。由于从母体获得的免疫球蛋白 IgG 逐渐降低,易发生消化功能紊乱、营养不良及感染性疾病。此期的保健重点是保证充足的营养及预防感染。

1. 合理喂养 6 个月以内婴儿宜母乳喂养,根据婴儿具体情况指导断奶。对人工喂养或部分母乳喂养者应首选配方奶。6 个月以上婴儿要及时给予转乳食品,为断奶做准备。断奶应采取渐进的方式,以春、秋两季较为适宜。需注意做好生活用品的清洁和消毒。需在医生的指导下针对性接种疫苗,起到预防疾病的作用。

2. 日常生活护理 保证儿童睡眠时间,6 个月前婴儿每天睡 15～20 h,7～12 个月婴儿每天睡 15～16 h。婴儿的衣服应简单、宽松,以利于穿脱和四肢活动。每天给儿童擦浴或温水浴。4～10 个月是乳牙萌出时期,婴儿会吮指、流涎等,应注意口腔护理,指导家长用指套牙刷或软布帮助其清洁牙齿。指导家长对婴儿进行大小便训练,3 个月后可以把尿,会坐后可以练习坐便盆大小便。

3. 预防疾病和意外 应按时完成基础免疫,定期进行健康检查,6 个月内每月体检一次,6 个月以上者每 2～3 个月体检一次;进行体格生长指标监测,尽早发现营养不良、佝偻病、贫血等疾病,并及时干预和治疗。意外事故是婴儿常见的死因之一,包括窒息、异物吸入、烧伤、烫伤、中毒、跌伤、溺水等,应注意预防。

4. 早期教育 早期培养睡眠、饮食等生活习惯。选择颜色鲜艳或带声、光的玩具刺激婴儿对外界的反应,给予各种感知觉的刺激,促进脑发育。

5. 体格锻炼 家长应每天带婴儿进行户外活动,如空气浴、日光浴,以增强婴儿体质和预防佝偻病。开始时每天 1～2 次,每次 10～15 min,以后逐渐延长至每天 1～2 h,还可进行皮肤抚触、婴儿被动操及婴儿主动操。应训练婴儿用勺进食,7～8 个月后学习用杯喝水、喝奶,9～10 个月可学习自己抓取食物,促进其手、眼协调能力和手部肌肉的发育。

四、幼儿期特点及保健

幼儿期是社会心理发育最为迅速的时期,该时期应重视幼儿语言的发育及大运动能力的发育。该时期的幼儿已经具备一定的活动能力,对危险事物识别能力差,意外事故及伤害发生率增加,应加强防范。

1. 合理喂养 幼儿期饮食是由乳类为主转为固体食物为主,要指导家长合理的喂养方法和技巧。在乳牙未出齐前,食物应软、烂、碎,要注意食物的色、香、味、形,以增进幼儿食欲。每天以 3 餐主食另加 2～3 次点心为宜。18 个月左右时会出现营养需求下降、食欲下降,称为生理性厌食。就餐时要保持儿童心情愉快,家长应保证舒适的就餐环境。

2. 日常生活护理 幼儿期衣着应保暖、宽松、轻便,利于儿童自己穿脱与四肢活动。进行排便训练,一般大便训练较小便训练先完成。保证每天睡眠 10～12 h,白天小睡 1～2 次。注意保持口腔清洁,预防龋齿发生,早期可用软布清洁幼儿牙齿表面,以后逐渐改用软毛小牙刷。

3. 早期教育 指导家长培养幼儿良好的卫生和生活习惯。鼓励和帮助幼儿自己进食、洗手。3 岁左右学习穿脱衣服、系鞋带、整理自己的用物等。注意品德教育,从培养行为习惯入手,使其在与人分享、尊敬长辈等行为体验中受到教育。重视与幼儿的语言交流,通过讲故事、唱歌、做游戏等促进幼儿语言和动作的发育。

4. 预防疾病和意外 继续进行预防接种,每 3～6 个月健康检查 1 次,进行体格生长指标监测。幼儿期是非常容易发生意外事故的时期,指导家长防止意外发生,如异物吸入、烫伤、跌伤、中毒、电击伤、交通事故等。

5. 防治常见的心理行为问题 幼儿常见的心理行为问题包括违抗、发脾气和破坏性行为等,应针对原因采取有效防治措施。

6. 体格锻炼 经常进行户外活动,如进行空气浴、日光浴,进行体操运动等。

五、学龄前期儿童特点及保健

学龄前期是儿童性格形成的关键时期,智力发展快、独立活动范围大,具有较大的可塑性,应加强早期教育。

1. 合理营养 保证能量和蛋白质的摄入,每天摄入的优质蛋白占总蛋白的 1/2。学龄前儿童饮食接近成人,食物制作要多样化、粗、细、荤、素要搭配合理。

2. 日常生活护理 此期儿童已有部分自理能力,虽然在进行洗脸、刷牙、进食等动作时表现不协调,常需他人帮助,但应给予鼓励,不能包办。学龄前期儿童想象力丰富,不敢独自在卧室睡觉,常需成人陪伴,应保证每天睡眠 11～12 h。

3. 早期教育 需要注意培养儿童的性格,在该时期比较适合开发儿童的智力,培养其养成良好的习惯,培养其独立生活和学习的能力;养成讲礼貌、讲卫生的良好习惯;通过游戏、体育锻炼等方式学习并遵守规则,养成爱集体、爱劳动的道德品质。

4. 预防疾病和意外 每年对儿童进行 1～2 次健康检查,继续体格生长指标监测,按计划免疫程序进行加强免疫。此期儿童对疾病的抵抗能力有所增强,但易患免疫性疾病;注意防治近视、贫血、龋齿、寄生虫等疾病。由于儿童活动范围扩大,常发生外伤、溺水、交通事故、中毒等意外,应注意预防。

5. 防治常见的心理行为问题 学龄前期常见的心理行为问题包括吮拇指和咬指甲、遗尿、破坏性和攻击性行为等,应针对原因采取有效防治措施。

六、学龄期儿童特点及保健

学龄期是儿童接受科学文化教育的重要时期,可以系统地接受文化教育,也是儿童生理发展上一个重大转折时期,周围环境对其影响较大。学龄期儿童机体抵抗力增强,发病率降低,但要注意防治近视和龋齿。

1. 合理营养 学龄期儿童膳食要营养充分而均衡,以满足其生长发育、紧张学习和体力活动等需求,要重视早餐和课间餐,特别重视补充强化铁剂食品,以保证其体格生长发育,保持精力充沛。养成良好的饮食习惯,做到不挑食、不偏食。

2. 日常生活护理 此期儿童恒牙逐渐替换乳牙,要注意保持牙齿的清洁,限制含糖量高零食的摄入。注意用眼卫生,培养正确的坐、站、走和读书、写字的姿势,预防脊柱侧弯和近视。应保证每天睡眠 9～10 h。

3. 体格锻炼 每天应进行户外活动和体格锻炼。体格锻炼时,内容要适宜,循序渐进,不能操之过急。

4. 预防疾病和意外 继续按时进行预防接种,每年健康检查一次,宣传常见传染病的预防知识。定期为儿童做口腔检查,预防龋齿。此期常发生的意外伤害有交通事故、溺水、外伤或骨折等,儿童必须学习交通规则和意外事故的防范知识,以减少或避免伤残事件的发生。

5. 加强教育 此期儿童求知欲强,应提供适宜的学习条件,培养其良好的学习兴趣和习惯。培养良好的个性和品格,锻炼独立思考、独立处理问题的能力,提高其社会适应能力。

6. 防治常见的心理行为问题 学龄期儿童常见的心理行为问题是对学校的不适应,表现为焦虑、恐惧或拒绝上学。家长一定要查明原因,采取相应防治措施。同时,需要学校和家长的相互配合,帮助儿童尽快适应学校生活。

七、青春期特点及保健

青春期是由儿童过渡到成人的时期,是生长发育的第二个高峰期,生殖系统迅速发育,会出现明显的性别差异,也是人的一生中决定体格、体质、心理和智力发育与发展的关键时期。

1. 合理营养 青春期体格生长迅速,脑力和体力消耗较多,应供给充足的营养。增加蛋白质、维生素及矿物质(如铁、钙、碘)等营养物质的摄入。

2. 日常生活护理 青少年已具备自理能力,但应加强女孩的经期卫生指导。保证充足的睡眠和休息,以满足此期迅速生长的需求。

3. 加强教育 包括法制教育和品德教育、青春期生理和心理卫生教育、性知识教育,利用多种方法大力宣传吸烟、酗酒、吸毒及滥用药物的危害,帮助其养成良好的生活习惯。

4. 预防疾病和意外 定期进行健康检查,重点预防结核病、风湿病、沙眼、龋齿、肥胖、屈光不正、缺铁性贫血和脊柱弯曲异常等疾病。此期常发生的意外伤害包括交通事故、溺水、擦伤、割伤、挫伤、扭伤或骨折等,应继续进行安全教育。

5. 防治常见的心理行为问题 青少年常见的心理行为问题是由多种原因引发的出走、自杀及对自我形象不满等。家长及社会要给予重视,并积极采取措施解决此类问题。

任务二　免疫规划

案例引导

女婴,4月龄,上呼吸道感染伴腹泻3天。今天其母亲带其到社区医院保健科进行预防接种。

问题:

1. 按计划接种程序,4个月的婴儿要接种哪些疫苗?

2. 请问该女婴现在可以接种疫苗吗?为什么?

案例分析

免疫规划是根据儿童的免疫特点和传染病发生的情况而制订的免疫程序,通过有计划的使用生物制品进行预防接种,以提高人群的免疫水平,达到预防、控制和消灭传染病的目的。

一、基本概念

1. 主动免疫 主动免疫指给易感者接种特异性抗原,刺激机体产生特异性抗体,从而获得免疫力,预防相应的传染病。这是预防接种的主要内容。主动免疫制剂接种后经过一定期限后在机体产生的抗体可持续1～5年,以后抗体逐渐减少,故还要适时地安排加强免疫,以巩固免疫效果。

常用的主动免疫制剂有以下几种。①灭活疫苗:又称死疫苗,接种后不能感染机体,也不能增殖,但仍保持相应的免疫原性,具有安全、易于保存和运输的优点。如霍乱灭活疫苗、百日咳疫苗、乙脑灭活疫苗等。②减毒活疫苗:即活疫苗,接种后在人体内可生长增殖,但丧失致病性,产生免疫力持久且效果好,特点是有效期短,需冷藏,疫苗死后失效。如卡介苗、脊髓灰质炎减毒活疫苗等。③类毒素:如破伤风和白喉类毒素等。

2. 被动免疫 被动免疫指未接受主动免疫的易感者在接触感染源后,被给予相应的抗体而立即获得免疫力。抗体留在机体中的时间短暂,一般约3周,主要用于应急预防和治疗,如受伤时注射破伤风抗毒素以预防破伤风等属于被动免疫。

被动免疫制剂主要包括:特异性免疫血清(如抗毒素、抗菌血清、抗病毒血清)、丙种球蛋白、胎盘球蛋白等。此类制剂来源于动物血清,对人体是一种异型蛋白,注射后容易引起过敏反应或血清病,特别是重复使用时更应慎重。

二、免疫规则程序

国家免疫规划疫苗儿童免疫程序见表3-1。

表 3-1　国家免疫规划疫苗儿童免疫程序表(2021 年版)

可预防疾病	疫苗种类	接种途径	剂量	接种年龄														
				出生时	1月	2月	3月	4月	5月	6月	8月	9月	18月	2周岁	3周岁	4周岁	5周岁	6周岁
乙型病毒性肝炎	乙肝疫苗	肌内注射	10或20 μg	1	2					3								
结核病[1]	卡介苗	皮内注射	0.1 mL	1														
脊髓灰质炎	脊灰灭活疫苗	肌内注射	0.5 mL			1	2											
	脊灰减毒活疫苗	口服	1粒或2滴					3								4		
百日咳、白喉、破伤风	百白破疫苗	肌内注射	0.5 mL				1	2	3				4					
	白破疫苗	肌内注射	0.5 mL															5
麻疹、风疹、流行性腮腺炎	麻腮风疫苗	皮下注射	0.5 mL								1		2					
流行性乙型脑炎[2]	乙脑减毒活疫苗	皮下注射	0.5 mL								1			2				
	乙脑灭活疫苗	肌内注射	0.5 mL								1、2			3				4
流行性脑脊髓膜炎	A群流脑多糖疫苗	皮下注射	0.5 mL							1		2						
	A群C群流脑多糖疫苗	皮下注射	0.5 mL												3			4

续表

可预防疾病	疫苗种类	接种途径	剂量	接种年龄														
				出生时	1月	2月	3月	4月	5月	6月	8月	9月	18月	2周岁	3周岁	4周岁	5周岁	6周岁
甲型病毒性肝炎[3]	甲肝减毒活疫苗	皮下注射	0.5或1.0 mL										1					
	甲肝灭活疫苗	肌内注射	0.5 mL										1	2				

注 1. 主要指结核性脑膜炎、粟粒性肺结核等。

2. 选择乙脑减毒活疫苗接种时,采用两制剂接种程序。选择乙脑灭活疫苗接种时,采用四制剂接种程序;乙脑灭活疫苗第1、2剂间隔7～10天。

3. 选择甲肝减毒活疫苗接种时,采用一剂次接种程序。选择甲肝灭活疫苗接种时,采用两制剂接种程序。

三、预防接种的准备和注意事项

1. 环境准备 接种场所光线明亮,空气新鲜,温度适宜,接种及急救物品摆放整齐有序。

2. 心理准备 做好解释及宣传工作,消除儿童及其家长紧张、恐惧心理;接种不宜空腹进行,以免晕厥。

3. 严格执行免疫程序 严格按照规定的接种剂量、次数、间隔时间进行接种,按要求完成全程基础免疫和加强免疫。注意:①2种灭活疫苗或1种灭活疫苗与1种减毒活疫苗可在同一天不同部位接种,也可在不同时间不同部位接种。②1种口服减毒活疫苗与1种注射减毒疫苗可在同一天或不同时间接种。③2种减毒活疫苗接种时间必须间隔28天。同时要注意及时记录此次接种时间及预约下次接种时间,并交代接种后注意事项及处理措施。

4. 严格掌握禁忌证

(1)一般禁忌证:急性传染病,包括急性传染病接触史而未过检疫期者;患严重慢性病者,如患风湿热、心脏病、肾病等;免疫功能缺陷者及正在接受免疫抑制剂治疗期间,如放射治疗、糖皮质激素、抗代谢药物和细胞毒性药物治疗等;活动性肺结核,化脓性皮肤病,过敏者,如哮喘、荨麻疹、严重的湿疹等;有癫痫、惊厥史者。

(2)特殊禁忌证:发热或一周每天腹泻4次以上的儿童禁服脊髓灰质炎减毒活疫苗,近1个月内注射过丙种球蛋白者,不能接种活疫苗;各种生物制品的特殊禁忌证应严格按照使用说明书执行。

5. 严格执行查对制度 严格核对儿童姓名和年龄。严格检查生物制品的标签,包括名称、规格、批号、有效期及生产企业,并做好登记。严格检查安瓿有无裂痕,药液有无发霉、异物、凝块、变色或冻结等。若发现药液异常,应立即停止使用。

6. 严格遵守无菌操作 接种前生物制品要严格按照规定方法溶解、稀释。严格要求一人一针一管,准确抽取所需剂量。接种减毒活疫苗时,只用75%乙醇消毒,以免影响接种效果,接种后剩余减毒活疫苗应烧毁。

7. 其他 发热、腹泻的儿童禁服脊髓灰质炎减毒活疫苗,口服脊髓灰质炎减毒活疫苗应用冷开水送服,1 h内禁服热饮、母乳。免疫缺陷者以及在使用免疫抑制剂者可以考虑用脊髓灰质炎灭活疫苗代替。2个月以上儿童接种卡介苗前应先做PPD试验(结核菌素试验),阴性者方可考虑接种。接种减毒活疫苗前1个月及接种后2周避免使用丙种球蛋白、胎盘球蛋白被动免疫制剂以免影响免疫效果。

四、预防接种后的反应及处理

1. 一般反应

(1)局部反应:接种后数小时至24 h,注射部位局部会出现红、肿、热、痛,有时还伴有局部淋巴结肿大,局部反应持续2～3天会自行消退。

(2)全身反应:于接种后24 h内出现体温升高,多为低、中度发热,持续1～2天。此外,还伴有头晕、恶心、呕吐、腹痛、腹泻、全身不适等表现。多数儿童的局部反应和(或)全身反应是轻微的,无须特殊处理,只要适当休息,多饮水即可。全身反应较重者,可对症处理;若全身反应严重者,如红肿继续扩大,高热持续不退,应立即到医院诊治。

2. 异常反应

(1)过敏性休克:于注射后数秒或数分钟内发生,出现烦躁不安、面色苍白、口周青紫、四肢湿冷、呼吸困难、脉搏细速、恶心、呕吐、惊厥、大小便失禁甚至昏迷,如不及时抢救,可在短期内危及生命。一旦发生,应立即抢救,使患者平卧,头稍低,松解衣领,注意保暖,并立即皮下或静脉注射 1:1000 肾上腺素,每次 0.5～1 mL,必要时可重复注射。有条件情况下给予氧气吸入,病情稳定后,应尽快转至医院继续治疗。

(2)晕针:个别儿童常由于空腹、疲劳、室内闷热、紧张或恐惧等原因,在接种时或接种后几分钟内,出现头晕、心慌、面色苍白、出冷汗、手足冰凉、心跳加快等症状,严重者意识丧失,呼吸减慢。此时,应立即使患儿平卧、头稍低,保持安静,饮少量温开水或热糖水,必要时可针刺人中穴,也可皮下或静脉注射 1:1000 肾上腺素,每次 0.5～1 mL。

(3)过敏性皮疹:以荨麻疹较多见,一般于接种后几小时至几天出现,经服用抗组胺药物后即可痊愈。

(4)全身感染:有严重的原发性免疫缺陷或继发性免疫功能受损者,接种减毒活疫苗后可扩散为全身感染,如接种卡介苗后引起全身播散性结核,应积极给予相应的抗感染治疗。

→ 直通护考

在线答题

(周　雨)

儿童营养

任务一　能量与营养素的需要

案例引导

男婴,足月顺产,现 4 个月,体重 6 kg,身长 70 cm。

问题:

1. 请计算出该男婴每天所需总能量和每天所需水量。

2. 如果进行人工喂养,请介绍常用的乳品。

案例分析

一、能量的需要

能量由食物中的蛋白质、脂肪及糖类供给。1 g 蛋白质、脂肪及糖类分别可提供能量 16.8 kJ(4 kcal)、37.8 kJ(9 kcal)、16.8 kJ(4 kcal)。儿童对能量的需要包括以下 5 个方面。

1.基础代谢　在人体处于清醒、安静及空腹的状态,于 20~25 ℃环境下,为了维持基本生理活动(维持体温、肌张力、体液循环、呼吸、肠蠕动及腺体活动等代谢)所消耗的能量。儿童此项所需能量相对比成人多,且年龄越小所需能量相对越多。婴幼儿时期,基础代谢所消耗的能量占总能量的 50%~60%。

2.生长发育　本项能量需要是儿童所特有的,其需要量与儿童的生长速度成正比。1 岁以内的婴儿增长最快,故这部分能量需要占总能量的 25%~30%,1 岁后所占比例逐渐降低,进入青春期后又增高。

3.食物的热力作用　所摄取的食物在体内消化、吸收及利用等过程中所消耗的能量,称为食物的热力作用。食物的种类不同,消耗的能量也各不相同。这部分能量消耗占婴儿总能量的 7%~8%,年长儿约占总能量的 5%。

4.活动消耗　这部分能量需要与儿童体形,活动类型、强度和持续时间有关,故不同个体差异较大。如哭闹、活动多的儿童比安静的同龄儿童所需能量多 3~4 倍。

5.排泄消耗　在正常情况下,食物未被完全吸收而排泄出体外所损失的能量,一般不超过总能量的 10%。

上述 5 个方面能量的总和为儿童总能量需要。因儿童各年龄期各项能量需要的比例不同,故在实际应用时,应根据儿童年龄、体重及发育速度估计所需的总能量。年龄越小,所需的总能量相对越多。一般婴儿每天平均需要能量为 460 kJ/kg(110 kcal/kg),以后每增长 3 岁减去 42 kJ/kg(10 kcal/kg),至 15 岁时接近成人,约为 250 kJ/kg(60 kcal/kg)。如果能量长期供给不足,可致儿童生长发育迟缓和营养不良;如果能量长期供给过多,可发生肥胖症,均应注意避免。

二、营养素的需要

1. 糖类 糖类是人体最主要的供能物质,可分为单糖、双糖(蔗糖、乳糖等)和多糖(淀粉等),婴儿食物中的糖类一般为乳糖、蔗糖和淀粉类。乳糖是乳类所含的糖,初生婴儿能够消化吸收;蔗糖可以发酵,每次用量不能太多。儿童对糖类的需要量相对较成人多,婴儿每天需 10~12 g/kg。糖类所供能量占每天能量的 50%~60%。糖类主要由谷类、根茎类食物供给,蔬菜和水果中糖类含量少。

2. 脂肪 脂肪的主要功能是供给能量,也是人体组织和细胞的重要成分,尤其是磷脂对儿童大脑的发育尤为重要,并具有防止散热和维持体温、保护脏器等功能。婴幼儿每天需脂肪 4~6 g/kg,儿童约需 3 g/kg。脂肪所供的能量占儿童每天总能量的 25%~30%。脂肪主要来源于乳类、肉、鱼及各种植物油等。

3. 蛋白质 蛋白质是构成人体细胞和组织的主要组成部分,同时也是能量的重要来源之一,是保证人体正常生理功能的重要物质基础。婴幼儿生长发育迅速,所需蛋白质相对比年长儿和成人多。母乳喂养婴儿每天需要蛋白质 2.0~2.5 g/kg;牛乳喂养婴儿每天约需 3.5 g/kg;1 岁以后供给量可逐渐减少,至青春期又增加。儿童由蛋白质所提供的每天总能量的 10%~15%。蛋白质主要来源于乳类、蛋、肉、鱼和豆类。

蛋白质、脂肪、糖类三大产能营养素供能的恰当比例为 1∶3∶6。

4. 维生素 维生素是维持人体正常生理功能所必需的营养素。维生素按其溶解性不同可分为脂溶性维生素(维生素 A、维生素 D、维生素 E、维生素 K 等)和水溶性维生素(B 族维生素、维生素 C 等)两大类,大多数维生素不能在体内合成,必须由食物供给。脂溶性维生素可储存在体内,在体内排泄慢,故不需要每天供给,但一次或长期供给过多则易引起中毒,缺乏时症状出现较迟。水溶性维生素易溶于水,过剩部分从肾排出,不能储存于体内,必须每天供给,过量不易引起中毒,这类维生素缺乏时迅速出现症状。

5. 矿物质 矿物质对调节机体各种代谢过程和生理活动起重要作用。人体内矿物质按其含量多少分为常量元素(如钾、钠、氯、钙、磷等)和微量元素(如铁、铜、锌等)。婴幼儿最易缺乏的矿物质是钙、铁、锌等,腹泻或呕吐时易造成钠、钾及氯等的丢失。除从膳食中摄取外,在某个年龄期可采取膳食外补充,以保证儿童的正常生长发育。

6. 水 水是维持生命的重要物质,是人体体液的重要组成部分。人体重要的物质代谢和生理活动都需要水的参与。儿童代谢旺盛,需水量相对较多,年龄越小,对水的需要量相对越多。婴儿每天需水量约为 150 mL/kg,以后年龄每增长 3 岁,减少 25 mL/kg。牛乳中含蛋白质及矿物质较多,故人工喂养的婴儿所需水量比母乳喂养的婴儿多。

7. 膳食纤维 主要包括纤维素、半纤维素、木质素、果胶、树脂等。其主要功能为吸收大肠水分,软化大便,增加大便体积,促进肠蠕动,缓解便秘。膳食纤维在大肠内被细菌分解,产生短链脂肪酸,降解胆固醇,改善肝代谢,预防肠萎缩。婴幼儿可以从谷类、新鲜蔬菜、新鲜水果中获得一定量的膳食纤维。

任务二 婴儿喂养的护理

案例引导

女婴,足月顺产,现 6 个月,母乳喂养,体重 6.5 kg,身长 70 cm,面色红润,食欲和睡眠良好,其家长询问护士食物转换的相关知识。

问题：

　　1.请说出该女婴此时食物引入的原则。

　　2.请说出该女婴此时较适合的转乳期食物。

　　3.请说出该女婴此时食物引入的方法和步骤。

案例分析

　　婴儿喂养的方法分为母乳喂养、部分母乳喂养(混合喂养)和人工喂养 3 种,其中母乳喂养是婴儿理想的喂养方法。

一、母乳喂养

　　母乳是满足婴儿生理和心理发育非常适宜的天然食物,一般健康母亲的乳汁分泌量可满足 6 个月内婴儿生长发育所需要的营养素、能量及液体量,因此母乳喂养是非常自然、合理的喂养方法,应积极指导母亲采用母乳喂哺婴儿。

(一)母乳的成分特点

　　母乳的成分随泌乳期不同而异。按产后不同时期乳汁成分的变化,可将乳汁分为初乳、过渡乳、成熟乳及晚乳。

　　1.初乳　产后 7 天内分泌的乳汁称为初乳。其量少,稠而略带淡黄色,含蛋白质较多而脂肪相对较少,其中含有丰富的免疫活性物质,尤其是分泌型 IgA(SIgA),此外还含有牛磺酸、矿物质及维生素 A 等,特别有利于新生儿的生长发育及提高其免疫力,应尽量让新生儿得到宝贵的初乳。

　　2.过渡乳　产后 7～14 天分泌的乳汁称为过渡乳。其量增多,脂肪含量最高,蛋白质及矿物质含量减少。

　　3.成熟乳　产后 14 天至 9 个月分泌的乳汁称为成熟乳。其蛋白质含量更低,量随婴儿生长而不断增加,质地较稳定。

　　4.晚乳　产后 10 个月以后分泌的乳汁称为晚乳。其量和营养成分如蛋白质、脂肪、矿物质等都逐渐减少(表 4-1)。

表 4-1　各期母乳的成分

成　　分	初乳/(g/L)	过渡乳/(g/L)	成熟乳/(g/L)	晚乳/(g/L)
蛋白质	22.5	15.6	11.5	10.7
脂肪	28.5	43.7	32.6	31.6
糖类	75.9	77.4	75.0	74.7
矿物质	3.08	2.41	2.06	2.0

　　每次哺乳过程中,乳汁的成分也随时间而变化。在每次哺乳开始时,乳汁中蛋白质含量高而脂肪含量相对低,之后脂肪含量逐渐增加,而蛋白质含量逐渐降低,喂哺结束前脂肪含量最高。

(二)母乳喂养的优点

　　1.营养丰富,比例适宜,有利于婴儿生长发育　母乳所含蛋白质、脂肪和糖类的比例(1∶3∶6)适宜,易于婴儿消化吸收。

　　(1)蛋白质:以乳清蛋白为主,在婴儿胃内形成的凝块小,而酪蛋白含量少,易被消化吸收。

　　(2)脂肪:母乳中脂肪颗粒小,多为不饱和脂肪酸,有较多的脂肪酶,利于脂肪的消化吸收。

　　(3)糖类:乳糖含量多,以乙型乳糖为主,能促进肠道乳酸杆菌和双歧杆菌的生长,从而抑制大肠杆菌的繁殖,减少婴儿腹泻的发生。

　　(4)矿物质:母乳中矿物质含量低,减轻了婴儿肾的负担。钙、磷比例(2∶1)适宜,有利于钙的吸收,故母乳喂养的婴儿较少发生佝偻病。母乳含铁量虽与牛乳相同,但其吸收率是牛乳的 5 倍,故母乳喂养的婴儿较少发生营养性缺铁性贫血。

此外,母乳中含有较多的优质蛋白质、必需氨基酸、乳糖以及生长调节因子,对细胞增殖、发育有重要的作用,如牛磺酸,磷脂,上皮生长因子、神经生长因子等激素样蛋白。其中神经生长因子能促进婴儿神经系统的发育。

2. 增强婴儿免疫力 母乳中含有丰富的免疫活性物质,具有增强婴儿免疫力的作用。如初乳中含有丰富的分泌型 IgA(SIgA),可保护呼吸道及消化道黏膜不受微生物侵入,并与病原体结合促其排出。此外,母乳还含有乳铁蛋白、溶菌酶、双歧因子等免疫活性物质;母乳中的干扰素具有杀菌、抗病毒、消炎、调理细胞因子的作用。因此,母乳喂养的婴儿抗病能力强。我们应鼓励母亲进行母乳喂养,特别强调让新生儿吃到初乳,并坚持母乳喂养至少 4 个月。

3. 获得良好的心理-社会反应 母乳喂哺时,通过拥抱、抚摸及目光的对视等促进母亲对婴儿的熟悉与了解,增进母子间的感情,使婴儿获得最大的安全、舒适及愉快感,有利于建立母子间的信赖感,促进婴儿的心理和智力发育。

4. 其他 母乳量随婴儿生长而增加,乳汁的温度及泌乳速度适宜,且母亲直接喂哺可减少污染机会,故母乳喂养方便、经济、安全。此外,对母亲而言,产后喂哺可刺激其子宫收缩,促进康复。哺乳可推迟母亲月经复潮,具有避孕的作用。哺乳还可降低母亲乳腺癌和卵巢癌发生的风险。

(三)母乳喂养的护理

1. 开奶时间 目前主张越早开奶越好,出生后即可与母亲的皮肤接触,并开始让婴儿分别吸吮双侧乳头各 3～5 min,可吸吮出数毫升初乳,这种亲子接触有利于乳汁的分泌。早吸吮是母乳喂养成功的关键之一,提倡母婴同室,有利于按需哺乳。

2. 哺乳次数 1～2 个月婴儿,每天喂哺的次数可根据婴儿的饥饿程度和母亲乳房饱胀感来确定,提倡按需哺乳。一般每 2～3 h 喂 1 次,逐渐延长到每 3～4 h 喂 1 次,3 个月后夜间可停喂 1 次,每天共 6～7 次,4～5 个月可随食物转换减至每天 4～5 次。

3. 哺乳方法 哺乳前先给婴儿换尿布,然后洗手。第一次给新生儿哺乳时,母亲应用肥皂清洗乳头、乳晕,再用清水洗净。以后可用温开水清洁乳头及乳晕。哺乳时母亲应采取舒适的姿势,一般采用坐位,哺乳一侧的脚稍抬高(脚下放一小凳),抱婴儿于斜坐位,让婴儿的头、肩枕于哺乳侧的肘弯,用另一只手的示指、中指轻夹乳晕两旁的"剪刀式"喂哺姿势,使婴儿含住乳头及大部分乳晕吸吮,并能自由地用鼻子呼吸。每次喂哺时间为 15～20 min。根据吸吮能力及体质强弱,适当延长或缩短哺乳的时间,以婴儿吃饱为度。

4. 注意事项 哺乳时应防止乳房阻塞婴儿鼻部而导致窒息。哺乳期母亲应有规律的生活和保证足够的睡眠、休息,注意保持愉快的心情及身体健康,加强营养。母亲膳食应富含蛋白质、维生素、矿物质及充足的能量。哺乳时要做到两侧乳房轮流排空,每次先吸空一侧再吸另一侧,下次则先吸空上一次未排空的一侧,这样可保证乳房及时排空,有利于刺激乳汁分泌。哺乳结束后,为防止溢乳,应将婴儿竖起直抱,头部紧靠母亲肩上,用手掌轻拍婴儿后背,以帮助其将咽下的空气排出,然后将婴儿置于右侧卧位,以防溢乳造成窒息。不要让婴儿养成含着乳头睡觉的不良习惯。若排乳不畅或喂哺时未将乳汁排空引起乳汁淤积时,可发生乳房小硬块(乳核),造成胀痛,应及早进行局部热敷及轻轻按摩将其软化,并于喂奶后用吸奶器将乳汁吸尽,以防乳腺炎。

为防止乳头皲裂,在妊娠晚期应经常用清水(忌用肥皂或乙醇等)擦洗乳头,哺乳后可挤少量乳汁均匀地涂在乳头上。乳汁中丰富的蛋白质和抑菌物质,对乳头表皮有保护作用。发生乳头皲裂时暂停直接哺乳,用吸奶器将乳汁吸出,消毒后再喂婴儿。母亲患活动性肺结核、感染人类免疫缺陷病毒(HIV)、患有严重疾病(如慢性肾炎、糖尿病、恶性肿瘤、精神病、癫痫或心功能不全)等均应停止哺乳。哺乳期间,母亲慎用药物。

5. 断奶 随着年龄的增长,婴儿逐渐长大,母乳的量和质已不能完全满足婴儿生长发育的需要,同时婴儿的各项生理功能及乳牙的萌出也能逐步适应非流质食物。因此,一般应在 6 个月时开始添加辅食,补充婴儿营养需要,同时逐步减少哺乳的次数,使母子双方在生理、心理上都有一个适应过程,在逐步添加辅食的基础上逐渐断奶。世界卫生组织(WHO)建议母乳喂养可持续到 24 个月及以上。如遇炎热季节或婴儿体弱而母亲体质好,泌乳仍旺盛,也可适当延迟断奶时间。

二、部分母乳喂养

部分母乳喂养又称为混合喂养,指同时采用母乳与配方奶或动物乳(牛乳、羊乳等)喂养婴儿,有两种方法。

1. 补授法　补授法是用配方奶或动物乳补充母乳不足的方法,即母乳哺喂次数不变,每次哺喂时先哺喂母乳,将两侧乳房排空后再根据婴儿需要补充配方奶或动物乳,这样有利于母乳分泌。补授的乳量由婴儿食欲及母乳量的多少而定,即"缺多少补多少"。

2. 代授法　代授法是用配方奶或动物乳一次或数次替代母乳的方法,即在某一次母乳喂哺时,减少母乳量,增加配方奶或动物乳量,逐渐替代此次母乳量,直到完全替代所有母乳。

三、人工喂养

以配方奶或动物乳完全替代母乳喂养的方法,称为人工喂养。配方奶是以牛乳为基础改造的奶制品,其常量元素成分尽量接近母乳,使之适合婴儿的消化系统和肾功能,并降低酪蛋白、无机盐的含量等;添加一些重要的营养素,如乳清蛋白、不饱和脂肪酸、乳糖等;强化婴儿生长所需的核苷酸、维生素 A、维生素 D、β 胡萝卜素和微量元素铁、锌等。在不能进行母乳喂养时,配方奶应作为优先选择的乳类来源。

1. 摄入量　婴儿体重、推荐摄入量以及配方奶的配方制品规格是估计婴儿配方奶摄入量的前提和条件,可按照配方奶的说明进行配制。

2. 人工喂养的注意事项

(1)选择合适奶嘴:目前奶嘴的种类很多,材质主要为硅胶和乳胶两种,根据奶嘴孔形状的不同又分为圆孔奶嘴(标准奶嘴)、"十"字形孔奶嘴和"Y"字形孔奶嘴等,应根据婴儿月龄选择适宜奶嘴。奶嘴的软硬度与奶嘴孔的大小适宜,奶嘴孔的大小以奶瓶倒置时奶液呈滴状连续滴出为宜。

(2)测试奶液的温度:奶液的温度应与体温相似。喂哺前先将奶液滴在成人手腕掌侧测试温度,若无过热感,则表明温度适宜。可用恒温冲奶器调制配方奶,温度以 40 ℃左右为宜。

(3)保持正确的喂哺姿势:斜抱婴儿,使其头、肩枕于喂养者肘窝处,头高足低。喂哺时婴儿应处于完全醒觉状态。

(4)避免空气吸入:喂哺时持奶瓶呈斜位,使奶嘴及奶瓶的前半部充满奶液,防止婴儿在吸奶同时吸入空气。每次喂哺后用手掌轻拍婴儿后背,促使其将咽下的空气排出。

(5)加强奶具卫生:奶液现用现配,将剩余奶液丢弃,每次喂哺后奶具等应洗净、消毒。

(6)及时调整奶量:婴儿奶量存在个体差异,在初次配奶后,要观察婴儿食欲、体重、粪便的性状,随时调整奶量。婴儿获得合理喂养的标志是发育良好,大小便正常,食奶后安静。

四、婴儿食物转换(添加辅食)

婴儿 6 个月以后,不管是母乳喂养还是人工喂养,均需要由纯乳类的液体食物向固体食物逐渐转换,这个过程称为食物转换(添加辅食)。食物转换的目的主要是满足婴儿生长发育所需的营养物质,同时也为断奶做准备。

1. 食物转换的顺序　食物转换的时间应根据婴儿体格生长、神经发育以及进食技能、社交技能几方面的发育状况决定。食物转换的顺序见表 4-2。

表 4-2　食物转换的顺序

月　　龄	食物性状	添加的辅食	餐　　数	进食技能
6 个月	泥状食物	菜泥、水果泥、鱼泥、烂粥、蛋黄、含铁配方米粉	逐渐加至 1 次	用勺喂
7～9 个月	末状食物	烂面、饼干、蛋、鱼、肝泥、肉末、豆腐、配方米粉、水果	1 餐饭、1 次水果	学用杯
10～12 个月	碎块食物	软饭、面包、馒头、豆制品、蛋、鱼肉、碎菜、碎肉、水果	2 餐饭、1 次水果	抓食、断奶瓶、自用勺

2.食物转换的原则

(1)应考虑婴儿的接受能力,按照婴儿月龄顺序添加辅食,同时注意个体差异。

(2)应遵循由少到多、由稀到稠、由软到硬、由细到粗、由一种到多种的循序渐进的原则,使婴儿逐渐适应,并注意观察婴儿的消化情况。

(3)注意婴儿进食技能的培养。尽量让婴儿主动参与进食,如7～9个月可尝试抓食,1岁后可锻炼自己用勺进食,既可增加婴儿进食的兴趣,又有利于婴儿眼手动作协调和培养其独立能力。

(4)婴儿腹泻或患病时应暂停添加辅食,同时避免在炎热季节添加新辅食,以免导致消化不良。

(5)婴儿辅食应特别制作,不能以成人食品代替。食物清淡,无盐或低盐,少糖及油,不使用蜂蜜水或糖水。

任务三　幼儿膳食的护理

一、幼儿进食特点

1.进食相对稳定　1岁以后幼儿体格生长逐渐平稳,进食相对稳定,较婴儿期旺盛的食欲相对略有下降。

2.心理需求发生转变　幼儿神经心理发育迅速,由婴儿期对食物的巨大兴趣转向玩耍,对周围世界充满好奇,表现出探索性行为,进食时也表现出强烈的自我进食欲望。成人如果忽略了幼儿的要求,仍按婴儿的方法哺育,幼儿可表现出不合作与违拗心理。

3.家庭成员的影响　家庭成员进食的行为和对食物的反应可成为幼儿的榜样。注意培养其就餐礼仪,如口中有食物时不讲话、不挑食、不将自己喜欢的菜拿到自己面前等。

4.进食技能发育状况　幼儿的进食技能发育状况与婴儿期的训练有关,错过训练吞咽、咀嚼的关键期,食物长期过细,幼儿期会表现出不愿吃固体食物,或"含在口中不吞咽"等。

5.食欲波动　幼儿有准确地判断能量摄入的能力。幼儿可能一天早餐吃很多,次日早餐什么也不吃;一天中早餐吃得少,可能会吃较多的中餐和较少的晚餐。研究显示,幼儿餐间摄入的差别可达40%,但一天的能量摄入比较一致,只有10%的变化。

二、幼儿的膳食安排及进食技能培养

幼儿仍处于较快的生长发育中,应注意结合幼儿的进食特点,供给足够的能量和优质蛋白。蛋白质每天需求量在40 g左右,其中优质蛋白(动物蛋白和植物蛋白)应占总蛋白的1/2。蛋白质、脂肪和糖类产能占总能量的百分比分别为10%～15%、30%～35%、50%～60%。膳食安排应合理,以4～5餐(奶类2～3餐,主食2餐)为宜。要注意幼儿良好的生活习惯和进食技能的培养,每餐进食时间控制在半小时内,从喂食、允许抓食过渡到自己独立进食,不允许边吃边玩。

> **知识拓展**
>
> 婴幼儿期间,容易出现某些营养素缺乏。随着现代食品工业的发展,现在已有条件将这些营养素按一定量添加到婴幼儿配方食品中,如强化铁元素的婴幼儿配方食品。因此,正确选用合理的婴幼儿配方食品非常重要。婴儿步入幼儿期后,食物中还应包含许多非营养成分,如纤维素、果胶等膳食纤维,虽然不能被吸收,但是可以促进肠蠕动,预防便秘的发生。

直通护考

在线答题

（张　欣）

患病儿童护理

扫码看课件

　　【知识目标】 掌握儿童住院护理常规、儿童给药方法及药物剂量的计算；熟悉住院患儿及其家庭的心理反应及护理、儿童用药的特点；了解儿童医疗机构的设置及护理常规。

　　【能力目标】 会对入院、住院、出院的儿童进行常规护理；能正确对儿童用药进行护理，能采用有效的方法与儿童及其家长进行良好的沟通。

　　【思政目标】 具有理解患儿病痛，主动关心、有效缓解患儿不适的护理职业意识。

任务一　儿童医疗机构的设置及护理管理

　　儿童处在生长发育的动态变化的过程中，生理、心理特点因不同年龄期而异，所患的疾病及患病过程也有不同的特点，抵抗力弱，易发生感染性疾病和交叉感染，也容易发生意外。患病和住院不仅给患儿的身体带来痛苦，而且极易造成其身心创伤。儿童医疗机构应根据上述特点，合理安排，为患儿及其家长提供帮助，以促使患儿尽快恢复健康。目前，我国儿童医疗机构分为三类：儿童医院、妇幼保健院及综合医院中的儿科。它们共同承担着我国儿童的医疗和保健工作。儿童医疗机构设施应包括儿科门诊、儿科急诊及儿科病房。

一、儿科门诊

（一）儿科门诊的设置与特点

　　儿科门诊与普通门诊类似，设置有预诊处、传染病隔离室、体温测量处、候诊处、诊查室、化验室、治疗室等，可根据医疗机构的规模增减合并。

　　1. 预诊处　预诊处是儿童医疗机构特有的部门。预诊处设在儿童医院距大门口最近的地方或综合医院中的儿科门诊的入口处，使患儿在就诊前先到达此处。预诊处备有检查台、手电筒、体温计、洗手设备等。预诊处应设两个通道，一个通道通向儿科门诊候诊处，另一个通道通向儿科门诊传染病隔离室。传染病隔离室为诊治为可疑传染病的患儿设置，室内备有消毒、隔离设备，如紫外线灯、隔离衣、防护口罩等。预诊的主要目的：①及时发现传染病患儿，并与其他患儿隔离，避免或减少交叉感染。②协助患儿家长选择就诊科别，缩短就诊的时间。③区分患儿病情的轻重缓急，及时发现危重患儿，为抢救患儿争取时间。

　　预诊检查主要为简单的问诊、望诊及体格检查，对患儿进行简单的评估，根据关键病史、主要症状和体征迅速判断后将患儿分诊至急救室、隔离门诊、普通门诊等处。因此，预诊工作要求由临床经验丰富、决断力强、动作迅速、责任心强的护士来担任。

　　2. 传染病隔离室　传染病隔离室内设有消毒、隔离设备，如紫外线灯、洗手设备、隔离衣、检查台、压舌板、手电筒等，并设专人为隔离的患儿及其家长提供办理挂号、交费、取药等服务。有条件者，应附设挂号室、治疗室、化验室及药房等。

　　3. 体温测量处　发热儿童在就诊前需到体温测量处测量体温，该处设有候诊椅，如体温高达 39 ℃以上者，应酌情给予退热处理，并优先安排就诊，以防热性惊厥。

4.候诊处 应宽敞,空气流通,照明良好,温、湿度适宜,设置足够的候诊椅,提供饮水设备及消毒水杯。可设宣传栏或通过电视进行儿科健康教育,也可以设置儿童娱乐的场地。

5.诊查室 应设多个诊查室,最好设有单间诊查室,减少就诊患儿相互干扰。室内设有检查台、桌椅、检查用具及洗手设备等。

6.化验室 应设在检查室附近,便于患儿就近化验检查。

7.治疗室 备有治疗所需的各种仪器设备、器械和药物,可随时进行各种必要的治疗,如各种注射、穿刺、灌肠等。

除此之外,儿科门诊根据医院条件还应设有挂号室、输液室、收费室、饮水处、厕所等。儿科门诊各室的布置应符合儿童心理特点,如可在墙壁上张贴各种图画以营造轻松欢乐的氛围,消除儿童的紧张与不安。

(二)儿科门诊的护理管理特点

1.做好组织管理 儿科门诊人员流动性大,尤其初次就诊者不熟悉就诊程序,护士应主动耐心地解释,并协助其就诊。

2.密切观察病情 患儿病情变化快,护士在预诊、候诊等整个诊治过程中应观察其病情变化,一旦发现紧急情况及时处理。

3.预防交叉感染 严格执行无菌操作技术和消毒隔离制度。根据传染病的流行情况,及时发现并隔离传染病患儿,以防交叉感染。

4.提供健康教育 积极宣传科学的育儿方法和疾病护理知识,对患儿家长提出的问题要给予耐心的解释和必要的指导。

5.防止差错事故 严格执行各项操作规程、药品管理及核对制度,并随时注意患儿安全,防止发生意外事故。

6.减轻患儿及其家长的焦虑 对重病患儿及其家长应给予心理支持,加强护患沟通,积极提供护理。在做各种治疗或检查前,要与患儿及其家长沟通,以减轻其不安并争取合作。

二、儿科急诊

(一)儿科急诊的设置及特点

1.儿科急诊的设置 儿科急诊的特点是起病急,病情变化快,意外事故较多(如误服毒物、吞食异物等),而且有些疾病及意外事故可危及生命。因此急诊护士应有敏锐的观察力和判断力,对危重患儿就诊应争取时间,先抢救后挂号,先用药后交费。急诊室24 h开放接诊。

(1)抢救室:应设抢救床2～3张,备有抢救仪器设备(如呼吸机、心电监护仪、氧气源、供氧设备、负压吸引器、除颤器、儿童复苏器、洗胃机等)、急救药品和各种无菌包。室内应备有抢救车,车上放置急救药品(盐酸肾上腺素、阿托品、多巴胺、西地兰、呋塞米、地西泮、地塞米松、葡萄糖等)、注射器、手电筒、记录本及笔等。

(2)治疗室:设有治疗桌、治疗柜、药品柜,配备注射用具、灌肠用具、各种导管等治疗设备与物品。

(3)观察室:设有病床及一般抢救设备,如供氧和负压吸引器、婴儿温箱等,按病房要求备有各种医疗文件。留观对象一般为病情比较严重而不允许离开医院及需要待床住院的患儿。

(4)简易手术室:除一般手术室的基本设备外,应准备清创缝合小手术、大面积烧伤的初步处理、骨折固定等所需要的器械用具及急救药品。

2.儿科急诊的特点 儿童常发病急、来势凶、病情变化快;疾病表现不典型,常延误诊断;突发情况、意外事故较多见。因此,在儿科急诊中急诊护士应注意以下几点。

(1)对危重患儿的就诊应先抢救后挂号,先用药后交费。

(2)患儿家长常因过分焦急而对病史陈述不清,急诊护士应耐心询问,并细致观察按病情分诊。

(3)候诊患儿病情可急剧变化,急诊护士应加强巡视,必要时给予提前诊治。

(4)随着季节变化,儿童发病的种类有一定规律,急诊护士应根据急诊患儿的特点与疾病发生规律,做好常用仪器设备及药品的准备,以便及时、准确地对危重患儿进行抢救。

(二)儿科急诊的护理管理特点

1. 重视急诊"五要素" 人、医疗技术、药品、仪器设备及时间是急诊抢救的五个重要因素,缺一不可,其中人起主要作用。急诊护士应有较强的组织抢救能力,临危不乱,使抢救工作有条不紊地顺利进行,还要体贴和照顾患儿及其家长。

2. 随时做好抢救准备 急诊护士实行 24 h 工作制,坚守岗位,经常巡视,观察患儿病情变化并及时处理。

3. 建立急诊护理常规 建立儿童各科常见急诊的抢救护理常规,使护士掌握常见疾病的抢救程序和要点,提高抢救效率。

4. 加强急诊文件管理 应有完整且规范的急诊病历,注明患儿到达急诊的时间、接受诊治的时间等。紧急抢救时的口头医嘱,急诊护士必须当面复述准确无误后执行。执行时须经他人核对,用过的药品包装保留备查,待抢救工作告一段落后立即督促医生开书面医嘱并及时补记录。

三、儿科病房

(一)儿科病房的设置及特点

儿科病房一般根据儿童年龄、病种及身心特点合理安排。

1. 病室 分为大小病室,每间大病室内放置 4～6 张床,每间小病室内放置 1～2 张床。每个床单位占地至少 2 m²,床间距应大于 1 m。床与窗台的距离为 1 m。每间病室均有洗手设备及夜间照明装置。病室内水、电等设施均应有安全防护措施。

2. 重症监护室 重症监护室内各种抢救仪器设备应齐全,收治病情危重需要观察及抢救的患儿。重症监护室与医护人员办公室之间由玻璃隔断,以方便观察患儿的病情变化。待患儿病情稳定后可转入一般病室。

3. 治疗室 治疗室内设有治疗桌、治疗车、药柜、冰箱,并备有各种注射、输液、穿刺用物及常用药品等。治疗室分为内、外两小间,外间用于各种注射及输液准备;内间可进行各种穿刺、采血、换药等,用于无菌操作。

4. 配膳室与配奶室 配膳室与配奶室设在病区的入口处,便于营养师将备好的食品送入病区。室内有配膳桌、碗柜、消毒锅、冰箱、微波炉以及分发膳食的餐车等,新生儿室及重症监护室应增设配奶室。

5. 护士站与医生办公室 护士站与医生办公室应设在病区的中央,靠近重症监护室,以便观察患儿病情变化和抢救危重患儿。

6. 游戏室 游戏室应设在病区一侧,室内阳光充足,地面应采用木板或塑料材质以防患儿跌伤,布局应体现儿童身心发育的特征,备有小桌、小椅、玩具柜及适合不同年龄期儿童的玩具及图书等。有条件可放置电视机。

7. 盥洗室、浴室、厕所 各种设备应适合儿童使用,注意安全。厕所便池或坐便器要适合儿童的身高及年龄特点,如为幼儿专用则不设门;年长儿用可有门,但不加锁,防止出现意外事故。

此外,病区需设有库房、值班室、仪器室等;规模较大的病区还应设家属接待室、新患儿入院观察室、足月儿室、早产儿室、隔离室和 1～2 间备用病室(供临时隔离或空气消毒时轮换使用)。

(二)儿科病区的护理管理特点

1. 环境管理 病室内的环境应适合儿童心理、生理特点,病室的窗帘及被服应色彩明快、图形可爱,使病室显得生动、活泼。病室的温湿度应根据患儿年龄大小进行调整。新生儿适合的室温为 22～24 ℃,婴幼儿为 20～22 ℃,相对湿度均为 55%～65%;年长儿病室的温度略低,为 18～20 ℃,相对湿度为 50%～60%。病室内尽量保持安静,工作人员要做到"四轻",即走路轻、说话轻、开关门轻、操作轻。

2. 生活管理 病室内的生活制度要考虑患儿的病情与年龄特点,根据病情合理安排休息与活动的时间。医院为患儿提供式样简单、柔软的棉布衣裤,可选色彩明快、可爱的卡通图案制作,并定期更换,集中清洗消毒。饮食安排既要符合疾病的要求,又要能满足患儿生长发育的需要。每次用餐后食具均应进行清洗消毒。根据不同年龄特点安排游戏及学习。

3. 安全管理 好奇心强、好动且无防范意识是儿童的共同特点。病区中的设备均要考虑到患儿的安全问题,如暖气要加罩,电插座要有保护装置,床的规格合适、要有床挡等。在治疗护理中要细心,严格执行查对制度。患儿在检查床或治疗台上时,必须有护士守护,离开患儿要拉上并扣牢床挡。病区地面应保持干燥,不可乱扔果皮及杂物。此外,一些小型食品,如花生米、瓜子等不可给婴幼儿自行食用,以免其塞入耳、鼻或误吞入气管。给患儿做治疗时,要采用一定的约束固定技巧,以防脱针、断针等意外发生;治疗与护理完毕后,应清点用品,以防针头、玻璃瓶之类物品遗留在床上造成患儿损伤。病室中用于特殊情况的消防设置、照明器械应有专人定期检查,安全通道应时刻保持畅通。

4. 感染管理 病室每天应定时通风,按时进行紫外线照射,地面定期消毒,重视手的清洁,严格执行消毒隔离制度。不同病种患儿应尽量分室护理,同一病种患儿的急性期与恢复期也应尽量分开;患儿用过的物品经消毒处理后才能再次使用;医护人员应注意个人卫生,护理患儿前、后均应洗手;积极开展健康教育,家长患感染性疾病时应暂禁探望。在儿科病区中,对新生儿、早产儿、正在接受化学治疗的白血病患儿、肾病综合征患儿以及机体抵抗力低下的患儿均应实施保护性隔离。

5. 传染病管理 病区中发现传染病患儿应立即报告疫情、及时隔离,将患儿转科或转院,对患儿的污物、所住的病室要及时进行消毒处理,对曾与传染病患儿接触的易感儿应进行检疫,采取相应的被动免疫(如注射抗体等)或预防性服药等措施予以保护。

6. 家长管理 为了防止交叉感染,保持病室清洁、整齐,应规定合理的探视制度。护士应向患儿家长耐心介绍及解释患儿病情,宣传、讲解有关患儿疾病的基础知识及预防知识。

任务二　住院患儿及其家长的心理护理

案例引导

患儿,男,2岁,被开水烫伤后1h送入院。入院时患儿表现为烦躁、哭泣,诉说伤口疼痛。住院期间一直哭闹,拒绝住院,拒绝医护人员检查。

问题:

1. 为什么该患儿住院期间一直哭闹?

2. 护士对该患儿进行护理时应注意哪些要点?

案例分析

患病住院无论是对患儿生理还是心理都会造成很大的影响。疾病的痛苦、陌生的环境、有限的活动空间及时间、服药及注射等一系列的治疗,使患儿处于生理、心理、社会的应激状况,这种影响的大小与所患疾病的严重程度及所处的环境有密切的关系。护士要了解每个住院患儿的心理反应,帮助患儿尽快适应医院生活。

一、住院患儿的心理反应及护理

患病住院后的心理反应,与患儿的年龄、所患疾病的严重程度及生活经历都有着密切的关系。现将住院患儿的心理反应及护理,按不同年龄期分述如下。

(一)婴儿期

婴儿期是患儿身心发育最快的时期,对住院的心理反应随月龄的增加而有明显的差别。

6个月以内的患儿,如能够及时满足其生理需要,入院后一般比较平静,较少哭闹,即使与母亲分离,心理反应也不太明显,但容易因缺乏外界有益的刺激,使其感知觉和动作方面的发育受到一定影响。护士应尽可能多与患儿接触,给予抚摸、怀抱、微笑,在护理中与患儿建立感情。同时,多提供适当的颜色、声音等感知觉的刺激,协助患儿进行全身或局部的动作训练,维持患儿正常的身心发育。

6个月后的患儿开始认生,对抚育者,尤其是母亲的依恋性越来越强,住院后反应强烈,对陌生环境和陌生人持拒绝态度,多以哭闹表示与亲人分离的痛苦。护士应特别注意要给患儿留下较好的初次印象,使患儿产生安全感。向患儿家长了解患儿住院前的生活习惯,把患儿喜爱的玩具或物品放在床旁,同时呼唤其乳名,使患儿感到熟悉和亲切。通过耐心、细致的护理,使其对护士从逐渐熟悉到产生好感;通过耐心、主动的日常护理,增加患儿的信任,逐渐使患儿对护士感到友好。

(二)幼儿期

幼儿期患儿对父母及其他亲人的爱护与照顾有着亲身的体验,住院后的心理变化比婴儿期更加强烈。住院时父母不能时刻陪伴患儿,患儿常常误认为住院是父母对自己的惩罚,并且因对医院的陌生环境缺乏安全感、担心遭到父母的抛弃等而产生分离性焦虑;对住院限制自己的活动产生不满情绪;同时受语言表达与理解能力的限制,在表达需要和需求、与他人交往上出现困难,感到苦恼;担心自身安全受到威胁等各种心理反应。此期患儿的主要护理要点如下。

1. 由责任护士负责护理患儿 了解患儿表达需要和需求的特殊方式,护理中尽可能接近患儿原有的生活习惯,使其感到亲切。以患儿能够理解的语言讲解医院的环境、生活安排。

2. 有意识地多与患儿沟通 运用沟通技巧,多与患儿交谈,鼓励其谈论自己喜欢的事情,并注意倾听,以促进患儿语言能力的发展,防止因住院使患儿在语言方面的发育迟缓,同时也使患儿获得情感上的满足。

3. 对患儿行为方面的护理 允许患儿以哭闹的方式发泄自己的不满情绪,对患儿入院后出现的反抗予以理解;不当众指责患儿的退行性行为,而是在病情允许时努力帮助其恢复;为患儿创造表现其自主性的机会,如自己洗手、吃饭等,满足其独立行动的愿望。

(三)学龄前期

学龄前期的患儿智力发展更趋完善,思维能力进一步提高,主动控制和调节自己行为的能力逐渐增强。他们住院存在的主要心理问题仍然是分离性焦虑,惧怕陌生环境,担心被父母抛弃,担心身体的完整性因疾病或治疗受到破坏。但表现相对较温和,如悄悄哭泣、难以入睡、不能按时按量吃饭等,能把情感和注意力更多地转移到游戏、绘画等活动中,来控制和调节自己的行为。此期患儿的主要护理要点如下。

1. 重视患儿入院时的介绍 介绍病房环境及同病室的其他小病友,使之尽快熟悉环境、同伴,帮助其减轻陌生感。以患儿容易理解的语言,解释所患的疾病、治疗与护理的简要过程及其必要性,使患儿清楚疾病和住院治疗不会对自己的身体构成威胁。

2. 根据患儿的病情组织适当的游戏活动 用讲故事、做游戏、看电视、绘画等方法,使患儿参与愉快的活动,忘记痛苦、烦恼,发泄恐惧心理,减少焦虑情绪,也可组织一些治疗性的游戏,如分别扮演医护的不同角色,模拟打针、手术等操作,在游戏中较好地理解治疗与护理的必要性,表达、发泄患儿的情感,并促进患儿主动遵守各项制度,配合医护工作。

3. 鼓励患儿参加一些力所能及的工作 在病情允许时,鼓励患儿进行适当的自我照顾,使患儿看到自己的作用,以帮助其树立自信心。

(四)学龄期

此阶段患儿的日常活动已从以游戏为主转为以学校学习为主,学校生活在他们心中占有较重的位置。其接触及活动的范围更广,能更好地控制自己,住院导致与父母暂时分离并不是焦虑不安的主要原因,入院后焦虑不安主要来自与学校的分离。主要的心理反应:与同学分离,感到孤独;耽误了学习,担心会落后;对疾病缺乏了解,害怕病情恶化、自己会残疾或死亡;比较注意医护人员查房时的表现、动作、讨论等,以此作为对自己病情的估计;因怕羞而不愿配合体格检查;唯恐因自己住院给家庭造成严重的经济负担而感到内疚等。由于此阶段患儿自尊心较强,独立性增加,尽管心理活动很多,但表现比较隐匿,努力表现得若无其事来掩盖内心的恐慌,所以更需要关怀。此期患儿的主要护理要点如下。

1. 和患儿交谈 要与患儿开诚布公地交谈,介绍有关病情、治疗和住院的目的,解除患儿的疑虑,取得患儿的信任,培养良好的护患关系。

2. 帮助患儿与学校保持联系 鼓励患儿给同学打电话,允许同学来医院探视、交流学习情况等,使之感觉到自己仍是集体的一员,仍属于学校。

3. 组织学习活动,增强战胜疾病的信心 在与患儿共同计划一日生活安排时,一定要包括学习,鼓励患儿每天定时坚持学习,使其保持信心。这意味着疾病可以治疗,并可返回学校,不会因住院而荒废学业。

4. 关心患儿　注意听取患儿的意见,并尽量满足他们提出的合理要求,对患儿进行体格检查及各项操作时,要采取必要的措施以维护患儿的自尊。提供自我护理的机会,发挥他们独立自主的能力,引导他们情绪稳定地接受治疗。

二、与患儿的沟通与技巧

(一)语言沟通

与患儿的语言沟通一般为面对面的口头沟通,如护士介绍医院环境、有关治疗情况等,患儿也可向护士述说自己的要求和感受。由于患儿的语言理解与表达能力有限,可不同程度地影响沟通效果,因此护士要注意使用通俗易懂的词语,掌握适当的语速,选择合适的语调和声调,保证语言的清晰和简洁,同时要注意选择合适的沟通时间和相关话题。

1. 使用儿童能理解的方式　不同年龄期儿童,语言理解与表达能力的发育情况不同,护士在与儿童交谈中,应用儿童熟悉、常用的词句。语言沟通多采用肯定方式,避免使用"不"字,如"用纸来折飞机"比"不能吃纸"更容易使儿童接受,使儿童能主动配合。

2. 接受儿童交谈时的感觉　由于儿童对事物的概念和分析等与成人不同,有时幼稚可笑,护士不能因此取笑儿童或敷衍了事,应表示接受与理解,采取诚恳的态度,以免使儿童失去安全感和对护士失去亲近感及信任。

3. 注意交谈的语调、语气、音量、速度　儿童对成人交谈的内容有时不能完全理解,他们更注意交谈的语气、语调等,如他们能从母亲说话声调的提高或速度的加快而感到情绪紧张。因此,护士应掌握语言沟通的技巧,较慢、均匀的语调,稳重的声音最能引起儿童的注意与反应。

(二)非语言沟通

非语言沟通又称身体语言,包括面部表情、身体姿势、仪表、手势、眼神、空间距离、语音、语调等。护士和蔼、友善的微笑,轻柔的抚摸,都能使患儿感到舒适与安全。虽然年龄小,缺乏经验和经历,但仍要平等相待、尊重患儿。如与患儿保持较近的距离,采取蹲姿以达到与患儿眼睛在同一水平线,不厌其烦地满足患儿正常的要求,可使患儿获得安全感,维护其自尊。在儿科病房,除必须外,护士一般无须戴口罩,以便更好地与儿童沟通,减轻儿童陌生与不安的感觉。对于婴幼儿来说,抚摸则是非常有效的沟通形式,通过怀抱、抚摸可以使不安的婴幼儿安静下来,消除其紧张情绪,有利于婴幼儿心理方面的健康发展。

(三)抽象式沟通

患儿可通过游戏与绘画表达感情,受到教育。游戏是儿童重要的沟通形式之一,通过游戏他们能表达对家长、朋友及医护人员的感受,也能展示自己掌握的知识与技能,同时能发泄自己对某件事情的不满。通过绘画,患儿可表达愿望、宣泄感情,护士可通过绘画与患儿进行交流,了解和发现他们存在的问题。

1. 游戏　护士可利用学龄前期儿童的好奇心,与其玩猜谜游戏,如猜手里拿的什么,或猜手电筒亮不亮等,都能较快与其进行良性沟通,增加亲切感。

2. 绘画　护士通过对绘画的画面内容、布局等的分析,可了解儿童对自己和他人的想法。可通过一些线索展开评估,如画中个体形象的大小,可反映儿童心目中重要的、有力量的、有权威的人或事;每个画像出现的顺序,可反映儿童对人或事按其重要程度排列的次序;儿童在画中与家庭成员或其他人物的关键位置,表示儿童的地位,对这些人物的感觉;涂擦、重叠部位与儿童矛盾、焦虑的心理有关。但这些线索并不是完全正确或一成不变的,必须结合儿童的背景资料进行全面细致的分析。

三、与患儿家长的沟通

虽然患儿与其家长是分别独立的个体,但护士在与患儿沟通中,常需其家长协助完成。护士以其热情、客观、理解、关心的态度,与患儿家长传递信息,给他们提供疏导个人感受、放松紧张、焦虑情绪的机会。患儿看到自己的家长与护士交谈得很融洽,便会增加对该护士的信任感,容易与这位护士亲近,使沟通自然而然地进行。与患儿家长的沟通最好以一般的谈话开始,如"孩子现在怎么样"的普遍性问题,可使患儿家长在轻松的气氛下表达自己所关心的主题。在谈话刚开始时,采用开放式提问,如"孩子有什么不舒服"等,最好避免谈话开始时使用"是不是""有没有"等闭合性问题,虽可省时,提高效率,但不利于引导患儿家长表露情感及提供患儿的相关信息。其他常用的沟通技巧如观察、倾听、适当的沉默、移情等,在与患儿家长沟通时亦被使用。

任务三　儿童健康评估

一、健康史采集

采集健康史常用的方法是交谈、观察与体格检查。信息的来源包括患儿、家长、其他照顾者及医生的叙述和体格检查等得来的资料。交谈是指与上述人员进行有目的的谈话,儿童年龄越小,语言表达能力越差,从交谈中获取的有用信息越少。因此,与患儿家长的有效交谈很重要。交谈前,护士要明确谈话的目的,拟定所需信息,安排合适的时间、地点,交谈中护士应精神集中,注意倾听,不宜随便打断对方的谈话。通过交谈,从中获取的信息包括患儿的一般资料,发病经过,出生史、生长发育史、喂养史、预防接种史、过敏史等,饮食、排泄、睡眠方式,自理程度,与他人交往及对住院的反应,家庭、社会对患儿关心支持的情况等。

健康评估是通过视、听、触、嗅等感觉器官收集资料。例如,通过视觉了解患儿身体特点、面部表情、行为表现、步态、姿势等;通过听觉了解是否喘息、呼吸道有无痰液阻塞、哭声是否有力等;通过触觉,感觉皮肤的温、湿度及器官的大小变化;通过嗅觉,了解排出物的气味等。由于儿童的语言表达能力有限,临床观察在儿科显得尤为重要。

二、身体评估

护理中的体格检查是为了对患儿在身、心、社会方面进行功能评估,提出护理诊断。与成人体格检查不同的是,应注意儿童生长发育情况,并取得患儿及其家长的配合。

(一)体格检查的内容

1. 一般状况　在询问健康史的过程中,观察儿童营养发育状况、精神状态、面部表情、对周围事物的反应、皮肤颜色、哭声、语言应答、活动能力、体位等,根据这些资料,初步判断儿童神志情况、营养发育、病情轻重、亲子关系等。

2. 一般测量　除体温、脉搏、呼吸、血压外,还应测量身高(长)、体重、头围、胸围等生长发育指标。

3. 皮肤和皮下组织　应在自然光下观察才准确。在保暖的前提下仔细观察皮肤颜色,有无苍白、潮红、黄疸、发绀、皮疹、瘀点(斑)、脱屑、色素沉着,毛发异常等情况。触摸皮肤,感觉皮肤的湿润度、弹性及皮下组织厚薄和充实度,有无脱水、水肿及其程度,必要时应测皮下脂肪厚度。

4. 淋巴结　检查枕后、颈部、耳后、腋窝、腹股沟等处淋巴结的大小、数目、质地、活动度及有无压痛和粘连等。

5. 头部

(1)头颅:观察头颅大小及形状,必要时测量头围;前囟大小及紧张度,是否隆起或凹陷;小婴儿应注意有无颅骨软化、枕秃,新生儿有无头皮血肿等。

(2)面部:观察有无特殊面容、眼距宽窄、双耳大小、位置及形状等。

(3)眼、耳、鼻:有无眼睑红肿、下垂、闭合不全;有无结膜充血、眼分泌物;有无角膜混浊、溃疡;仔细观察瞳孔大小、形状、对光反射。双耳有无外耳道分泌物、局部红肿,提耳时有无疼痛等。观察鼻部形状、鼻分泌物的性状,有无鼻翼扇动、鼻塞等。

(4)口腔:口唇颜色有无苍白、发绀、湿润、干燥、口角糜烂;牙龈、黏膜有无充血、溃疡、鹅口疮;腮腺开口处有无红肿及分泌物等;牙齿的数目、排列及龋齿数。在检查咽部时,一手固定儿童头部使其面对光源,一手持压舌板,在儿童张口时进入口腔,压住舌后根部,利用儿童反射性将口张大暴露咽部的短暂时间,迅速观察双侧扁桃体是否肿大,有无充血、分泌物、脓点、假膜及咽部有无溃疡、充血、滤泡增生、咽后壁脓肿等情况。

6. 颈部　有无斜颈、短颈或蹼颈等畸形,颈椎活动情况;甲状腺有无肿大;观察气管的位置;观察颈静脉充盈、颈部血管异常搏动,有无颈肌张力增高或迟缓等。

7. 胸部

(1)胸廓：外形有无异常,要特别注意有无佝偻病引起的胸廓畸形,如鸡胸、肋骨串珠、肋膈沟、肋缘外翻等;胸廓两侧是否对称,有无异常呼吸运动;心前区有无隆起,有无桶状胸、漏斗胸,肋间隙有无饱满、凹陷、增宽或变窄等。

(2)肺：注意呼吸频率和节律有无异常,有无呼吸困难,"三凹征"等表现。听诊时儿童常不配合,可趁其啼哭后深吸气时进行听诊。

(3)心：注意心前区是否有隆起,心尖搏动是否移位。心脏听诊时注意心率、节律,心音强弱,杂音等。

8. 腹部 新生儿要特别注意脐部有无炎症、出血及分泌物,稍大后注意有无脐疝。正常婴幼儿肝脏边缘可达肋下 1～2 cm;小婴儿偶可触及脾脏边缘,肝、脾均质软,无压痛;6～7 岁后能触及肝、脾属于异常。儿童腹部听诊时可闻及肠鸣音亢进,如有血管杂音时应注意杂音的性质、强弱及部位。

9. 脊柱和四肢 观察有无畸形,躯干与四肢的比例,佝偻病体征,如"O"形腿、"X"形腿、脊柱侧弯等;观察手指、足趾有无杵状指(趾),多指(趾)畸形等。

10. 会阴、肛门及外生殖器 观察儿童肛门有无畸形、肛裂;女孩阴道有无分泌物、畸形;男孩有无包皮过长,阴囊鞘膜积液、隐睾及畸形,有无腹股沟疝等。

11. 神经系统

(1)一般检查：包括神志、精神状态、面部表情、前囟饱满度、反应灵敏度、动作语言发育、有无异常行为、肢体动作能力等。

(2)脑膜刺激征：重点检查颈部有无抵抗、肌张力、凯尔尼格征(Kernig 征)及布鲁津斯基征(Brudzinski 征)。

(3)神经反射：新生儿检查特有的生理反射是否存在,如吸吮反射、握持反射、拥抱反射等,2 岁以下婴幼儿 Babinski 征可呈阳性。

(二)体格检查的注意事项

(1)为取得患儿合作,在对患儿开始检查前,应先与其交谈,或用玩具、听诊器等与之共同游戏,以解除其恐惧心理及紧张情绪。

(2)根据儿童年龄采取适当的检查体位,婴幼儿可让其家长抱着检查,检查者应顺应患儿的体位。

(3)检查中应尽量减少不良刺激,双手和用具要温暖,手法要轻柔,动作要迅速,对于年长儿要注意保护其隐私,减少暴露。

(4)注意保护性隔离,检查前要洗手,必要时戴口罩。避免儿童身体暴露过久,以防其着凉。注意预防意外,离开前要拉好床挡,收拾好检查用具。

(5)根据儿童年龄的特点及耐受程度,对检查顺序进行适当的调整。如检查小婴儿时,先听诊胸部和心脏,最后再检查咽部;幼儿可先检查四肢,再检查其他部位,以减少其对检查的恐惧。

(6)对急症或危重抢救患儿,应先重点检查其生命体征或与疾病有关的部位,全面的体格检查最好在病情稳定后进行,也可边抢救边检查。

三、家庭评估

家庭成员以及家庭环境是影响儿童身心健康的重要因素。家庭评估包括家庭结构评估和家庭功能评估,是儿科健康评估的重要组成部分。

(一)家庭结构评估

1. 家庭组成 应包括整个家庭支持系统。评估中应涉及父母目前的婚姻状况,是否有分居、离异及死亡的情况,同时应了解患儿对家庭危机事件的反应。

2. 家庭成员的职业及教育情况 父母的职业包括目前所从事的工作、工作强度、工作地离居住地的距离、工作满意度以及是否暴露于危险环境等,还应涉及家庭的经济状况、医疗保险情况等。父母的教育情况是指教育经历、所掌握的知识和技能等。

3. 文化及生活习惯 此方面的评估应注重家庭育儿观念、保健态度、饮食习惯等。

4. 家庭及社区环境 包括住房类型、居住面积、房间布局、安全性等。社区环境包括邻里关系、学校位置、上学交通状况、娱乐空间和场所、环境中潜在的危险因素等。

（二）家庭功能评估

1. 家庭成员的关系 家庭成员之间是否亲近、相互关心，有无偏爱、溺爱、冲突、紧张状态等。

2. 家庭中的决策方式 评估父母的分工对家庭的影响，因文化背景不同而异。通常母亲在照顾家人生活和健康上承担更多责任。

3. 家庭的沟通交流 评估父母是否鼓励孩子与家长交流，孩子是否耐心倾听父母的意见，家庭是否具有促进患儿生理、心理和社会性成熟的条件；与社会的联系情况，是否能从中获得支持。

4. 家庭卫生保健功能 评估家庭成员有无科学育儿的一般知识、家庭用药情况、对患儿疾病的认识、护理照顾患儿的能力等；同时，应了解家庭其他成员的健康状况。

（三）注意事项

护士应使用沟通技巧，获得患儿家长的信任，涉及隐私的问题应注意保护，并对患儿家长进行解释，以获得患儿家长的理解和支持。对儿童进行健康评估，不同的医疗机构（医院、保健院或社区），因儿童的情况不同，其评估的侧重点不同，评估表格的设计也存在差异。对健康史以及家庭的评估，可采用戈登十一项功能模式进行，虽然运用该模式进行儿童健康评估仍存在争议，但目前来说不失为一种有效的工具。此外，儿童健康评估还应该包括各种实验室以及影像学检查的结果，具体见各系统疾病患儿护理的相关内容。

任务四　儿童用药的护理

案例引导

患儿，女，5 岁，因"支气管肺炎"入院。主要症状为发热，体温 38.9 ℃，咳嗽，痰多。医生给予抗生素静脉点滴、赖氨酸阿司匹林入壶、沐舒坦雾化吸入等治疗。

问题：

赖氨酸阿司匹林为粉剂，规格为 0.9 克/支，医嘱剂量为 0.3 g，作为一名护士，你如何准确抽取药液？

案例分析

药物治疗是疾病综合治疗的重要组成部分，及时、合理地用药可以促进疾病的康复，更快地恢复健康，但药物的毒副作用也会给患儿带来不良影响。儿童正处于生长发育阶段，身体发育尚不成熟，尤其肝肾功能不成熟，不同年龄下药物在体内的吸收、分布、代谢及排泄过程各有差异，故儿童用药在药物的选择、剂量、给药的方式等方面必须慎重、准确，针对性强，做到合理用药。

一、儿科用药特点

1. 胎儿、乳儿可受母亲用药的影响 许多药物可通过胎盘屏障进入胎儿体内。药物对胎儿的影响取决于孕妇所用药物的性质、剂量及疗程，并与胎龄有关。用药剂量越大、时间越长，越易透过胎盘的药物，到达胎儿体内引起的血药浓度越高、越持久，影响越大。有些药物可通过乳汁作用于乳儿，如放射性药物、抗癌药物、抗甲状腺药物等，哺乳期应禁用。新生儿可受到临产孕母及乳母所用药物的影响，如孕母临产时用吗啡、哌替啶等麻醉剂或镇痛剂，可致新生儿呼吸中枢抑制。

2. 肝肾功能对药物代谢的影响 儿童肝脏酶系统发育不成熟，影响了药物的代谢。如氯霉素使用剂量不当，除引起粒细胞减少等不良反应外，还可引起急性中毒（灰婴综合征），后果严重。儿童肾小球滤过率低，肾小管的分泌功能差，使药物排泄缓慢，磺胺、卡那霉素等从肾排泄的药物，排出慢，易蓄积中毒，故不宜使用或应减量使用。

3. 儿童神经系统对药物的反应　儿童神经系统的发育尚未完善,有些药物易透过血脑屏障到达中枢神经系统,容易引起中枢神经系统症状,因此使用中枢神经系统药物应慎重。如儿童对阿片类药物(如吗啡等)特别敏感,易致呼吸中枢抑制;氨茶碱可引起过度兴奋,应慎用。

4. 年龄不同,对药物反应不同,药物的毒副作用有所差别　儿童不同的年龄,对药物的反应不一样。3个月以内的婴儿慎用退热剂,以免出现虚脱;8岁以下的儿童,特别是婴儿,服用四环素容易引起黄斑牙(四环素牙);还有些外用药(如滴鼻净)用于治疗婴儿鼻炎,可引起昏迷、呼吸暂停。

5. 儿童容易发生水、电解质紊乱　儿童体液占体重的比例较大,对水、电解质的调节功能较差,对影响水、电解质和酸碱代谢的药物特别敏感,比成人更容易中毒。因此儿童应用利尿剂后极易发生低钠血症或低钾血症。

二、药物的选择

儿童用药应根据儿童的年龄、病情、个体情况及药物的特殊反应慎重选择,应注意药物的配伍禁忌。

1. 抗生素　儿童容易患感染性疾病,常需要用抗感染药物,但是要严格掌握适应证,要针对不同细菌、不同感染部位,正确选择用药,防止抗生素滥用。同时注意观察药物的毒副作用,如肾毒性、神经损害、造血功能的抑制作用等。避免长期使用抗生素,以防引起真菌和耐药菌感染。

2. 退热剂　发热为儿童常见症状,一般使用对乙酰氨基酚和布洛芬退热。剂量不可过大,用药后须观察患儿体温、出汗情况,及时补充液体。退热剂可使小婴儿在降温过程中大量出汗引起虚脱,故半岁内婴儿慎用,尽量采取物理降温及多饮水等措施,不宜过早、过多地应用退热剂。

3. 镇静止惊药　当患儿出现高热、烦躁不安、惊厥时,可考虑使用镇静药,常用药物有苯巴比妥、水合氯醛、地西泮等,使用过程中应特别注意观察患儿呼吸情况,以免发生呼吸抑制。

4. 镇咳平喘药　婴幼儿呼吸道感染时多有咳嗽,分泌物多,痰不易咳出等症状。咳嗽时,一般不首先使用镇咳药,而应用祛痰药或雾化吸入来稀释分泌物,并配合体位引流排痰,使之易于咳出。哮喘患儿使用平喘药时应观察精神状态及有无惊厥等。新生儿及小婴儿慎用。

5. 止泻药和泻药　腹泻患儿一般不用止泻药,应先调整饮食,口服或静脉滴注补充液体防治脱水和水、电解质紊乱,适当使用保护肠黏膜的药物,或辅以含双歧杆菌或乳酸杆菌的制剂以调节肠道的微生态环境。儿童便秘一般不用泻药,多采用调整饮食和松软大便的通便法。

6. 肾上腺皮质激素　临床应用广泛,可与相关药物配合使用,起到抗炎、抗休克、抗过敏等作用。但应严格掌握使用指征,在诊断未明确时避免滥用,以免掩盖病情。不可随意减量或停药,防止出现反弹现象。长期使用肾上腺皮质激素可抑制骨骼生长,降低机体免疫力。此外,患水痘时用糖皮质激素可使患儿病情加重,严禁使用。

三、给药方法

给药方法应以保证用药效果为原则,根据儿童的年龄、疾病及病情选择给药途径、药物剂型、剂量和用药次数,以保证药效的同时尽量减少药物对儿童的不良影响。

1. 口服法　口服法是常用的给药方法。对儿童应鼓励并教会其自己服用药物,然后饮水去除苦味。婴儿可用滴管或去掉针头的注射器给药。若用小药匙喂药,可将药片捣碎加糖水调匀,抱起婴儿或抬高其头部,从婴儿的口角处顺口颊方向慢慢倒入药液,待药液咽下后,才将药匙拿开,以防婴儿将药液吐出。可用拇指和示指轻轻捏婴儿双颊,使之吞咽。婴儿喂药应在喂奶前或两次喂奶间进行,以免因服药时呕吐而将奶吐出引起误吸。药物也不要混入奶中喂哺。

2. 注射法　注射法多用于急、重症患儿及不宜口服药物的患儿。能快速见效,但易造成患儿恐惧,应在注射前做适当解释,注射中给予患儿鼓励。常采用肌内注射、静脉推注及静脉滴注三种方法。肌内注射一般选择臀大肌外上方,对不合作、哭闹挣扎的婴幼儿采取"三快"(进针、注药及拔针均快)的注射技术,防止发生意外。肌内注射次数过多易引起臀肌挛缩,影响下肢活动,故在病情必须时才使用。静脉推注多用于抢救时,严格掌握推注速度,切忌出现药液外渗。静脉滴注在临床应用广泛,不仅可以给药,还可以补充水分及营养、供给能量等。在临床应用静脉滴注时需保持输液通畅,根据患儿的年龄、病情、药物的性质调控滴速,加强观察。

3. 外用法　外用药剂型较多,如膏剂、水剂、粉剂、混悬剂等。使用时要避免患儿用手抓、摸药剂,以免误入眼、口发生意外。

4. 其他方法　雾化吸入法常用于呼吸系统疾病的患儿;对神志不清、昏迷患儿采用鼻饲给药;灌肠法儿童采用不多,可用缓释栓剂;年长儿可采用含剂、漱剂。

四、药物剂量计算

1. 按体重计算　临床上广泛应用,是最常用、最基本的计算方法。计算公式:

$$每日(次)剂量＝患儿体重(kg)×每日(次)每千克体重所需剂量$$

患儿体重应以实际测量值为准,使药物剂量计算更加准确。若年长儿计算结果超出成人剂量,则以成人剂量为上限。须连续应用数日的药,如抗生素、维生素等,按每日剂量计算后再分2～3次用药;临时对症治疗用药如退热剂、催眠药等,常按每次剂量计算。

2. 按体表面积计算　此法比按体重计算更为准确,因其与基础代谢、肾小球滤过率等生理活动关系更为密切,但计算过程相对复杂。计算公式:

$$每日(次)剂量＝每日(次)每平方米体表面积所需剂量×患儿体表面积(m^2)$$

儿童体表面积按"儿童体表面积图或表"求得,也可按下列公式计算:

$$体重不超过30\ kg:儿童体表面积(m^2)＝体重(kg)×0.035＋0.1$$

$$体重超过30\ kg:儿童体表面积(m^2)＝[体重(kg)－30]×0.02＋1.05$$

3. 按年龄计算　此法简单易行。用于剂量幅度大,不需精确计算的药物,如止咳药、营养药等。

4. 以成人剂量折算　此法仅用于某些未提供儿童剂量的药物,不作为常规计算方法,所得的剂量多偏小。计算公式:

$$儿童剂量＝成人剂量×儿童体重(kg)/50$$

以上任何方法计算的药物剂量都有其局限性,实际应用时,应根据儿童的生理特点、所患疾病及其病情轻重、用药目的、用药途径等,得出较为确切的药物剂量。

▷ 直通护考

在线答题

（张文婉）

新生儿及新生儿疾病患儿的护理

扫码看课件　　思政案例

学习目标

　　【知识目标】　掌握足月儿和早产儿的护理措施;新生儿特殊生理状态,常见疾病临床表现、护理问题和护理措施;熟悉新生儿的分类、足月儿和早产儿的特点、新生儿常见疾病的病因、防治要点。

　　【能力目标】　能对足月儿、早产儿及患病新生儿进行护理评估,提出护理问题,制订相应的护理措施,并对新生儿家庭进行健康教育。

　　【思政目标】　对待患儿态度要和蔼可亲,在护理操作中表现出细心、负责的态度,同情、关爱患儿,谨慎、认真护理患儿,尊重患儿并具有良好的护患沟通能力。

任务一　新生儿分类

一、定义

　　新生儿指从脐带结扎至出生后 28 天的婴儿。正常足月新生儿是指 37 周≤胎龄＜42 周、出生体重在 2500～4000 g、身长在 47 cm 以上、无任何畸形或疾病的活产婴儿。

二、新生儿分类

(一)根据胎龄分类

1.足月儿　指胎龄满 37 周至未满 42 周(259～293 天)的新生儿。

2.早产儿　指胎龄＜37 周(＜259 天)的新生儿。

3.过期产儿　指胎龄≥42 周(≥294 天)的新生儿。

(二)根据出生体重(指出生 1 h 内的体重)分类(图 6-1)

1.正常体重儿　2500 g≤出生体重≤4000 g 的新生儿。

2.低出生体重儿　出生体重＜2500 g 的新生儿,其中出生体重＜1500 g 称极低出生体重儿,出生体重＜1000 g 称超低出生体重儿。

3.巨大儿　出生体重＞4000 g 的新生儿。

(三)根据出生体重和胎龄关系分类

1.适于胎龄儿　适于胎龄儿指出生体重在同胎龄儿平均体重的第 10～90 百分位的新生儿。

2.小于胎龄儿　小于胎龄儿指出生体重在同胎龄儿平均体重的第 10 百分位以下的新生儿。胎龄已足月而体重在 2500 g 以下的新生儿称足月小样儿,是小于胎龄儿中最常见的一种,多由于宫内发育迟缓引起。

3.大于胎龄儿　大于胎龄儿指出生体重在同胎龄儿平均体重第 90 百分位以上的新生儿。

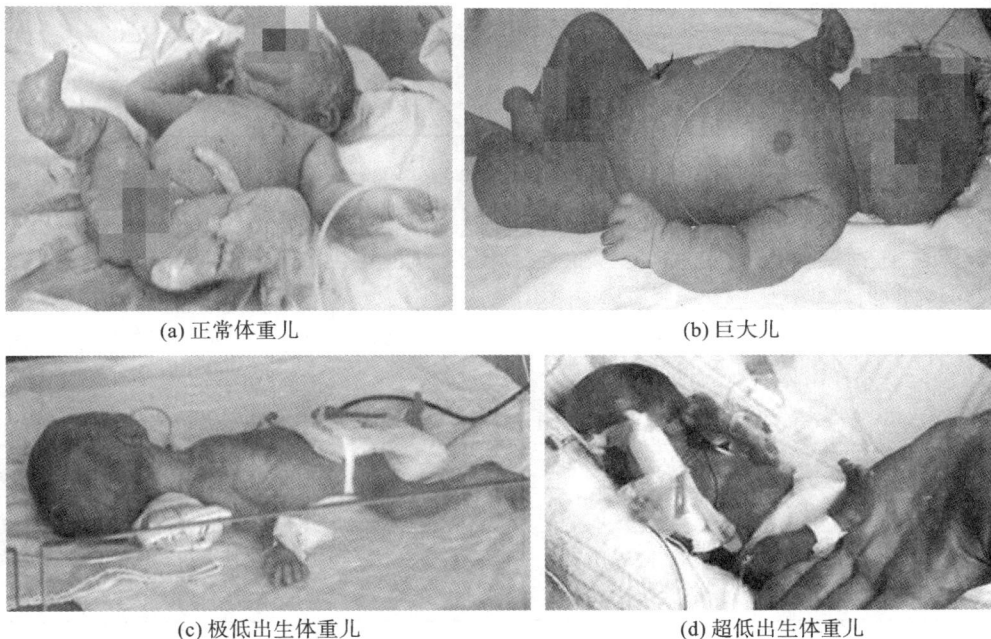

(a) 正常体重儿　　　　　　　　　　　　(b) 巨大儿

彩图

(c) 极低出生体重儿　　　　　　　　　　(d) 超低出生体重儿

图 6-1　不同出生体重儿比较

(四)高危儿

高危儿指已发生或有可能发生危重情况而需要密切观察的新生儿。包括以下 3 种情况。

1.母亲异常妊娠史的新生儿　母亲有糖尿病、妊娠高血压、先兆子痫、阴道流血、感染、吸烟、酗酒史及母亲为 Rh 阴性血型等;母亲过去有死胎、死产史等。

2.异常分娩的新生儿　各种难产如高位产钳、臀位娩出,分娩过程中使用镇静镇痛药物等。

3.出生时有异常的新生儿　如出生时 Apgar 评分低于 7 分、脐带绕颈、各种先天性畸形等,以及早产儿、小于胎龄儿、巨大儿、双胎或多胎儿等。

(五)根据出生后周龄分类

1.早期新生儿　早期新生儿指出生后 1 周以内的新生儿。其发病率和死亡率在整个新生儿期最高,需要加强护理和监测。

2.晚期新生儿　晚期新生儿指出生后 2～4 周的新生儿。

任务二　新生儿的特点及护理

案例引导

　　男婴,足月产 2 天,护士查房,其家长询问护士,说该婴儿口腔牙龈边缘出现一些芝麻大小的黄白色点点。护士检查婴儿精神状况良好,体温正常,睡眠、吃奶、大小便均正常,婴儿上颚中线和齿龈切缘有 4～5 粒黄白色小斑点。家长担心该婴儿得了口腔疾病,不知道如何处理。

案例分析

　　问题:

　　1.该婴儿患口炎了吗?护士应该如何指导该患儿家长进行处理?

　　2.向该患儿家长介绍新生儿常见的特殊生理状态。

一、正常足月儿与早产儿外表特征比较

正常足月儿与早产儿外表特征比较见表 6-1 和图 6-2、图 6-3。

表 6-1 正常足月儿与早产儿外表特征比较

外 观	正常足月儿	早 产 儿
哭声	响亮	低弱
四肢肌张力	屈肌张力高,四肢屈曲	屈肌张力低下,四肢伸直
皮肤	红润,皮下脂肪丰满,胎脂多,胎毛少	薄嫩,水肿,发亮,胎脂少,胎毛多
头发	分条清楚,梳纹不乱	细而乱,如绒线头
耳郭	软骨发育良好,轮廓清楚	软骨发育不良,轮廓不清楚
乳腺	乳晕明显,有乳腺结节或直径>4 mm	乳晕不清,无结节或直径<4 mm
指(趾)甲	长达或超过指(趾)端	未达指(趾)端
足底纹	多,遍布整个足底	少
外生殖器	男婴阴囊皱襞多,睾丸已降入阴囊; 女婴大阴唇完全遮盖小阴唇	男婴阴囊皱襞少,睾丸未降入阴囊; 女婴大阴唇不能遮盖小阴唇

彩图

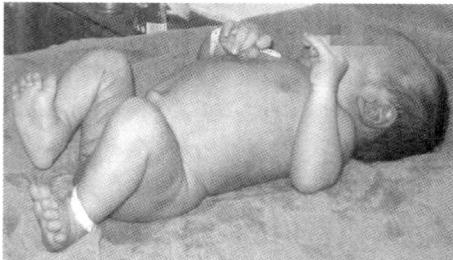

图 6-2　正常足月儿

彩图

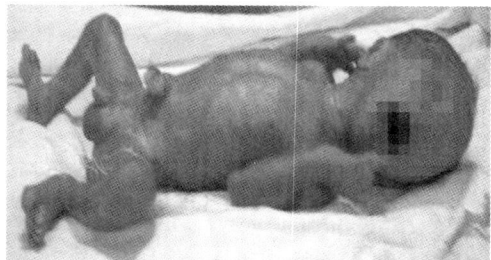

图 6-3　早产儿

二、足月儿与早产儿的生理特点

1. 呼吸系统　足月儿胸廓呈圆桶状,肋间肌薄弱,呼吸主要靠膈肌的升降,呈腹式呼吸。早产儿呼吸中枢发育不成熟,常出现呼吸浅快且不规则,可发生呼吸暂停(指呼吸停止≥20 s,心率<100 次/分,严重时伴有发绀及四肢肌张力下降)。早产儿肺泡表面活性物质缺乏,易患新生儿肺透明膜病。

2. 循环系统　足月儿心率波动范围较大,通常为 90～160 次/分。足月儿血压平均为 70/50 mmHg (9.3/6.7 kPa)。早产儿心率偏快、血压较低,部分可伴有动脉导管未闭。

3. 消化系统　足月儿易溢乳甚至呕吐。足月儿在出生后 24 h 内排胎粪,2～3 天排完。若出生后 24 h 仍不排胎粪,应排除肛门闭锁或其他消化道畸形。早产儿常出现哺乳困难、乳汁误吸、胃食管反流、坏死性小肠结肠炎,胎粪排出常延迟。易发生胆红素脑病(核黄疸)、低蛋白血症、水肿或低血糖。

4. 泌尿系统　足月儿易发生水肿或脱水。新生儿一般在出生后 24 h 内开始排尿,如超过 48 h 无尿,应寻找原因,早产儿肾小管浓缩功能更差,钠排泄分数高,易出现低钠血症;葡萄糖阈值低,易发生糖尿;碳酸氢根阈值极低和肾小管排酸能力差,易发生代谢性酸中毒。

5. 血液系统　新生儿出生时血液中的红细胞数((5.0～7.0)×10⁹/L)和血红蛋白含量(140～200 g/L)相对较高;白细胞数出生后第 1 天可达(15～20)×10⁹/L,5 天后约为 10×10⁹/L;血小板数与成人相似。由于胎儿肝脏维生素 K 储存量较少,凝血因子活性低,故出生后常规肌内注射维生素 K₁。早产儿出生时血容量为 85～110 mL/kg,由于早产儿红细胞生成素水平低下、先天性铁储备少、血容量迅速增加,故生理性贫血出现早,而且胎龄越小,贫血持续时间越长,程度越严重。

6. 神经系统　新生儿出生时已具备如下原始反射:①觅食反射;②吸吮反射;③握持反射;④拥抱反射;⑤交叉伸腿反射。正常情况下,上述反射出生后数月自然消失。如婴儿在新生儿期这些反射减弱或消失,或

数月后仍不消失,常提示有神经系统疾病。早产儿神经系统成熟度与胎龄有关,胎龄越小,原始反射越难引出或反射不完全。

7. 体温调节 新生儿体温调节中枢功能不够完善,适宜的环境相对湿度为 55%~65%;体表面积相对较大,皮下脂肪薄,易于散热。由于新生儿进食较少,产热主要依靠棕色脂肪氧化代谢,故体温不稳定,在保暖不当时容易出现低体温;若环境温度过高,蒸发散热增加 2~3 倍,可致脱水、血液浓缩而发热,称为脱水热。早产儿寒冷时更易发生低体温。

8. 能量及体液代谢 新生儿在出生后由于体内水分丢失较多,导致体重下降,约 1 周降至最低点(小于出生体重的 10%),10 天左右恢复到出生时体重,称生理性体重下降。

9. 免疫系统 新生儿的非特异性免疫和特异性免疫功能均不成熟。新生儿皮肤黏膜薄嫩,脐部为开放性伤口;血脑屏障功能差;血清中补体含量低,调理素活性低;T 淋巴细胞对特异性抗原应答能力不足等。IgG 虽可通过胎盘屏障,但与胎龄有关,胎龄越小,IgG 含量越低,而 IgM 和 SIgA 不能通过胎盘屏障,易发生消化道和呼吸道感染,特别是革兰氏阴性菌感染。早产儿的免疫系统比足月儿更差,感染性疾病发病率更高,预后更差。

三、特殊生理状态(图 6-4)

1. 生理性体重下降 新生儿在出生后 3~4 天,由于体内水分丢失较多、胎粪排出等,会出现体重下降,但一般不超过出生体重的 10%,出生后 10 天左右能恢复到出生时体重。

2. 生理性黄疸 大部分新生儿在出生后 2~3 天即出现黄疸,4~5 天达到高峰,5~7 天消退,最迟不超过 2 周,但患儿一般情况良好,食欲正常。

3. 乳腺肿大 足月新生儿出生后 3~5 天,乳腺可触到蚕豆到鸽蛋大小的肿块。这是因胎内母体的孕酮和催乳素经胎盘屏障至胎儿体内,出生后这些激素影响突然中断所致,多于 2~3 周消退,不需处理。

4. 假月经 部分女婴在出生后 5~7 天,可见阴道流出少量血液,持续 1 周后停止。这是因母体雌激素在孕期进入胎儿体内,出生后突然消失引起,一般不需处理。

5. 马牙 新生儿上腭中线和齿龈切缘上常有黄白色小斑点,民间称"马牙",又称"上皮珠"。这是上皮细胞堆积或黏液腺分泌物积留所致,出生后数周逐渐消失,不需处理。

6. 粟粒疹 新生儿出生后 3 周内,可在鼻尖、鼻翼、面颊部长出细小的、白色或黑色的、突出在皮肤表面的皮疹,系新生儿皮脂腺功能未完全发育成熟所致,多自行消退,一般不需处理。

四、常见护理诊断

1. 有体温失调的危险 与体温调节功能差有关。

2. 有窒息的危险 与呛奶、呕吐有关。

3. 有感染的危险 与免疫功能低下和皮肤黏膜屏障功能差有关。

五、护理措施

1. 维持体温稳定 新生儿室内应阳光充足,定期开窗换气,以保证空气清新,但应避免空气直接对流。以室温 22~24 ℃,相对湿度 55%~65% 为宜。新生儿出生后应用温暖的消毒巾或干毛巾擦干身上的羊水,注意保暖。对体温过低者可采用温箱、热水袋、电热毯等保暖,每 4 h 测量一次体温,监测体温变化,使新生儿身体处于耗氧量最低、新陈代谢率最低的"适中温度"环境中。新生儿适中温度与胎龄、出生体重以及日龄有关,正常新生儿穿衣、包裹棉被、室温维持在 22~24 ℃,便可达到适中温度的要求。

2. 保持呼吸道通畅,维持有效呼吸 有缺氧症状的新生儿给予氧气吸入,经皮血氧饱和度维持在88%~93%,一旦症状改善立即停用,防止发生视网膜病变。

3. 喂养 出生后即可尝试喂哺母乳,最迟不超过 30 min。新生儿期采用按需哺乳,喂奶后将新生儿竖起直抱,用手掌轻拍背部,排出咽下的空气,防止溢乳,再将新生儿放置右侧卧位。

4. 预防感染

(1)严格执行消毒隔离制度:工作人员进入新生儿室必须戴口罩、帽子,护理或检查新生儿时应穿隔离衣、洗手,避免交叉感染,如患传染病应暂时将其隔离。

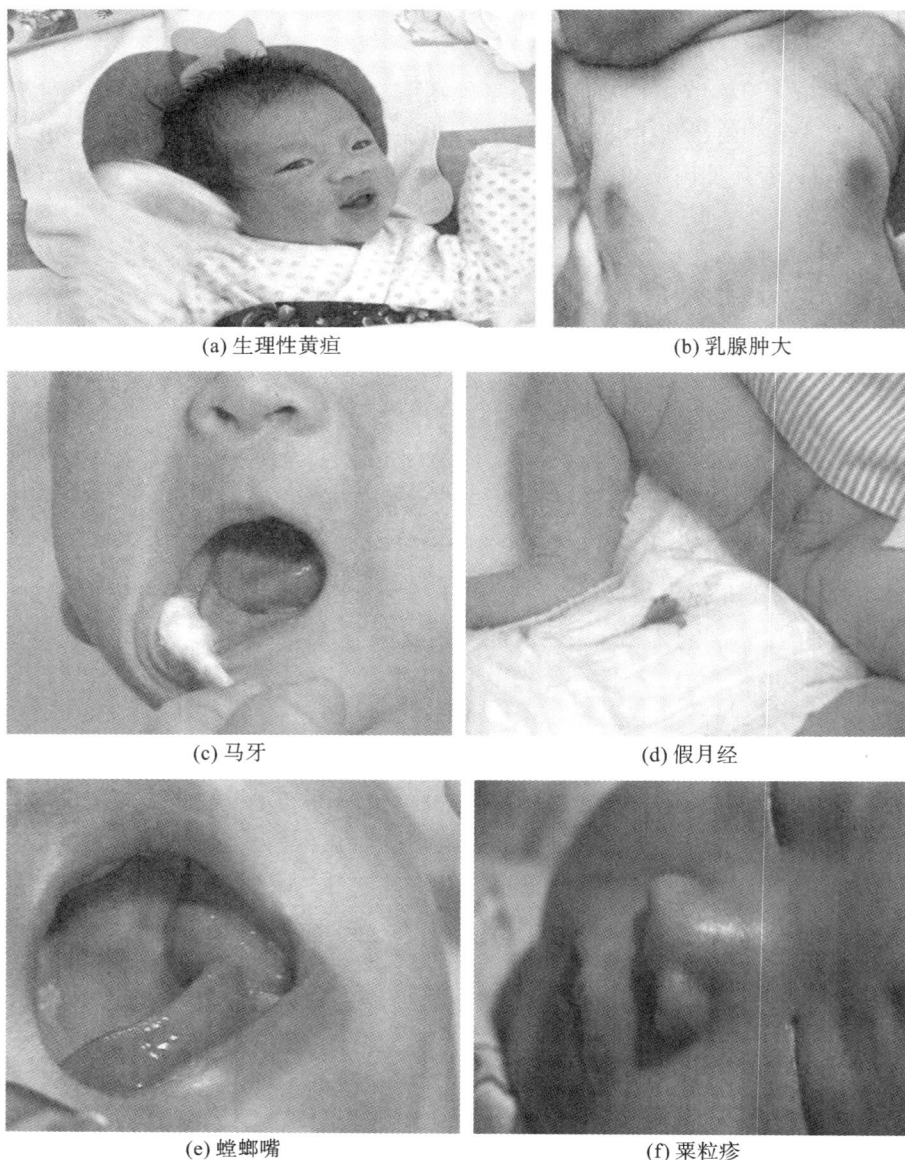

(a) 生理性黄疸	(b) 乳腺肿大
(c) 马牙	(d) 假月经
(e) 螳螂嘴	(f) 粟粒疹

图 6-4 新生儿特殊生理状态

彩图

（2）皮肤、黏膜护理：给新生儿每天沐浴，室温 26～28 ℃，水温 39～41 ℃；先放凉水，后放热水。新生儿头、颈、腋窝等皮肤皱褶处应保持清洁、干燥，以免溃烂；喂奶前后喂温开水，保持口腔清洁；臀部护理选用柔软、吸水性良好、大小适中的棉质尿布，每次大便后用温水清洗会阴及臀部，用软毛巾蘸干，以防尿布皮炎；衣服、尿布应柔软而舒适，尿布不可过紧或过松，不宜垫橡胶单或塑料布。

（3）保持脐部清洁、干燥：每天沐浴后用消毒干棉签蘸干脐窝里的水及分泌物，再以棉签蘸乙醇消毒脐带残端、脐轮和脐窝。脐带未脱落前保持干燥，避免污染，一般出生后 3～7 天脐带残端脱落，脐带残端脱落后应继续用乙醇消毒脐部，直至分泌物消失，脱落后如有渗液或渗血，应用碘伏消毒或重新结扎。如有慢性肉芽肿形成，可用 5%～10% 硝酸银溶液烧灼局部；如有化脓性感染，用双氧水或碘伏消毒。

（4）预防接种：新生儿出生后 2～3 天接种卡介苗；出生后 1 天内注射乙肝疫苗（以后满 1 个月、6 个月各注射 1 次）。

六、健康指导

1. 促进母婴感情建立 提倡母婴同室和母乳喂养。在母婴情况允许下，应尽早将新生儿安放在母亲身旁，进行皮肤接触。鼓励提早吸吮，促进感情交流，利于新生儿心理发展。

2. 宣传有关育儿保健知识 教会新生儿家长日常护理操作方法,如换尿布、穿衣、沐浴等;介绍新生儿日常观察内容和方法,如吃奶、大小便、面容、面色、手足肤色和温度等。监测体温、呼吸、心音、心率、体重等,以便及时发现异常,及时处理。为新生儿建立健康登记卡,并转交当地社区儿童保健机构,以便进行家庭访视。

3. 指导新生儿筛查 开展先天性甲状腺功能减退、苯丙酮尿症等先天性代谢缺陷病的筛查,以便进行早期干预,避免患儿出现体格和智力发育异常。

任务三 早产儿的特点及护理

案例引导

女婴,胎龄36周,胎膜早破20 h,羊水清,胎盘及脐带未见异常,系第3胎第2产,头位顺产,出生时患儿哭声低弱,四肢伸直,无窒息复苏史,出生体重2400 g,体温37.3 ℃,呼吸50次/分,心率96次/分,Apgar评分均为8分,出生后无呼吸困难、无抽搐。产科以"早产低体重儿"转入新生儿监护室。

案例分析

问题:
1. 何谓早产儿?
2. 针对该患儿的护理措施有哪些?

早产儿是指胎龄不足37周出生的活产婴儿,因其各器官系统发育尚未成熟,故又称未成熟儿。

一、常见护理诊断

1. 自主呼吸受损 与早产儿呼吸中枢发育不成熟、肺发育不良、呼吸肌无力有关。

2. 体温过低 与体温调节功能差有关。

3. 有感染的危险 与免疫功能低下和皮肤黏膜屏障功能差有关。

4. 潜在的并发症 出血。

二、护理措施

1. 保暖 根据早产儿的体重及病情,给予不同的保暖措施,早产儿以室温24~26 ℃、相对湿度55%~65%为宜。体重小于2000 g者,应尽早使用温箱或远红外辐射床保暖,体重越轻,箱温应越高(表6-2);没有条件者,采取简易保暖方法。维持体温在36~37 ℃;寒冷冬季头部应戴绒布帽,以降低耗氧量和散热量;各种操作应集中,尽量缩短操作时间。定时监测体温,注意体温的变化,如发现异常,及时通知医生。

表6-2 不同体重新生儿的适中温度

出生体重/g	适中温度			
	35 ℃	34 ℃	33 ℃	32 ℃
1000	初生10天内	10天以后至3周内	3周以后至5周内	5周以后
1500	—	初生10天内	10天以后至4周内	4周以后
2000	—	初生2天内	2天以后至3周内	3周以后
>2500	—	—	初生2天内	2天以后

2. 合理喂养

(1)开奶时间:出生体重在1500 g以上而无口唇青紫的患儿,可于出生后2~4 h喂10%葡萄糖水2 mL/kg;无呕吐者,可在6~8 h喂母乳。出生体重在1500 g以下或伴有口唇青紫者,可适当延迟喂养时间。

（2）喂奶量：以不发生胃内潴留及呕吐为原则（表6-3）。

（3）喂养方式：最好用母乳喂养，无法母乳喂养者以早产儿配方奶为宜。

（4）喂养方法：有吸吮无力及吞咽功能不良者，可用滴管或鼻饲喂养，必要时，静脉补充高营养液。喂养后，患儿宜取右侧卧位，并注意观察有无口唇青紫、溢乳和呕吐的现象发生。

（5）准确记录：记录24 h液体出入量，每天晨起空腹测体重一次，并记录，以便分析、调整营养的补充。

表6-3　早产儿喂奶量及间隔时间

出生体重/g	<1000	1000～1499	1500～1999	2000～2499
开始量/mL	1～2	3～4	5～10	10～15
每天隔次增加量/mL	1	2	5～10	10～15
间隔时间/h	1	2	2～3	3

3. 维持有效呼吸　有缺氧症状者给予氧气吸入，主张间断低流量给氧。常用氧气浓度30%～40%，吸入氧浓度以维持动脉血氧分压50～70 mmHg(6.7～9.3 kPa)或经皮血氧饱和度维持在88%～93%。一旦症状改善立即停用，防止发生早产儿视网膜病变。

4. 预防出血　早产儿缺乏维生素K依赖凝血因子，出生后应补充维生素K，肌内注射维生素K_1，连用3天，预防出血症。

5. 预防感染　早产儿免疫功能不健全，应加强口腔、皮肤及脐部的护理。脐带残端未脱落者，可采用分段沐浴，用安尔碘或2.5%碘酊和75%乙醇消毒局部皮肤。每天口腔护理1～2次。制订严密的消毒隔离制度，防止交叉感染的发生。

6. 密切观察病情　及早发现病情变化并及时报告医生，做好抢救准备工作。

任务四　新生儿窒息的护理

案例引导

患儿，男，出生2 h，因"青紫，呻吟10 min"入院。该患儿系第1胎第1产，胎龄40周，其母亲因出现分娩先兆来院产科就诊，产前检查胎儿窘迫、脐带绕颈，给予剖宫产娩出。出生后1 min Apgar评分3分，5 min Apgar评分5分。经产科予以积极治疗后，哭声恢复，但仍青紫。体格检查：体温37 ℃，心率110次/分，呼吸34次/分，面部及全身皮肤青紫，呼吸浅表，心跳规则，对外界刺激有反应，肌张力好，双肺呼吸音正常，心律齐，无杂音，腹软。辅助检查：血常规白细胞数15×10^9/L。

案例分析

问题：

1. 该患儿的临床诊断是什么？

2. 该患儿存在哪些主要的护理诊断/问题？

3. 护士应该对该患儿采用哪些护理措施？

新生儿窒息是指由于产前、产时或产后的各种病因，使胎儿缺氧而发生宫内窘迫或娩出过程中发生呼吸、循环障碍，导致出生后1 min内无自主呼吸或未能建立规律呼吸，是以低氧血症、高碳酸血症和酸中毒为主要病理生理改变的疾病。新生儿窒息是出生后非常常见的紧急情况，是新生儿伤残和死亡的重要原因之一，必须积极抢救和正确处理，以降低新生儿死亡率及预防远期后遗症。

一、病因

1. 出生前的原因

(1)孕母疾病:如孕母患糖尿病、心脏病、先兆子痫、急性失血、严重贫血、急性传染病、肺结核、妊娠高血压等,孕母吸毒、吸烟,孕母年龄≥35岁或<16岁等。

(2)子宫因素:如子宫过度膨胀、痉挛和出血,影响胎盘血液循环。

(3)胎盘因素:如胎盘功能不全、前置胎盘、胎盘早剥、胎盘老化等。

(4)脐带因素:如脐带扭转、受压、打结、绕颈、脱垂等。

2. 分娩因素 如难产(骨盆狭窄、头盆不称、胎位异常)、羊膜早破、助产术不顺利或处理不当以及产程中镇静剂、麻醉剂、催产药使用不当等。

3. 胎儿因素 如早产儿、小于胎龄儿、巨大儿,呼吸道畸形,羊水或胎粪吸入气道,新生儿呼吸道阻塞,肺发育不成熟,颅内出血以及严重的中枢神经系统、心血管系统畸形和膈疝等。

二、病理生理

胎儿或新生儿窒息缺氧时,由于低氧血症和酸中毒,引起体内血液重新分布,即各器官间血液分流,肺、肠、肾、肌肉、皮肤等处血管收缩,血流量减少,从而保证重要生命器官如心、脑、肾上腺等处的供血。如缺氧继续,无氧代谢使酸性产物极度增加,导致重度代谢性酸中毒。此时体内储存的糖原耗尽,血流代偿机制丧失,心脏功能受损,心率和动脉压下降,重要器官供血减少,发生重要器官损伤。

三、临床表现

1. 典型表现 胎儿娩出后,面部与全身皮肤呈青紫色或皮肤苍白,口唇暗紫。呼吸浅表,不规律或无呼吸或仅有微弱喘息样呼吸。心跳规则,心率80~120次/分或心跳不规则,心率<80次/分,且弱。对外界刺激有反应,肌张力好或对外界刺激无反应,肌张力松弛。喉反射存在或消失。

2. 各器官受损表现

(1)心血管系统:轻症时有传导系统和心肌受损;严重者出现心源性休克和心力衰竭。

(2)呼吸系统:易发生羊水吸入综合征或胎粪吸入综合征,肺出血和持续肺动脉高压,低体重儿常见肺透明膜病、呼吸暂停等。

(3)泌尿系统:急性肾衰竭时有尿少、蛋白尿、血尿素氮及肌酐增高;肾静脉栓塞时可见肉眼血尿。

(4)中枢神经系统:主要是缺氧缺血性脑病和颅内出血。

(5)代谢方面:常见低血糖,电解质紊乱如低钠血症和低钙血症等。

(6)消化系统:有应激性溃疡和坏死性小肠结肠炎等。缺氧还导致肝葡萄糖醛酸转移酶活力降低,酸中毒可抑制胆红素与白蛋白结合而使黄疸加重。

四、辅助检查

1. 血气分析 血气分析为主要的实验室检查项目之一。患儿窒息治疗时必须测定动脉血氧分压(PaO_2)、动脉血二氧化碳分压($PaCO_2$)和pH。发病早期,PaO_2<50 mmHg,$PaCO_2$>60 mmHg,pH<7.20,BE<−5.0 mmol/L,应考虑低氧血症、高碳酸血症、代谢性酸中毒,经吸氧或辅助通气治疗无改善,可转为气道插管和呼吸机治疗,避免发生严重呼吸衰竭。一般在开始机械通气后1~3 h,以及随后2~3天的每12~24 h,需要检测动脉血气,以判断病情转归和调整呼吸机参数,来保持合适的通气量和供氧。

2. 血清电解质测定 检测动脉血气、血糖、电解质、血尿素氮和肌酐等生化指标。根据病情需要还可选择性测血糖、血钠、血钾、血钙等。缺氧早期血糖正常或增高,当缺氧持续时,出现血糖下降,血游离脂肪酸增加,出现低钙血症;间接胆红素增高,血钠降低。

3. 测定气道吸出液或出生后早期胃液 在肺不成熟的胎儿,如果L/S(羊水卵磷脂/鞘磷卵比值)、PG(磷脂)、SP-A(表面活性蛋白A)均很低,发生呼吸窘迫综合征(RDS)的危险性非常高。测定气道吸出液或出生后早期胃液的以上指标,也可以辅助判断RDS治疗效果及转归。也有研究应用显微镜微泡计数法,可有助于床旁快速判断RDS疾病程度和治疗效果。

4. X线检查 胸部X线可表现为边缘不清、大小不等的斑状阴影,有时可见部分或全部肺不张、灶性肺气肿,类似肺炎改变,也可见胸水等。

5.心电图检查 P-R 间期延长,QRS 波增宽,波幅降低,T 波升高,S-T 段下降。

6.头颅 B 超或 CT 能发现颅内出血的部位和范围。

7.羊膜镜检查 宫内缺氧胎儿,可通过羊膜镜了解胎粪污染羊水的程度,或在胎头露出宫口时取胎儿头皮血进行血气分析,以估计宫内缺氧程度。

五、Apgar 评分法

新生儿 Apgar 评分法(表 6-4)是临床上一种简易评价新生儿窒息程度的方法,内容包括心率、呼吸、对刺激的反应、肌张力和皮肤颜色 5 项,每项 0~2 分,总共 10 分,8~10 分为正常,4~7 分为轻度窒息,0~3 分为重度窒息。出生后 1 min 评分可判断窒息程度,5 min 评分有助于判断复苏效果和预后。

表 6-4 新生儿 Apgar 评分法

体 征	评分标准			出生后时间	
	0 分	1 分	2 分	1 min	5 min
皮肤颜色	青紫或苍白	躯干红,四肢青紫	全身红		
心率/(次/分)	无	<100	>100		
弹足底或插鼻管反应	无反应	有些动作,如皱眉	哭,喷嚏		
肌张力	松弛	四肢略屈曲	四肢能活动		
呼吸	无	慢,不规则	正常,哭声响		

六、常见护理诊断

1.自主呼吸受损 与羊水、气道分泌物吸入导致缺氧和酸中毒有关。

2.体温过低 与缺氧及抢救时暴露过分有关。

3.焦虑(家长) 与病情危重及预后不良有关。

七、护理措施

1.复苏 新生儿窒息的复苏应由产科及新生儿科医生、护士共同合作进行。

复苏程序:严格按照 A→B→C→D 步骤进行,顺序不能颠倒。复苏过程中进行严密心电监护。

A(通畅气道):要求在出生后 15~20 s 完成。①新生儿娩出后立即置于远红外或采取其他方法预热的保暖台上,产房温度设置为 24~26 ℃。②温热干毛巾擦干头部及全身的羊水,减少散热。③摆好体位,肩部以布卷垫高 2~2.5 cm,使颈部轻微伸仰。④立即吸净口、咽、鼻腔黏液,吸引时间不超过 10 s。

B(建立呼吸):①触觉刺激:拍打足底和摩擦新生儿背部促使其呼吸出现。新生儿经触觉刺激后,如出现正常呼吸,心率≥100 次/分,肤色红润或仅手足青紫者可予观察。②正压通气:经触觉刺激后如无自主呼吸建立或心率<100 次/分,应立即用复苏器加压给氧;面罩应密闭遮盖新生儿的下巴尖端、口鼻,但不盖住眼睛;通气频率为 40~60 次/分,吸呼比 1:2,压力以可见其胸廓起伏和听诊呼吸音正常为宜。30 s 后再评估,如心率≥100 次/分,出现自主呼吸可予观察;如无规律性呼吸,或心率<100 次/分,须气管插管正压通气。

C(恢复循环):气管插管正压通气 30 s 后,心率<60 次/分或心率在 60~80 次/分不再增加,应同时进行胸外心脏按压。可采用双拇指法:操作者双拇指并排或重叠于患儿胸骨体下 1/3 处,其他手指围绕胸廓托在后背。中示指法:操作者一手的中示指按压胸骨体下 1/3 处,另一只手或硬垫支撑患儿背部;按压频率为 90 次/分(每按压 3 次,正压通气 1 次,每个动作周期包括 3 次按压和 1 次人工呼吸,双人配合,耗时约 2 s),压下深度为 1.5~2 cm,按压放松过程中,手指不离开胸壁;按压有效时可摸到股动脉搏动。胸外心脏按压 60 s 后评估心率恢复情况。

D(药物治疗):①建立有效的静脉通道。②保证药物的应用:胸外心脏按压 60 s 不能恢复正常循环时,遵医嘱予 1:10000 肾上腺素 0.1~0.3 mL/kg,静脉推注或气管内注入;如心率仍<60 次/分,可根据病情酌情用纠酸、扩容剂,有休克症状者可给予多巴胺或多巴酚丁胺;对母亲用过麻醉药者,可用纳洛酮静脉或气管内注入。

2. 保温 整个治疗护理过程中应注意新生儿保温,可将新生儿置于远红外保暖台上,病情稳定后置温箱中保暖或用热水袋保暖,维持新生儿肛温 36.5～37.5 ℃。

3. 复苏后观察监护 主要监护内容为体温、呼吸、心率、血压、尿量、肤色和窒息所导致的神经系统症状;注意酸碱平衡失调、电解质紊乱、大小便异常、感染和喂养不当等问题。认真观察并做好相关记录。

4. 家庭支持 耐心细致地解答病情,告诉新生儿家长目前情况和可能的预后,帮助其树立信心,促进父母角色转变。

八、健康教育

1. 围生期保健 加强围生期保健,及时处理高危妊娠。

2. 胎儿监护 加强胎儿监护,避免和及时纠正宫内缺氧。对宫内缺氧胎儿,可通过羊膜镜了解胎粪污染羊水的程度,或在胎头露出宫口时取胎儿头皮血进行血气分析,以估计宫内缺氧程度。PG 和 SP-A 在胎儿接近出生前偏低,或 L/S、PG、SP-A 均很低,发生 RDS 的危险性非常高,须积极采取措施。

3. 避免难产 密切监测临产孕妇,避免难产。

4. 熟练掌握复苏技术 培训接产人员熟练掌握复苏技术。

5. 配备复苏设备 医院产房内需配备复苏设备,高危妊娠孕妇分娩时必须有掌握复苏技术的接产人员在场。

任务五　新生儿缺氧缺血性脑病的护理

案例引导

患儿,男,出生后 12 h,因"嗜睡、吸吮反射减弱"入院。患儿胎龄 40 周,出生后无自主呼吸,经产科积极抢救后,患儿呼吸、心率恢复,但有青紫。体格检查:体温 36.5 ℃,心率 120 次/分,呼吸 40 次/分,面部及全身皮肤青紫,呼吸浅表,心跳规则,肌张力良好,双肺呼吸音正常,心律齐。

案例分析

问题:

1. 该患儿存在哪些病因?

2. 护士应该对该患儿采取哪些护理措施?

新生儿缺氧缺血性脑病是指围生期各种因素引起的缺氧、脑血流量减少或暂停而导致胎儿或新生儿的脑损伤的一种疾病。早产儿发生率明显高于足月儿,但由于足月儿在活产新生儿中占绝大多数,因此足月儿多见,是导致儿童神经系统损伤的常见原因之一,可产生永久性神经功能损害,如智力障碍、癫痫、脑性瘫痪等。

一、病因

1. 缺氧 围生期窒息是主要的原因。另外,严重的呼吸系统疾病、右向左分流型先天性心脏病及严重的大出血或贫血也可引起脑损伤。

2. 缺血 常见原因有心跳停止或严重的心动过缓,重度心力衰竭或周围循环衰竭。

二、临床表现

1. 健康史 了解患儿有无围生期窒息、反复呼吸暂停、严重的呼吸循环系统疾病等。

2. 身心状况

(1)身体状况:根据意识、肌张力、原始反射改变、有无惊厥、病程及预后等,临床上将新生儿缺氧缺血性脑病分为轻、中、重三度(表6-5)。

表 6-5　新生儿缺氧缺血性脑病临床分度

临床表现		临床分度		
		轻　度	中　度	重　度
意识		兴奋	嗜睡	昏迷
肌张力		正常	减低	松软
原始反射	拥抱反射	活跃	减弱	消失
	吸吮反射	正常	减弱	消失
惊厥		可有肌阵挛	常有	多见,频繁发作
中枢性呼吸衰竭		无	有	严重
瞳孔改变		正常或扩大	常缩小	扩大或不对称,对光反射迟钝
前囟张力		正常	正常或稍饱满	饱满、紧张
病程及预后		最明显,症状在 72 h 内消失,预后好	症状在 24～72 h 最明显,14 天内消失,可能有后遗症	症状可持续数周,病死率高,存活者多有后遗症

(2)心理状况:患儿家长因缺乏新生儿缺血缺氧性脑病的有关知识及疾病预后的不确定性,会产生焦虑、恐惧等心理反应。

三、治疗要点

1.支持疗法

(1)供氧:选择适当的给氧方法,保持 PaO_2 为 50～70 mmHg(6.7～9.3 kPa), $PaCO_2$ 及 pH 值在正常范围,但要防止 PaO_2 过高或 $PaCO_2$ 过低。

(2)纠正酸中毒:在改善通气纠正呼吸性酸中毒的基础上补充碳酸氢钠纠正代谢性酸中毒。

(3)维持血糖在正常高值,以提高神经细胞代谢所需能量。

(4)维持脑和全身良好的血液灌注,避免脑灌注量过高、过低或波动。低血压者可用多巴胺,也可同时加多巴酚丁胺。

(5)补液:第一天液体入量控制在 60～80 mL/kg。

2.控制惊厥　首选苯巴比妥,负荷量为 20 mg/kg,15～30 min 静脉滴注,若不能控制惊厥,1 h 后可加用 10～20 mg/kg,以后每天维持量为 3～5 mg/kg。如惊厥未能控制,可配合使用地西泮,每次剂量为 0.3～0.5 mg/kg,两药静脉合用时应注意观察有无呼吸抑制。出现颅内压增高时可先用呋塞米 1 mg/kg,静脉推注;也可用 20% 甘露醇 0.5～0.75 g/kg 静脉推注,以后用 0.25～0.5 g/kg,每 4 h 1 次。

四、常见护理诊断

1.低效性呼吸型态　与窒息导致低氧血症有关。

2.营养失调:低于机体需要量　与吸吮力下降有关。

3.潜在并发症　颅内压增高、惊厥、呼吸衰竭。

五、护理措施

1.维持有效呼吸　及时清理呼吸道分泌物,保持呼吸道通畅。根据缺氧情况,选择合适的吸氧方式,如鼻导管吸氧、面罩吸氧或头罩吸氧,如缺氧严重,可考虑气管插管及机械辅助通气。

2.降低颅内压　严密观察患儿的神志、瞳孔、前囟张力及抽搐情况;遵医嘱给予甘露醇、地塞米松等,使用甘露醇时应密切观察,以免药物外漏导致局部组织坏死,同时避免脱水速度过快;控制液体入量,第一天 60～80 mL/kg,并用输液泵控制输液速度。

3.健康指导　加强卫生教育,指导孕妇定期做产前检查,发现并及时处理高危妊娠。对疑有功能障碍者,将其上肢固定于功能位。早期给予患儿动作训练和感知刺激的干预措施,促进脑功能恢复。向患儿家长耐心细致地解答病情,以取得理解;恢复期指导患儿家长掌握干预措施,以得到其最佳的配合并坚持定期随访。

任务六 新生儿颅内出血的护理

案例引导

足月臀位产新生儿,Apgar 评分 1 min 3 分,出生后第 2 天突然抽搐、烦躁不安、尖叫、拒食。体格检查:体温 36.3 ℃,脉搏 140 次/分,呼吸 62 次/分,前囟饱满,肌张力高,双眼凝视,拥抱反射略增强,唇微绀,肺未闻及啰音,腹软,肝右肋下 1 cm。实验室检查:白细胞数 10×10^9/L,中性粒细胞百分比 65%,血清总钙 2.2 mmol/L。临床诊断为新生儿颅内出血。

案例分析

问题:

1. 针对病情,该患儿首要的辅助检查是什么?

2. 如何对该患儿进行护理?

新生儿颅内出血是新生儿期常见的一种严重的脑组织损伤,多见于早产儿,主要由缺氧或产伤引起,临床上以中枢神经系统兴奋或抑制及呼吸改变为主要表现,病死率高,预后较差,存活者常留有神经系统后遗症。

一、病因与发病机制

1. 早产 32 周以下早产儿,常因毛细血管发育不成熟、脆弱,当动脉血压突然升高时导致破裂出血;围生期重度窒息,尤其是经复苏抢救时间超过 10 min 未能建立有效呼吸而发生缺氧和酸中毒的状况,导致血管通透性增加或破裂出血。

2. 缺氧 窒息导致低氧血症、高碳酸血症,损害脑血流的自主调节功能,当体循环压力增高时,脑血流量增加导致毛细血管破裂而出血;相反,当动脉血压降低时,脑血流量减少引起毛细血管缺血性改变,缺血坏死区有出血灶。

3. 产伤 多见于足月儿。因胎头过大、头盆不称、急产、产程过长等使胎头所受压力过大、局部压力不均或胎头在短时间内变形过速导致大脑镰、小脑幕撕裂致硬脑膜下出血。脑表浅静脉撕裂常伴有蛛网膜下腔出血。

4. 其他 医源性因素,如频繁头皮静脉穿刺、吸痰、气管插管或机械通气呼吸机参数设置不当;不适当输入高渗液体,导致毛细血管破裂;新生儿肝功能不成熟,凝血因子不足或其他出血性疾病,如母亲患有原发性血小板减少性紫癜;孕期使用某些药物,如苯巴比妥、利福平、苯妥英钠等可引起新生儿血小板或凝血因子减少均可引起颅内出血。

二、临床表现

1. 主要表现 与出血部位、出血量及出血速度有关。轻者无症状,大量出血者可在短时间内死亡。一般在出生后 1～2 天出现症状。常见表现如下。

(1)意识改变:过度兴奋、激惹或表情淡漠、嗜睡、昏迷等。

(2)眼部症状:凝视、斜视、眼球上转困难、眼球震颤等。

(3)颅内压增高表现:脑性尖叫、惊厥、呕吐、前囟隆起等。

(4)呼吸改变:呼吸增快、减慢、不规则或呼吸暂停。

(5)肌张力改变:早期增高,以后减低。

(6)瞳孔改变:双侧瞳孔大小不等,瞳孔对光反射减弱或消失。

(7)其他:不明原因的酸中毒、苍白、黄疸和贫血。

2.各种类型新生儿颅内出血的特点

(1)脑室周围-脑室内出血:多见于早产儿。大部分在出生后 24～72 h 发病,最常见的症状是拥抱反射消失,肌张力低下,淡漠及呼吸暂停。

(2)蛛网膜下腔出血:少量出血者可无症状;大量出血者 24 h 出现症状,以惊厥为主,常在短期内死亡。

(3)硬脑膜下出血:多数为产伤所致,以足月巨大儿多见。出生 24 h 后出现症状,以惊厥为主,可有局灶性脑征,如偏瘫,眼斜向瘫痪一侧。

三、辅助检查

1.头颅影像学检查 脑 CT 和核磁共振等检查可发现出血部位和范围,有助于诊断和判断预后。

2.脑脊液检查 急性期为均匀性和皱缩红细胞,蛋白含量明显增高,严重者出生 24 h 内脑脊液糖含量降低。

四、治疗原则

1.止血 选用维生素 K_1、注射用血凝酶、酚磺乙胺(止血敏)、大量维生素 C 等。

2.降低颅内压 有颅内压增高者可选用呋塞米。如有瞳孔不等大、呼吸节律不规则、叹息样呼吸或双吸气等,可使用甘露醇,剂量根据病情决定。

3.镇静、止惊 多选用苯巴比妥或地西泮。

4.应用脑代谢激活剂 出血停止后,可给予胞二磷胆碱、脑活素等。

5.给氧 呼吸困难、发绀者给氧。

6.治疗并发症 发生脑积水时可应用乙酰唑胺可减少脑脊液的产生,口服 3～4 次/天;脑积水早期有症状者可行侧脑室穿刺引流,每次每侧引流量＜15 mL。进行性加重者行脑室-腹腔分流。

五、护理评估

1.健康史 了解患儿的胎龄,是否有窒息和产伤史,询问有无给患儿快速输注高渗液体或机械通气不当等病史。

2.身体状况 一般损伤型颅内出血症状出现早而重,少数在出生后 2～3 天出现症状,个别维生素 K 缺乏导致的颅内出血可到出生后 1～2 个月出现。多数患儿出生时有窒息,复苏好转缓慢,12 h 内出现大脑皮层受刺激、兴奋性增高的症状,如烦躁不安、呻吟、拒乳、尖声哭叫、体温不升、拥抱反射亢进、肌肉震颤、抽搐、凝视、斜视、眼球震颤、双侧瞳孔大小不等、瞳孔对光反射减弱或消失、呼吸浅表不规则甚至暂停等表现。由于新生儿前囟未闭合,颅内压增高症状常不明显,较少发生喷射性呕吐,可有前囟紧张和隆起。继之,出现皮层抑制症状,如嗜睡、昏迷、四肢张力降低、拥抱反射减弱或消失、呼吸不规则等,重症和早产儿可无兴奋性症状而仅表现为抑制状态。

3.心理状况 患儿家长缺乏新生儿颅内出血相关知识,因担心预后而焦虑,当新生儿出现脑疝时会产生恐惧。

六、常见护理诊断

1.潜在并发症 颅内压增高。

2.营养失调:低于机体需要量 与摄入量减少和呕吐有关。

3.低效性呼吸型态 与呼吸中枢受损有关。

4.体温调节无效 与体温调节中枢受损有关。

七、护理目标

(1)患儿生命体征稳定,惊厥停止,前囟平软。

(2)患儿能得到所需要的营养和水分。

八、护理措施

1. 降低颅内压,加强观察

(1)减少刺激:保持室内安静,减少噪声。使患儿侧卧位或头偏向一侧。减少一切不必要操作的刺激,如抱起、沐浴等。入院3天内免除臀部护理以外的其他任何清洁护理,必要的治疗、护理操作集中进行,动作要轻、准、稳,尽量减少对患儿移动和刺激。静脉穿刺选用留置针,减少反复穿刺,以防止加重颅内出血。

(2)遵医嘱给予降低颅内压的药物。

(3)严密观察病情:每15~30 min巡视病房一次,注意生命体征改变,如意识、眼部症状、囟门张力、呼吸、肌张力和瞳孔变化。若出现脉搏减慢、呼吸节律不规则、双侧瞳孔大小不等、瞳孔对光反射减弱或消失等症状,立即报告医生,并做好抢救准备工作。

2. 喂养 病情重者喂养时间延迟至出生后3天,禁食期间遵医嘱静脉补液,60~80 mL/(kg·d),输液速度宜慢,并在24 h内均匀输入。不能进食者,给予鼻饲喂养。少量多餐,每天4~6次,保证患儿热量及营养物质的供给,准确记录24 h液体出入量。

3. 维持正常呼吸型态 及时清除呼吸道分泌物,保持呼吸道通畅,改善呼吸功能,备好吸痰用物;根据缺氧的程度给予用氧,注意用氧的浓度和方式,维持血氧饱和度在85%~95%即可。呼吸衰竭或严重的呼吸暂停时需气管插管、机械通气并做好相关护理。

4. 遵医嘱给予止血药 给予维生素K、酚磺乙胺(止血敏)等药物控制出血。

5. 维持体温稳定 体温高于38.5℃时,应在30 min内使体温降至正常。可适时松开包被,开窗通风降温,但禁止使用强烈的物理降温措施,如冰袋、乙醇擦浴等,每4 h测量体温一次,并记录。体温低时用远红外辐射床、温箱或热水袋保暖。

6. 健康教育 向患儿家长耐心细致地讲解患儿病情、治疗效果及可能的预后,给予心理支持和安慰,解除其紧张和恐惧;鼓励坚持治疗和随访,有后遗症时,尽早指导患儿家长带患儿进行功能训练,增强战胜疾病的自信心。

九、护理评价

(1)患儿生命体征是否稳定?颅内压是否降至正常?

(2)患儿是否得到足够的营养和水分?

任务七 新生儿黄疸的护理

案例引导

患儿,女,出生后第3天,发现巩膜黄染,颜面、躯干也逐渐出现黄染。无发热,无咳嗽,无呕吐,无抽搐,尿便颜色均较深,食欲尚好。父母很着急,担心感染了疾病,赶紧来就医。

问题:

1. 向该患儿家长告知生理性黄疸和病理性黄疸的区别。

2. 学会对黄疸病情发展情况的观察。

案例分析

新生儿高胆红素血症俗称新生儿黄疸,中医称"胎黄",是新生儿常见的临床问题之一,是由于新生儿的血液中胆红素浓度增高而引起的皮肤、黏膜、巩膜或其他器官的黄染现象。

一、病因与发病机制

新生儿黄疸包括生理性黄疸和病理性黄疸,前者是由于新生儿胆红素代谢特点决定,后者是由各种致病因素所致,常见病因有感染、溶血,重者可导致胆红素脑病,常引起严重后遗症。

1. 新生儿胆红素代谢特点

(1)胆红素产生过多:新生儿每天产生的胆红素为成人的 2 倍以上(新生儿 6～10 mg/kg,成人 3～4 mg/kg),其主要原因是:①胎儿期处于氧分压偏低的环境,红细胞生成较多,出生后所处环境氧分压提高,大量红细胞被破坏;②新生儿红细胞寿命短、脆性大,红细胞破坏过多;③旁路胆红素来源多。

(2)转运胆红素能力不足:新生儿血中白蛋白量少,影响游离胆红素的联结转运;刚娩出的新生儿有不同程度酸中毒,影响游离胆红素与白蛋白结合。

(3)肝功能不成熟:新生儿出生时肝细胞膜上 Y、Z 蛋白含量少,影响了肝细胞对非结合胆红素的摄取;新生儿肝细胞内的尿苷二磷酸葡萄糖醛酸基转移酶量较少、活力不足,不能将非结合胆红素转变为结合胆红素;出生时肝细胞将结合胆红素排泄到肠道的能力暂时低下造成暂时性结合胆红素潴留。

(4)肠肝循环量增加:新生儿刚出生时肠道内正常菌群尚未完全建立,随胆汁进入肠道的结合胆红素不能被还原为尿胆原及其代谢产物而排出体外;同时,新生儿肠道中 β-葡萄糖醛酸酐酶的活性较强,将结合胆红素水解为非结合胆红素,被肠黏膜重吸收,经门静脉返回至肝脏,构成新生儿胆红素肠肝循环。

2. 病理性黄疸的原因

(1)感染性原因:新生儿败血症及其他感染、新生儿肝炎等。

(2)非感染性原因:新生儿溶血症(母婴血型不合而导致的同族免疫性溶血)、先天性胆道闭锁、母乳性黄疸、遗传性疾病、药物性黄疸(维生素 K_3、磺胺、新生霉素)等。

二、临床表现

1. 生理性黄疸　60％足月儿在出生后 2～3 天即出现黄疸,4～5 天达到高峰,5～7 天消退,轻者仅限于巩膜、面颈部,重者延至躯干、四肢,足月儿一般 2 周内消退,早产儿消退较慢,可延迟至 3～4 周。

2. 病理性黄疸　出现以下任何情况均可考虑为病理性黄疸。

(1)黄疸出现过早(出生后 24 h 内),血清总胆红素(TSB)＞102 μmol/L(6 mg/dL)。

(2)血清总胆红素(TSB)迅速增高,足月儿＞221 μmol/L(12.9 mg/dL),早产儿＞257 μmol/L(15 mg/dL)。

(3)血清总胆红素(TSB)每天上升＞85 μmol/L(5 mg/dL)。

(4)黄疸持续时间过长或黄疸退而复现,足月儿＞2 周,早产儿＞4 周。

(5)血清结合胆红素＞34 μmol/L(2 mg/dL)。

三、辅助检查

1. 经皮胆红素(TcB)检测　临床普遍应用 TcB 测定仪进行筛查,具有无创、操作简便、结果实时、价格优惠等优点,可减少临床不必要的采血,便于动态监测胆红素水平变化。但测量结果易受到肤色的影响,结果可能低于实际血清总胆红素水平。

2. 血液检查　血清总胆红素(TSB)测定是诊断高胆红素血症的金标准。

3. 其他检查　根据病因选择相关检查,如怀疑新生儿溶血症时,红细胞和血红蛋白降低,网织红细胞和有核红细胞增多;可疑新生儿溶血症时需进行父母血型、新生儿血型及相关血清异型抗体检查;血常规检查观察有无炎性指标升高;肝功能检查可辅助诊断是否存在肝功能受损;腹部 B 超可了解肝胆发育情况及有无腹腔脏器出血,头颅 CT 可了解有无颅内出血。

四、治疗原则

1. 生理性黄疸　一般不需特殊治疗。

2. 病理性黄疸的治疗

(1)找出病因,采取相应的治疗措施。

(2)降低血液胆红素:尽早喂养,适当用苯巴比妥、尼可刹米等肝酶诱导剂,供给白蛋白,必要时应用光照疗法及换血疗法,防止胆红素脑病发生。

(3)保护肝脏:避免使用对肝细胞有损害作用的药物,预防和控制病毒、细菌感染。

(4)对症治疗:注意保暖,供给营养,纠正缺氧,维持水、电解质和酸碱平衡。

五、护理评估

1. 健康史 新生儿出生后重点进行高胆红素血症高危因素的评估,主要表现为较低胎龄,出生后 24 h 内出现黄疸;产科出院前胆红素测量值接近光照疗法阈值;已明确的各种原因引起的新生儿溶血症;产科出院前已经接受光照疗法;父母或兄弟姐妹有光照疗法或换血疗法既往史;有遗传性红细胞疾病(如葡萄糖-6-磷酸脱氢酶缺乏症)家族史;纯母乳喂养且摄入不足;(如血管外溶血头皮血肿或明显瘀伤);唐氏综合征;糖尿病巨大儿等。

2. 身体状况

(1)黄疸:新生儿皮肤黄染从头面部开始显现至全身,按黄染出现的倒序消退。注意肉眼观察到的黄疸程度可能与实际血清总胆红素水平不符,可能与患儿皮肤颜色较深或与患儿正在接受光照疗法有关。

(2)胆红素脑病征象:患儿精神反应差,嗜睡、拒乳、尖叫、肌张力减退、角弓反张、惊厥等表现,需要警惕有无胆红素脑病的发生。

(3)体重减轻:新生儿出生后 1 周体重下降应在 10% 以内,在出生后 10 天左右恢复至出生时体重。

(4)其他:若患儿出现尿色加深提示高结合胆红素血症。出生后 3 天内,大便开始由胎便转化为黄色便,若出现陶土样粪便则提示高结合胆红素血症,需要及时监测患儿肝功能、凝血功能及血糖。

3. 心理社会状况 因患儿家长缺乏新生儿黄疸的相关知识,容易在早期忽视病情变化,后期因病情加重而产生恐惧。

六、常见护理诊断

1. 潜在并发症 胆红素脑病。

2. 有体液不足的危险 与光照疗法导致的不显性失水有关。

七、护理目标

(1)患儿不发生胆红素脑病或发病时及时被发现,尽早处理。

(2)患儿未发生脱水。

八、护理措施

1. 密切观察病情

(1)早期监测黄疸,出生后 72 h 内,每 8～12 h 监测一次黄疸情况。观察皮肤、巩膜的颜色,根据患儿皮肤黄染的部位和范围,估计血清胆红素增高的程度,判断其转归。

(2)观察体温、脉搏、呼吸及有无出血现象,如患儿出现吸吮反射减弱、嗜睡、肌张力减退等胆红素脑病的早期表现,立即通知医生,做好抢救准备。

(3)观察大小便次数、量及颜色,如有胎便延迟排出,应给予灌肠处理。

2. 保暖 体温维持在 36～37 ℃,低体温影响游离胆红素与白蛋白的结合。

3. 尽早喂养 刺激肠蠕动,促进胎便排出,有利于肠道正常菌群建立,减少胆红素的肠肝循环,减轻肝脏负担。保证患儿乳量摄入,按需调整喂养方式如少量多次、间歇喂养等。母乳性黄疸的患儿,可改为隔次母乳喂养或暂停喂哺 24～48 h,黄疸消退后再恢复母乳喂养。

4. 针对病因的护理,预防核黄疸的发生

(1)遵医嘱实施光照疗法和换血疗法,并做好相应护理。

(2)遵医嘱给予白蛋白和肝酶诱导剂,纠正酸中毒,合理安排补液计划,根据不同补液内容调节相应的速度,切忌快速输入高渗性药物。

5. 健康教育

(1)教会患儿家长初步了解和判断黄疸是生理性还是病理性,尽早发现异常,尽早就诊。

(2)讲解黄疸病因及临床表现,使患儿家长了解病情的转归,取得患儿家长的配合。

（3）既往有新生儿溶血症流产或死胎的孕妇,应讲解产前检查和胎儿宫内治疗的重要性,防止胎儿出生时新生儿溶血症的发生。

（4）胆红素脑病后遗症,应给予康复治疗和护理指导。

九、护理评价

（1）患儿是否发生胆红素脑病? 发生后是否及时发现并得到及时救治?

（2）患儿是否发生脱水?

任务八　新生儿寒冷损伤综合征的护理

案例引导

早产儿,出生后第 3 天吃奶减少,哭声弱,全身皮肤发凉,双下肢外侧皮肤硬肿,呈暗红色。体格检查:体温 32 ℃,脉搏 80 次/分,呼吸 56 次/分,反应低下,嗜睡,全身皮肤发凉未见出血点及皮疹,呼吸浅快,未闻及干湿啰音,心音低钝,腹稍隆起,脐带残端未脱落,脐窝未见脓性分泌物。临床诊断为新生儿寒冷损伤综合征。

案例分析

问题:

1. 该患儿现存的护理问题有哪些?

2. 应该从哪些方面对该患儿进行护理?

新生儿寒冷损伤综合征又称为新生儿硬肿病,指新生儿期由寒冷、早产、感染、窒息等因素的作用下,皮肤和皮下脂肪变硬、水肿,常伴有低体温、多器官功能损害。出生后 1 周内的新生儿容易发病,早产儿更多见。

一、病因与发病机制

1. 新生儿体温调节与皮下脂肪组成特点　新生儿体温调节中枢发育不完善,调节能力不足;新生儿体表面积相对大,皮下脂肪薄,血管丰富,易散热;体内能量储存少,产热不足,产热方式又以棕色脂肪组织的化学产热为主,缺乏寒战等物理产热方式;新生儿的皮下脂肪以饱和脂肪为主,熔点高,体温低时易凝固。

2. 寒冷、早产、感染、窒息等因素　可使新生儿产热更少和(或)散热更多,而引起体温下降,皮肤和皮下脂肪变硬与水肿。低体温和皮肤硬肿使皮肤血管痉挛收缩,血流缓慢易淤滞,造成组织缺氧、代谢性酸中毒和微循环障碍,引起弥漫性血管内凝血(DIC)、急性肾衰竭、肺出血等。

二、临床表现

1. 常见症状　一般多发生于寒冷季节,存在早产、感染、窒息等因素时炎热季节亦可发病。症状以低体温和皮肤硬肿为主要特点。

（1）低体温:轻者肛温在 35 ℃ 以下,严重者低于 30 ℃。

（2）一般情况:反应差,吸吮困难或不吃,哭声低弱或不哭。

（3）并发症:严重患儿可并发 DIC、休克、急性肾衰竭、肺出血、肺炎、败血症等,重度硬肿患儿多死于肺出血。

2. 体征　皮下脂肪积聚的部位均可发生硬肿,主要表现为皮肤冷、硬、肿、亮、颜色暗红,按之如橡皮样。硬肿呈对称性,其发生顺序为小腿→大腿外侧→整个下肢→臀部→面颊→上肢→全身。硬肿严重时可使患儿活动受限、呼吸功能障碍。

三、辅助检查

根据病情检查血常规、血小板计数、血气分析、血尿素氮及电解质、血糖、DIC 筛查试验,必要时做心电图和胸部 X 线检查等。

四、治疗原则

1.复温 低体温患儿治疗的关键。复温原则是逐步复温,循序渐进。

2.对症支持疗法 足够的热量有利于体温恢复,根据患儿情况选择经口喂养或静脉营养。但应注意严格控制输液量及速度。

3.合理用药 有感染者选用抗生素,有出血倾向者用止血药,及时纠正酸中毒,高凝状态时考虑用肝素,但 DIC 已发生出血时不宜用肝素。休克时除扩容及纠正酸中毒外,还可用多巴胺。

五、护理评估

1.健康史 评估患儿居室温度,保暖措施及喂养、胎龄及出生情况,是否有寒冷、早产、感染、窒息等因素存在;评估患儿的体温、食欲、反应、皮肤及尿量等情况。

2.身心情况

(1)身体状况:一般在出生后 1 周内发生,以寒冷季节多见,炎热季节发病大多是严重感染、重度窒息引起。表现为拒乳,反应差,哭声低,心率减慢,尿少,体温(肛温)常低于 35 ℃,严重者低于 30 ℃。皮肤发凉、硬肿,颜色暗红,不易捏起,按之如橡皮样。硬肿发生顺序为:小腿→大腿外侧→整个下肢→臀部→面颊→上肢→全身。硬肿面积可按头颈部 20%、双上肢 18%、前胸及腹部 14%、背部和腰骶部 14%、臀部 8%、双下肢 26%进行计算。重症者易并发 DIC、肺出血、急性肾衰竭等。根据临床表现、硬肿范围可分为轻、中、重度(表6-6)。

表 6-6 新生儿寒冷损伤综合征病情分度

分度	体温/(℃)		硬肿范围/(%)	全身情况、脏器功能
	肛温	肛-腋温差		
轻度	≥35	正值	<20	稍差
中度	<35	正值或 0	20~50	差,功能明显低下
重度	<35 或<30	负值	>50	休克、DIC、肺出血等

(2)心理状况:患儿家长因缺乏新生儿寒冷损伤综合征的病因、护理、预后等知识,会产生内疚、焦虑、恐惧等心理。

六、常见护理诊断

1.体温过低 与寒冷、早产、感染、窒息等因素有关。

2.营养失调:低于机体需要量 与吸吮无力、热量摄入不足有关。

3.有感染的危险 与免疫功能低下有关。

4.潜在并发症 肺出血、DIC、急性肾衰竭等。

七、护理目标

(1)患儿的体温逐渐恢复正常。

(2)患儿能量摄入充足,体重增长达正常标准。

(3)患儿住院期间不发生感染。

(4)患儿的并发症得到有效防治。

八、护理措施

1.复温 治疗及护理的关键措施为测量患儿体温,如果体温不升则改用低温温度计测量肛温,每小时测量体温一次,体温平稳后改为每 4 h 测量一次,根据患儿体温不同,采取不同的复温方法,具体如下。

(1)肛温在 30 ℃ 及以上,肛-腋温差≥0 的轻、中度患儿,可直接将其置于预热至 30 ℃ 的温箱中,根据患儿的体温恢复情况,将温箱温度调至 30～34 ℃使患儿体温在 6～12 h 恢复正常。如无条件者可置于母亲怀中或用热水袋保暖。

(2)肛温在 30 ℃以下,肛-腋温差<0 的重度患儿,先将其置于比体温高 1～2 ℃的温箱中,每小时监测肛温、腋温一次,并提高温箱温度 0.5～1 ℃,最高不超过 34 ℃,使患儿的体温在 12～24 h 恢复正常。

2.合理喂养 保证热量供给,有吸吮能力的患儿可母乳喂养,吸吮无力时可用滴管或鼻饲喂养,给奶速度要慢并逐渐增量,喂奶后取头稍高右侧卧位,以防止呕吐引起窒息或吸入性肺炎。保证液体供给,严格控制补液速度,可选用微量输液泵,以防止输液速度过快引起心力衰竭和肺出血。重度硬肿伴呕吐患儿暂不喂奶,遵医嘱给予静脉营养,必要时输血或血浆。

3.预防感染 加强消毒管理,严格遵守无菌操作规范;尽量减少肌内注射,保持患儿皮肤的完整性;应与感染性疾病患儿分室居住,以防交叉感染;加强皮肤护理,经常更换体位,防止体位性水肿和坠积性肺炎。

4.病情观察 严密观察病情,注意体温、呼吸、脉搏、硬肿范围及程度的变化;观察并记录 24 h 奶量、尿量,当每小时尿量小于 1 mL/kg 应及时报告,积极处理,以防发生急性肾衰竭;观察有无出血征象,如面色突然青灰,呼吸增快,肺部湿啰音增多提示肺出血;备好必要的抢救药物(如多巴胺、肝素、呋塞米等)和设备(如供氧设备、吸引器、复苏囊、呼吸机等),一旦病情发生变化应及时报告医生,积极配合抢救。

5.健康教育

(1)向患儿家长解释新生儿寒冷损伤综合征的发生原因,指导其学会观察患儿的病情变化,如出现异常应立即与医护人员联系。

(2)向患儿家长介绍本病的预防方法,注意保暖,保持产房和新生儿室内温度不低于 24 ℃,新生儿出生后立即擦干羊水,用温热的毛毯或小包被包裹;尽早母乳喂养,保证足够的热量;做好孕期保健,避免早产、窒息等发生;加强皮肤黏膜护理,防止感染。

(3)教会患儿家长测量腋温和肛温的方法及家庭可使用的复温方法。

(4)护士要经常与患儿家长沟通,耐心解答患儿家长的疑问,主动介绍患儿的病情,消除患儿家长的担心和焦虑。

九、护理评价

(1)患儿的体温是否恢复正常?

(2)患儿是否获得足够的营养和水分,体重增长是否达到正常标准?

(3)患儿住院期间是否发生感染?

(4)患儿的并发症是否及时发现并得到有效防治?

任务九　新生儿感染性疾病的护理

新生儿脐炎

案例引导

患儿,男,出生后 14 天,1 天前入院,诊断"新生儿脐炎"。患儿烦躁,体温 38.2 ℃,反应差,吃奶少,全身皮肤黏膜轻度黄染,脐周红肿,有脓性分泌物,有臭味。

问题:

1.该患儿存在哪些护理问题?

2.对该患儿应采取哪些护理措施?

案例分析

新生儿脐炎是指细菌入侵脐带残端并生长繁殖所引起的急性软组织炎症。脐部感染后细菌容易侵入血液循环而转变为新生儿败血症。

(一)病因与发病机制

新生儿断脐时或出生后脐带残端消毒不严、护理不当或因脐血管留置导管或换血时消毒不严导致细菌感染,最常见的病原菌是金黄色葡萄球菌,其次是大肠埃希菌、B群溶血性链球菌等。

(二)临床表现

轻者无症状。脐轮与脐周皮肤轻度红肿,或伴有少量浆液性脓性分泌物。重者脐轮和脐周皮肤明显红肿发硬,分泌物呈脓性且量多,常有臭味,炎症可向周围皮肤或组织扩散,会引起腹壁蜂窝织炎、皮下坏疽、腹膜炎、新生儿败血症等,可出现发热,拒乳,精神差,烦躁不安等全身中毒症状。慢性炎症常形成脐部慢性肉芽肿,影响创面愈合。

(三)辅助检查

1.血常规 血白细胞数增高,脐部脓性分泌物细菌培养为阳性。

2.病原学检查 脓性分泌物培养有助于明确诊断病原菌。当并发新生儿败血症时需要进行血培养。

(四)治疗原则

清除局部感染灶,选用适宜抗生素,对症支持治疗。

(五)护理评估

1.健康史 评估患儿是否院外分娩,有无断脐不当、洗湿脐部的情况。

2.身心状况

(1)身体状况:脐带根部发红,或脱落后伤口不愈合,脐窝湿润、流水,这是脐带发炎的最早表现。以后脐周皮肤发生红肿,脐窝有脓性分泌物,带臭味,脐周皮肤红肿加重,或形成局部脓肿,病情危重会引起腹壁蜂窝织炎、腹膜炎、新生儿败血症、皮下坏疽等,可出现发热,拒乳,精神差,烦躁不安等全身中毒症状。

(2)心理状况:由于患儿家长缺乏新生儿脐带护理的知识,导致新生儿发病后患儿家长出现自责、焦虑和恐惧的心理。

(六)常见护理诊断

1.皮肤完整性受损 与脐部感染有关。

2.潜在并发症 新生儿败血症、腹壁蜂窝织炎、腹膜炎等。

(七)护理目标

(1)患儿体温逐渐恢复正常。

(2)患儿脐部尽快愈合且没有并发症。

(八)护理措施

1.正确脐部护理 沐浴时,注意不要洗湿脐部,沐浴完毕,用消毒干棉签蘸干脐窝里的水及分泌物,并用75%乙醇消毒,保持局部干燥。

2.清洗、消毒 彻底清除感染伤口,从脐的根部由内向外环形彻底清洗、消毒。轻者可用0.5%碘伏或安尔碘及75%乙醇消毒,每天2～3次。

3.协助医生处理 脐部出现化脓、蜂窝组织炎或出现全身症状者应遵医嘱应用抗生素,金黄色葡萄球菌感染可选用青霉素类药物。对已形成脓肿者,及时配合医生切开引流换药。已形成慢性肉芽肿者要用5%～10%硝酸银溶液,或硝酸银棒局部烧灼,如肉芽较大不易烧灼者,应给予手术切除。

4.观察病情,预防并发症 观察患儿有无面色苍白、少哭、少动、吸吮无力、反应低下、发热或体温不升等新生儿败血症的征象。发现异常及时报告医生并做好抢救配合。

5.健康教育

(1)孕妇应到正规医院分娩,若发生特殊或紧急情况而无法去医院分娩时,要保证正确的断脐方法。

(2)保持脐部清洁、干燥,沐浴时注意不要洗湿脐部,沐浴后用消毒干棉签蘸干脐窝里的水及分泌物,并用75%乙醇消毒;避免被尿液浸湿,以防尿液浸湿后引起感染。

(3)脐带残端脱落后,可先用2%碘伏擦洗,再用75%乙醇脱碘,脱碘要彻底,以免造成脐周皮肤烧伤。

(九)护理评价

(1)患儿体温是否恢复正常?

(2)患儿脐部是否顺利愈合且没有并发症?

新生儿败血症

案例引导

患儿,男,14天。嗜睡、拒乳6天,发热、黄疸加重2天。6天前出现拒乳、嗜睡、不哭、不动、面色苍白。2天前低热,巩膜、皮肤黄染加重入院。体格检查:体温37.6℃,脉搏156次/分,呼吸56次/分,精神萎靡,嗜睡状,全身皮肤黄染,未见皮疹和出血点。面色苍黄,前囟平坦,呼吸浅快,未闻及干湿啰音,心率快,未闻及杂音。腹稍隆起,肝右肋下2.0cm,脐带残端脱落,脐窝有大量的脓性分泌物,吸吮反射、吞咽反射均减弱。实验室检查:白细胞数$15×10^9$/L,中性粒细胞百分比80%,临床诊断为新生儿败血症。

案例分析

问题:

1.该患儿现存的护理问题有哪些?

2.应该从哪些方面对该患儿进行护理?

新生儿败血症是指新生儿期细菌侵入血液循环,并在其中生长、繁殖、产生毒素而造成的全身感染性疾病。临床以全身严重感染中毒症状为特征,其发病率及病死率较高,尤其是早产儿。

(一)病因与发病机制

1.易感因素 新生儿免疫系统功能不完善,皮肤薄嫩易受损伤,皮肤黏膜屏障功能弱;脐带残端为病原菌入侵提供了门户;体液中补体较少、溶菌酶含量低、白细胞在应激状态下杀菌力下降。T细胞对特异性抗原反应差,SIgA和IgM水平低下等。

2.病原菌入侵 我国以金黄色葡萄球菌最常见,其次是大肠埃希菌。近年来机会致病菌、厌氧菌感染有增加趋势。

3.感染途径

(1)产前感染:如孕妇患菌血症时细菌可通过胎盘感染胎儿,经宫颈取绒毛标本、羊膜腔穿刺时消毒不严格导致的羊膜腔感染。

(2)产时感染:产程延长、胎膜早破时,细菌上行污染羊水,胎儿吞入污染的羊水;生产时产钳助产损伤、急产消毒不严等细菌都可直接感染新生儿。

(3)产后感染:最常见,细菌常从脐部、皮肤、黏膜损伤处侵入,也可由呼吸道、消化道侵入。

(二)临床表现

1.症状 症状不典型,仅表现为严重的全身中毒症状,导致多系统受累,容易误诊或漏诊。出现以下表现时,常提示新生儿败血症的发生。

(1)发热或体温不升:足月儿可表现为发热,早产儿易出现体温不升。

(2)黄疸:黄疸消退延迟或退而复现、突然加重;有时黄疸是新生儿败血症的唯一表现,严重者可发展为胆红素脑病。

(3)消化系统、呼吸系统、神经系统受累症状：拒乳、呕吐、腹胀；气促、发绀；精神萎靡、嗜睡、易激惹、惊厥。

(4)其他：反应低下、嗜睡、少吃、少哭、少动、面色苍白、体重不增或增长缓慢。

2.体征

(1)休克征象：面色暗灰、血压下降、脉搏细速、四肢湿冷、尿量减少、皮肤发绀等。

(2)皮肤、黏膜体征：皮肤硬肿、有脓疱疮、新生儿脐炎、口腔黏膜损伤等。

(3)其他：腹胀、肝脾大、呼吸不规则、呼吸暂停、前囟饱满、四肢张力增高。

3.心理状况 患儿家长因缺乏新生儿护理知识导致患儿发病而出现自责心理，病情重、病程长，导致患儿家长焦虑。

(三)辅助检查

1.血常规 外周血白细胞数达 $20 \times 10^9/L$ 以上或 $5 \times 10^9/L$ 以下，中性粒细胞增高。

2.细菌培养 血培养阳性是确诊的重要依据。争取在使用抗生素前进行，抽血时必须严格消毒，同时作厌氧菌和 L 型细菌培养可提高阳性率。血培养阴性也不能排除新生儿败血症，血培养和病灶分泌物培养一致更具有临床意义。

3.免疫法检测细菌抗原 常用的有对流免疫电泳、免疫荧光抗体、乳胶凝集试验、酶联免疫吸附试验等方法，特异性强，适合快速诊断。

4.C反应蛋白 在炎症时明显升高，一旦炎症被控制，在血中浓度迅速下降，可用于新生儿败血症的早期诊断和治疗效果的判断。通常 C 反应蛋白 $\geqslant 15$ mg/L，提示可能为新生儿败血症。

(四)治疗原则

1.控制感染 早期、联合、足量、静脉应用抗生素，疗程要足，一般应用 $10\sim14$ 天。病原菌已明确者可按药敏试验结果选择用药；病原菌尚未明确前，结合当地菌种流行病学特点和耐药菌株情况选择两种抗生素联合使用。

2.对症支持治疗 发热时降温，发绀时可吸氧，烦躁、惊厥可用镇静止惊药，有脑水肿时应用脱水剂。不能经消化道喂养者，可静脉滴注或鼻饲喂养。必要时输注新鲜血、粒细胞、血小板，早产儿可静脉注射免疫球蛋白。

(五)护理评估

1.健康史 评估母亲孕期是否有感染性疾病、羊水早破或羊膜腔穿刺等创伤性操作；患儿出生时有无胎膜早破，产程延长及急产消毒不严等情况，出生后有无细菌感染史。

2.身心状况

(1)身体状况：临床表现无特异性。产前、产时感染一般发生在出生后 3 天以内，产后感染发生在出生后 3 天以后。早期表现为反应低下、体温异常、哭声减弱等，进而出现精神萎靡、嗜睡、拒乳、不哭、不动等症状。若出现病理性黄疸、肝脾大、皮肤黏膜出血、感染性休克、中毒性脑病、中毒性肠麻痹的同时有皮肤感染灶，应高度怀疑新生儿败血症。常并发化脓性脑膜炎。

(2)心理状况：患儿家长因缺乏新生儿败血症的有关知识，会产生焦虑、恐惧心理。

(六)常见护理诊断

1.体温调节无效 与感染有关。

2.皮肤完整性受损 与新生儿脐炎、脓疱疮等感染病灶有关。

3.营养失调：低于机体需要量 与拒乳、吸吮无力、摄入量不足有关。

4.潜在并发症 化脓性脑膜炎、肺炎等。

(七)护理目标

(1)维持患儿正常体温，原发感染病灶逐渐好转。

(2)营养供给充足。

(3)不出现化脓性脑膜炎、肺炎等并发症。

(八)护理措施

1. 维持体温正常

(1)体温不升者应置于温箱或采用热水袋等有效保温措施,使患儿体温恢复正常。发热者可散开包被,多喂温水或调节室温,但新生儿不宜用药物、乙醇擦浴、冰盐水灌肠等降温方法,否则会引起体温不升。

(2)观察体温,体温波动较大时每1～2 h测量体温一次,体温平稳后每4 h测量体温一次,并做好记录。

2. 清除局部感染灶 及时消除局部感染灶,如新生儿脐炎、脓疱疮、皮肤黏膜损伤等,促进感染灶愈合,防止感染蔓延。

3. 合理喂养 细心喂养,争取母乳喂养,能吸吮者可经口喂养;吸吮无力者可用滴管、鼻饲喂养或静脉营养。遵医嘱补充液体,严格控制补液速度。

4. 严密观察病情,防止并发症 严密监测体温、呼吸、心率、面色、精神、食欲、皮肤黏膜、出血点等。若患儿出现面色青灰、哭声低弱、尖叫、吸吮无力、呕吐频繁、前囟饱满、两眼凝视、抽搐等,提示有化脓性脑膜炎的可能;若患儿出现面色青灰、脉搏细弱、皮肤发花、四肢厥冷、皮肤有出血点等提示感染性休克,应及时报告医生,协助医生积极处理。

5. 健康教育

(1)耐心解答患儿家长提出的问题,介绍新生儿败血症的相关知识。

(2)提供新生儿保暖、喂养、预防感染等知识。

(3)指导患儿家长学会对患儿的日常护理,鼓励母乳喂养,保证足够的热量。

(九)护理评价

(1)患儿体温是否恢复正常,原发感染病灶是否好转?

(2)是否得到能量和水分的供给?

(3)并发症是否得到有效防治?

新生儿肺炎

案例引导

患儿,出生后5天,1天来出现反应差,呛奶吐奶,口吐白沫,呼吸表浅,体温38.3 ℃,其母亲患"上呼吸道感染",经进一步检查,临床诊断为新生儿肺炎。

问题:

(1)该患儿的护理诊断有哪些?

(2)如何对该患儿家长进行健康教育?

案例分析

新生儿肺炎是新生儿期一种常见病,死亡率较高,可分为吸入性肺炎和感染性肺炎两大类。吸入性肺炎又可分为羊水吸入性肺炎、胎粪吸入性肺炎和乳汁吸入性肺炎,其中胎粪吸入性肺炎的病死率最高;感染性肺炎分为产前、产时、产后感染。

(一)病因及发病机制

1. 吸入性肺炎

(1)胎儿在宫内或娩出时吸入羊水致肺部发生炎症,称为羊水吸入性肺炎;吸入被胎粪污染的羊水,称为胎粪吸入性肺炎。主要因缺氧导致肛门括约肌松弛使胎粪排出,低氧血症又刺激胎儿呼吸中枢,诱发胎儿喘息样呼吸而使胎儿吸入羊水、胎粪所致。

(2)出生后因新生儿吞咽功能不全、喂乳后呛咳或呕吐、先天性食管闭锁或气管食管瘘、唇裂、腭裂等引起乳汁吸入而致肺炎,称为乳汁吸入性肺炎。其中以胎粪吸入性肺炎最为严重。

2.感染性肺炎 细菌、病毒、衣原体等都可引起新生儿感染性肺炎。产前感染和产时感染以大肠埃希菌等为主。产后感染以金黄色葡萄球菌为常见。

(1)产前感染:母亲在孕期受病毒、细菌等感染,病原体可通过胎盘屏障致胎儿肺部感染或胎儿在宫内吸入污染的羊水、胎膜早破时孕母阴道细菌上行导致感染。

(2)产时感染:因分娩过程中吸入污染的产道分泌物或断脐不洁发生血行感染。

(3)产后感染:由上呼吸道下行感染肺部或病原体通过血液循环直接感染肺部。

(二)临床表现

1.吸入性肺炎 与羊水、乳汁吸入的多少及胎粪污染羊水的程度有关,其中胎粪污染羊水导致的病情较重。

2.感染性肺炎 产前感染出生时有窒息史,症状出现早;产时、产后感染者症状出现较晚。

(三)辅助检查

1.X线检查 胸部 X 线检查可见两侧肺纹理增粗伴肺气肿。胎粪吸入者往往有明显阻塞性肺气肿和两肺不规则斑片或粗大结节阴影。

2.血气分析 PaO_2、pH 下降,$PaCO_2$ 升高。

3.血液检查 外周血白细胞数增高提示细菌感染,白细胞数降低可见于病毒感染。

4.病原学检查 取呼吸道分泌物、血液做细菌培养、病毒分离;免疫学的方法监测细菌抗原、血清检测病毒抗体及衣原体特异性的 IgM 等有助于诊断。

(四)治疗原则

1.保持呼吸道通畅 尽快清除吸入物、分泌物。

2.支持疗法 给氧、保暖、适当限制补液量、纠正酸中毒。

3.控制感染 根据病原菌选择合适的抗生素,早期、联合、足量、足疗程、静脉给药,注意药物的副作用。

4.及时处理并发症 并发气胸且需要正压通气时应先作胸腔闭式引流;合并纵隔气肿者,可从胸骨旁 2～3 肋间抽气减压,无效时,可行胸骨上切开引流或剑突下闭式引流。

(五)护理评估

1.健康史 患儿母亲有上呼吸道感染、生殖系统感染史,询问新生儿出生时有无胎膜早破,有无宫内窘迫史,有无感染接触史。

2.身心状况

(1)吸入性肺炎:羊水、胎粪吸入者多有宫内窘迫史和(或)出生时窒息史,在复苏或出生后出现呼吸急促、呼吸困难、青紫、鼻翼扇动、三凹征、呻吟,两肺可闻及中细湿啰音。胎粪吸入者病情往往较重,可引起呼吸衰竭、肺不张、肺气肿、肺动脉高压及缺氧缺血性脑病的中枢神经系统表现。乳汁吸入者常有喂乳呛咳,乳汁从口、鼻流出,伴气急、面色青紫等,严重者可导致窒息。

(2)感染性肺炎:产前感染的新生儿常有出生时窒息史,多在 12～24 h 出现症状,产时感染性肺炎多在出生后 3～5 天发病,产后感染性肺炎多在出生后 5～7 天发病。患儿临床症状常不典型,主要表现为体温不稳定,反应低下,口吐白沫,呼吸急促、不规则,唇周皮肤发绀,肺部体征早期常不明显,有的仅表现为双肺呼吸音粗。病情严重的患儿可出现心力衰竭、硬肿、腹胀、出血、惊厥。金黄色葡萄球菌肺炎病情常较严重,易并发脓胸、气胸、脓气胸等。

(3)心理社会状况:患儿家长因缺乏新生儿肺炎的有关知识,会产生焦虑、恐惧心理。

(六)护理诊断

1.清理呼吸道无效 与呼吸急促,患儿咳嗽反射功能不良有关。

2. 气体交换受损　与肺部炎症有关。

3. 体温调节无效　与感染、环境温度变化有关。

4. 营养失调：低于机体需要量　与摄入困难、消耗增加有关。

5. 潜在并发症　心力衰竭、脓胸、脓气胸等。

(七)护理目标

(1)患儿气促、发绀症状得到改善,呼吸平稳。

(2)患儿气道通畅。

(3)患儿体温恢复正常。

(4)患儿得到充分的营养和水分。

(5)患儿不发生并发症或发生时得到及时发现和处理。

(八)护理措施

1. 保持呼吸道通畅

(1)定时翻身:能预防肺内分泌物堆积和改善受压部位肺扩张。

(2)拍背排痰:由下而上,由外周向肺门拍击,使小气道分泌物松动易于进入较大气道,有利于排痰和促进肺循环。

(3)雾化吸入:呼吸道分泌物黏稠者应采用雾化吸入以湿化气道,及时有效的清除呼吸道分泌物。

2. 合理用氧,改善呼吸功能　保持室内安静,空气新鲜,温湿度适宜。选择与病情相适应的吸氧方式,如鼻前庭吸氧、面罩吸氧、头罩吸氧等,使 PaO_2 维持在 60～80 mmHg(7.9～10.6 kPa),并发呼吸衰竭者给予正压通气。

3. 维持正常体温　体温过高时予以降温,体温过低时予以保暖。遵医嘱应用抗生素、抗病毒药物,并密切观察药物的作用。

4. 耐心喂养,保证营养供给　患儿易呛奶,能喂奶时应将头部抬高或抱起,并少量多餐,耐心间隙喂奶,不宜过饱,以免影响呼吸和引起呕吐、吸入。呛奶严重或呼吸困难明显者可行鼻饲喂养。进食少者根据不同日龄、体重、对液量的具体要求给予静脉补液,重症肺炎补液时适当控制输液速度避免诱发心力衰竭。

5. 密切观察病情　监测体温、心率、呼吸、血压、经皮血氧饱和度、动脉血气,记录液体出入量。如面色苍灰或发绀加重、烦躁、短期内呼吸明显加快,心率加快,肝脏增大,提示并发心力衰竭,应配合做好给氧、镇静、强心、利尿等处理。如烦躁不安、突然呼吸困难伴发绀加重、一侧胸廓饱满及呼吸音降低可能合并脓胸、脓气胸,应立即做好胸腔穿刺或胸腔闭式引流准备。配合医生穿刺,做好胸腔闭式引流护理。

6. 健康教育

(1)向患儿家长讲述疾病的有关知识和护理要点,解释机械通气对治疗的重要性。

(2)及时让患儿家长了解患儿病情,指导其阅读有关育儿知识。

(3)向患儿家长讲解本病的预防措施及其重要性。

(九)护理评价

(1)患儿气促、发绀症状是否得到改善?呼吸是否恢复正常?

(2)患儿气道是否能够通畅?

(3)患儿体温是否恢复正常?

(4)患儿是否得到充分的营养和水分?

(5)并发症是否得到预防或发生时得到及时的发现和处理?

任务十 新生儿低血糖的护理

案例引导

患儿,男,出生后 3 天,孕 34 周出生,出生后哭声异常,阵发性青紫,肢体抖动,查血糖 1.5 mmol/L,临床诊断为新生儿低血糖。

问题:

1. 该患儿存在哪些护理问题?

2. 对该患儿应采取哪些护理措施?

案例分析

新生儿的全血血糖低于 2.2 mmol/L(40 mg/dL),即诊断为新生儿低血糖。常发生于早产儿、小于胎龄儿、糖尿病母亲的婴儿,在新生儿窒息、新生儿寒冷损伤综合征、新生儿败血症中多见。

一、病因及发病机制

(一)暂时性低血糖

暂时性低血糖指低血糖持续时间较短,一般不超过新生儿期。

1.葡萄糖储存不足　主要见于早产儿和小于胎龄儿、围生期缺氧、新生儿败血症、新生儿寒冷损伤综合征、先天性心脏病等。

2.葡萄糖利用增加(暂时性高胰岛素血症)　①母亲患有糖尿病,宫内血糖过高,导致胎儿暂时性高胰岛素血症,而出生后母亲血糖供给突然中断而出现新生儿低血糖;②Rh 血型不合溶血病,红细胞破坏致谷胱甘肽释放,刺激胰岛素分泌增加。

(二)持续性低血糖

持续性低血糖指低血糖持续到婴儿期或儿童期。主要见于胰岛细胞增生症、胰岛细胞瘤、先天性垂体功能不全、遗传代谢性疾病等。

二、临床表现

1.症状　多数低血糖患儿无症状;少数可有症状但没有特异性,主要表现为交感神经兴奋性增高所致的症状和体征,如出汗、脸色苍白、激惹、饥饿、肢体抖动、呼吸节律不规则、心动过速和呕吐等;以及葡萄糖缺乏所致的中枢神经系统症状和体征,如呼吸暂停、喂养困难、反应差或烦躁、哭声异常、嗜睡、易激惹、发绀等。

2.体征　肌张力低、惊厥、呼吸暂停等。

3.心理状态　患儿家长缺乏新生儿低血糖的基本知识,容易有焦虑、恐惧等心理。

三、辅助检查

1.血糖测定　高危儿应在出生后 1 h 内监测血糖,以后每隔 1～2 h 复查,直至血糖浓度稳定。

2.持续性低血糖者　酌情选测血胰岛素,胰高血糖素,生长激素,皮质醇,血、尿氨基酸及有机酸等,以明确是否患有先天性内分泌疾病或代谢性缺陷病。

3.高胰岛素血症　可行胰腺 B 超或 CT 检查,疑有糖原贮积病时可行相应的检查。

四、治疗原则

由于目前并不能确定引起脑损伤的低血糖阈值,因此不管有无症状,低血糖者均应及时治疗。

1.无症状低血糖并能进食者　患儿可先进食,并密切监测血糖,低血糖不能纠正者可静脉输注葡萄糖。

2.症状性低血糖　需要静脉输注葡萄糖,并且密切监测血糖。持续性或反复性低血糖者在静脉输注葡萄球的基础上可加用氢化可的松,或口服泼尼松。血糖正常后逐渐减量。极低出生体重早产儿对糖耐受性差,静脉输注葡萄糖时应注意输注速度。

五、常见护理诊断

1. 营养失调:低于机体需要量 与葡萄糖摄入不足和利用增加有关。

2. 潜在并发症 呼吸暂停、惊厥等。

六、护理评估

1. 健康史 母亲糖尿病、妊娠高血压、新生儿红细胞增多症、新生儿血型不合性溶血、围生期窒息、严重感染、新生儿寒冷损伤综合征、新生儿呼吸窘迫综合征等,尤其是早产儿、小于胎龄儿以及出生早期喂养不足的新生儿均有发生新生儿低血糖的可能。

2. 身心状况

(1)身体状况:大多数低血糖患儿缺乏典型的临床症状,低血糖的程度不同临床表现也不同,同一低血糖水平临床表现的差异也较大。少数有症状者临床上可表现为反应低下、多汗、脸色苍白、阵发性发绀、喂养困难、嗜睡、呼吸暂停、青紫、哭声异常、颤抖、震颤、甚至惊厥等。

(2)心理状况:患儿家长因对本病知识缺乏,常出现内疚、焦虑和恐惧等心理反应。

七、护理目标

(1)患儿血糖水平恢复正常。

(2)患儿未发生并发症。

八、护理措施

1. 尽早喂养,预防低血糖的发生 出生后能进食者尽早喂养,根据病情喂哺母乳或给予10%葡萄糖;早产儿或窒息儿尽快建立静脉通道,保证葡萄糖输入。

2. 定期监测血糖 静脉输注葡萄糖时每4~6 h监测血糖一次,根据血糖测定结果及时调整输注量及速度。

3. 密切观察病情变化 注意有无震颤、多汗、呼吸暂停等,有呼吸暂停者及时处理。

4. 避免可预防的高危因素(如寒冷损伤) 高危儿在出生时应监测血糖;有高危因素的新生儿出生后应尽早开奶;不能经胃肠道喂养者可给予10%葡萄糖静脉滴注。

任务十一　新生儿低钙血症的护理

案例引导

　　患儿,女,9天,足月顺产,出生后牛乳喂养,近日表现烦躁不安、惊厥,查血清总钙为1.2 mmol/L,临床诊断为新生儿低钙血症。

　　问题:

　　1.该患儿有哪些护理问题?

　　2.对该患儿应采取哪些护理措施?

案例分析

　　新生儿出生后来自母亲的钙来源突然终止,血钙水平开始下降。血液中总钙的正常浓度是2.5 mmol/L(10 mg/dL),当血清总钙低于1.75~2 mmol/L(7.0~8.0 mg/dL)或游离钙浓度低于0.9 mmol/L(3.5 mg/dL)时称低钙血症,是新生儿期惊厥的重要原因之一。

一、病因及发病机制

钙的平衡主要依靠甲状旁腺和降钙素的调节,如调节功能不成熟或异常,或胎儿储钙不足或出生后磷摄入量过多都可引起低钙血症,具体病因如下。

1. 暂时性甲状旁腺功能抑制 早期低钙血症发生在出生后 3 天内,多由于暂时性甲状旁腺功能抑制所致。因在妊娠晚期母体血中的钙经胎盘主动输入胎儿的量增加,抑制了甲状旁腺功能。低出生体重儿、窒息和患呼吸窘迫综合征的新生儿甲状旁腺功能比足月正常新生儿更差,钙的储备量少。有的出生后几天内血中降钙素较高,也和低血钙也有关。早期发病者的血清总钙常低于 1.75 mmol/L。

2. 牛乳喂养 晚期低钙血症发生在出生 3 天以后,高峰在第一周末,牛乳中钙磷比例不适宜,喂养的新生儿磷摄入量过多,抑制了钙的吸收,使血钙降低,血清总钙常低于 2 mmol/L。

3. 其他原因 患儿因先天性甲状旁腺功能不全引起的低钙血症,症状持续较久,达 3 周以上,但大部分患儿随年龄的增长甲状旁腺功能的发育仍可赶上正常婴儿,故属暂时性。偶见孕母患甲状旁腺功能亢进或患腺瘤,母体血钙增高,抑制胎儿甲状旁腺功能;新生儿出生后因母亲供钙停止,外源性钙供应不足,患儿出现低钙血症。

二、临床表现

1. 症状 多出现在出生后 5~10 天,临床症状轻重不一,主要是神经肌肉兴奋性增高,表现为烦躁不安、肌肉抽动、可有惊跳及惊厥,手足抽搐在新生儿少见,发作期间一般情况良好。

2. 体征 可有肌张力稍高,腱反射增强,肌肉震颤常伴有不同程度呼吸改变、心率增快和发绀等,严重时表现为呼吸暂停和喉痉挛。

三、辅助检查

血清总钙<1.75 mmol/L(7 mg/dL),血清游离钙浓度<0.9 mmol/L(3.5 mg/dL),血清磷>2.6 mmol/L(8 mg/dL),碱性磷酸酶多正常。心电图 Q-T 间期延长(早产儿>0.2 s,足月儿>0.19 s)。

四、治疗原则

(1)给予静脉或口服钙剂治疗,维持血钙在正常范围内,新生儿晚期低钙血症者,宜改用母乳或配方奶喂养。

(2)甲状旁腺功能低下所致的惊厥,不易控制时除用钙剂外,可加用大剂量维生素 D,或有助于尿磷排泄的药物,治疗时需监测血钙,以免血钙过高沉积在肾。

(3)低钙惊厥可伴低血镁症,需要监测和补充镁剂。

五、护理评估

1. 健康史 评估患儿胎儿期情况,出生时是否早产、难产;有无窒息、低血糖等;出生后是否牛乳喂养等。

2. 身心状况

(1)身体状况:症状轻重不一,主要表现为神经肌肉兴奋性增高,烦躁不安、惊跳、手足抽搐、震颤和惊厥。发作时可以出现心率增快或发绀,严重表现为呼吸暂停和喉痉挛。消化系统可以出现呕吐,便血。发作间歇时患儿一般情况良好,但肌张力稍高,腱反射增强。母亲孕期可能有糖尿病或妊娠高血压,早产儿及有窒息史者多见。多于出生后数小时至 3 天发病,有烦躁不安、惊跳、肢体震颤、喉痉挛、惊厥等。发作间期患儿一般状况良好。血清总钙低于 1.75 mmol/L(7 mg/dL)或血清游离钙浓度低于 0.9 mmol/L(3.5 mg/dL)。

(2)心理社会状况:患儿家长因对本病知识缺乏,当患儿出现惊厥等表现常出现焦虑和恐惧等心理反应。

六、常见护理诊断

1. 营养失调:低于机体需要量 与钙吸收不足、血磷浓度过高有关。

2. 有窒息的危险 与血清总钙降低、喉痉挛有关。

七、护理目标

(1)患儿血清总钙水平恢复正常。

(2)患儿未发生并发症。

八、护理措施

1. 提高血清总钙水平,降低神经肌肉兴奋性 发生惊厥时,遵医嘱静脉应用钙剂(10%葡萄糖酸钙 2 mg/kg,以 5%葡萄糖稀释 1 倍缓慢静脉注射,速度 1 mL/min),如心率<80 次/分,应暂停注射,一旦发生药液外渗,应立即停止注射,给予 25%～50%硫酸镁纱布湿敷。

2. 补钙 补钙的剂量一般 2 岁以下的婴幼儿每天需要 400～600 mg,按正常饮食,每天从食物中摄取的钙只有需要量的 2/3,所以每天必须额外补钙,以填补欠钙的缺失。

3. 母乳喂养 尽量给予新生儿母乳喂养。在没有母乳喂养条件的情况下,应给予母乳化配方奶喂养,保证钙的摄入,积极地做好小儿低钙血症的预防保健工作;或用牛奶等喂养期间,要注意搭配鱼肝油或维生素 D 制剂等。

4. 健康教育 反复惊厥可致脑损伤,引发脑发育障碍,智力低下,如果处理不当或者耽误了最佳的治疗时机,往往会造成严重后果。因此,护士应向患儿家长解释病因与预后,让其了解低钙血症发生时的表现,帮助患儿家长掌握正确的护理方法,加强母乳喂养的宣教,指导遵医嘱服用钙剂及定期复诊。

九、护理评价

(1)患儿血清总钙水平是否恢复正常?

(2)并发症是否得到预防及发生并发症时及时地发现和处理?

→ **直通护考**

在线答题

（邓晓燕　于淑婷）

儿科常用技术

扫码看课件　　思政案例

学习目标

　　【知识目标】　掌握皮肤的护理、婴儿抚触法、人工喂养法、约束保护法、静脉输液法、股静脉穿刺法、婴幼儿灌肠法、温箱使用法、光照疗法、换血疗法的操作要点。

　　【能力目标】　能按护理程序在护理工作中正确应用儿科常用技术。

　　【思政目标】　操作中注意患儿安全、舒适,并与患儿及其家长进行有效沟通。

任务一　皮肤的护理

案例引导

　　患儿,女,8个月,患急性胃肠炎入院,腹泻,每天10余次,臀部皮肤发红,轻度皮疹。

　　问题:

　　1.该患儿出现哪一度臀红,如何护理?

　　2.怎样正确实施婴儿盆浴法?

案例分析

婴儿盆浴法

一、目的

(1)增加婴儿的清洁、舒适。

(2)观察全身尤其是皮肤状况。

(3)促进血液循环,协助婴儿散热及排泄,增加肌肉和肢体的活动度。

二、护理程序

(一)评估

(1)婴儿一般信息:床号、姓名、月龄、手腕带等。

(2)婴儿病情,意识状态,治疗状况,肢体活动度,全身皮肤颜色、温度、完整度。

(3)婴儿家长对婴儿盆浴法的认知,合作程度。

(二)准备

1.护士准备　洗手、修剪指甲、着装整齐、戴口罩。

2. 用物准备

(1)棉布类:清洁的婴儿尿布及衣服,大小毛巾、毛巾被及包布,系带,浴巾 2 块。

(2)护理盘:水温计、梳子、沐浴液、无菌棉签、护臀用品(护臀霜或鞣酸软膏)、75%乙醇或复合碘皮肤消毒剂。

(3)浴盆:温热水(2/3 满),冬季水温 38~39 ℃,夏季水温 37~38 ℃,备水时温度稍高 2~3 ℃。另外,可备 50~60 ℃温热水一壶。

(4)其他:准备清洁的床单、被套、枕套,根据需要准备磅秤、指甲剪、脐带贴等。

3. 婴儿准备 脱去衣物,停止进食 1 h 后或进食前 1 h。

4. 环境准备 环境整洁、安静,关闭门窗,光线、温湿度适宜(室温 26~28 ℃)。

(三)实施

婴儿盆浴法操作步骤见表 7-1。

表 7-1 婴儿盆浴法

操 作 步 骤	要 点 说 明
评估:婴儿床号、姓名、月龄、手腕带等;婴儿病情,意识状态,治疗状况,肢体活动度,全身皮肤颜色、温度、完整性;婴儿家长对婴儿盆浴法的认知,合作程度	取得婴儿信息,为制订护理计划做好准备
护士准备:洗手、修剪指甲、着装整齐、戴口罩 婴儿准备:脱去衣物,停止进食 1 h 后或进食前 1 h	避免交叉感染
用物准备: (1)棉布类:清洁的婴儿尿布及衣服,大小毛巾、毛巾被及包布,系带,浴巾 2 块 (2)护理盘:水温计、梳子、沐浴液、无菌棉签、护臀用品(护臀霜或鞣酸软膏),75%乙醇或复合碘皮肤消毒剂 (3)浴盆:温热水(2/3 满),冬季水温 38~39 ℃,夏季水温 37~38 ℃,备水时温度稍高 2~3 ℃。另外,可备 50~60 ℃温热水一壶 (4)其他:准备清洁的床单、被套、枕套,根据需要准备磅秤、指甲剪、脐带贴等	
环境整洁、安静,关闭门窗,光线、温湿度适宜(室温 26~28 ℃)	婴儿安全、舒适,避免着凉
解释操作目的,配合及注意事项,取得婴儿家长的同意	取得婴儿家长的同意,配合
备齐用物,携至婴儿床旁,按顺序排好,浴盆置于床旁凳(操作台)上 盖被三折于床尾,脱去婴儿衣服(根据需要测量体重),保留尿布,用大毛巾包裹婴儿全身	堵住外耳道,防止水流入耳内
抱起婴儿,左手托着婴儿枕部,左臂腋下夹住婴儿,左手拇指和中指分别向前折住婴儿耳郭,将婴儿移至浴盆边	
较小婴儿洗头用小毛巾自婴儿内眦向外眦擦拭眼睛,然后擦洗面部,擦耳时注意耳后皱褶处皮肤,用无菌棉签清洁鼻孔;最后清洁头颈部(图 7-1)。较大婴儿洗头可用前臂托住婴儿上半身,下半身托于护士腿上(图 7-2)	
铺一块浴巾在浴盆底部,防止婴儿在浴盆内滑倒。移开大毛巾及尿布,左手握住婴儿左臂靠近肩部处使颈部枕于护士手腕处,再以右前臂托住婴儿双腿,用右手握住婴儿左腿靠近腹股沟处使其臀部位于护士手掌上。轻放婴儿于水中(图 7-3)	注意洗净颈部、腋下、腹股沟等皮肤皱褶处。同时观察皮肤有无异常情况
松开右手,用另一块浴巾淋湿婴儿全身,右手涂抹沐浴液,按顺序先涂颈部、胸、腹、腋下、上肢及手,再涂会阴部、腹股沟、下肢及脚,边洗边将沐浴液冲干净。清洗过程中,护士左手始终握牢婴儿(洗背部时,左、右手交接婴儿,使婴儿头、颈部靠在护士右手臂上)(图 7-4)	

操作步骤	要点说明
洗毕,按照放入水中的方法迅速将婴儿抱出,用大毛巾包裹全身,吸干水分,检查全身情况,给予相应的处理	
脐带残端未脱落者,用无菌棉签蘸取 75% 乙醇或复合碘皮肤消毒剂,从脐根部慢慢向外擦拭脐窝,然后擦拭脐带残端和脐周,每个部位重复 2 遍。若脐部有渗血、渗液或脓性分泌物应及时通知医生并遵医嘱给予相应处理	
擦干臀部,局部涂护臀用品,穿好尿布	
更换清洁衣服,根据需要修剪指甲,更换床单等。核对手腕带及床号,放回婴儿床	
整理用物,洗手,做好记录	记录婴儿盆浴开始、结束的时间,观察的结果以及采用的相应护理措施

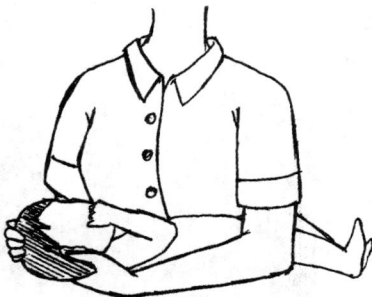

图 7-1 较小婴儿洗头

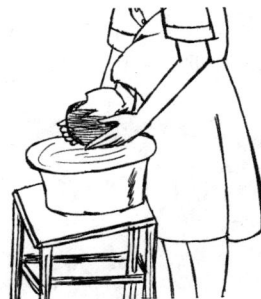

图 7-2 较大婴儿洗头

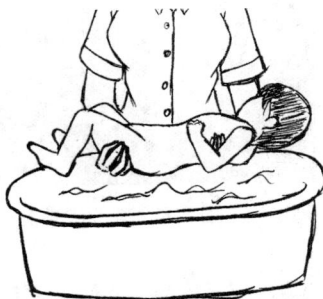

图 7-3 婴儿出入盆

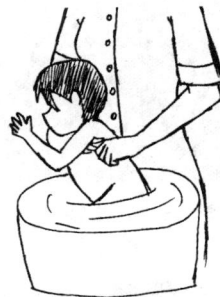

图 7-4 婴儿背部清洗

(四)评价

(1)护士举止端庄、作风严谨。

(2)注重婴儿舒适,婴儿皮肤护理安全、有效。

(3)与婴儿家长进行有效沟通,取得婴儿家长同意和配合。

(4)操作熟练,动作规范。

三、注意事项

(1)婴儿盆浴于进食前 1 h 或进食 1 h 后,防止呕吐和溢奶。

(2)注意保暖,减少暴露,控制水温,以免烫伤。

(3)耳、眼不得有水或肥皂沫进入。

(4)操作过程中注意观察婴儿呼吸及面色,如有异常,停止清洗,及时报告医生。

(5)婴儿头顶部皮脂结痂不可用力清洗,可涂抚触油、植物油等浸润,待结痂软化后轻轻梳去再清洗。

（6）若脐带残端未脱落,注意保护脐带残端,避免脐部被污染。可用脐带贴,若脐部有分泌物,可用75％乙醇或复合碘皮肤消毒剂擦拭并保持干燥。

臀红护理法

臀红,又叫尿布皮炎、尿布疹,是婴儿臀部皮肤被尿液、粪便以及未洗净的湿尿布长时间的刺激、摩擦,引起局部皮肤潮红、破溃,甚至表皮糜烂及剥脱,也可由于长时间使用塑料膜、橡皮布等透气性差的尿布所致。

一、臀红的分类

臀红多发生在婴儿的外生殖器、臀部及会阴部。根据皮肤受损程度,可将臀红分为四度。

（一）轻度

仅表现为表皮潮红（图7-5）。

（二）重度

又可分为三度。

1. 重Ⅰ度 局部皮肤潮红,伴有皮疹（图7-6）。

2. 重Ⅱ度 除有重Ⅰ度表现外,还伴有皮肤破溃、脱皮（图7-7）。

3. 重Ⅲ度 最严重,表现为局部大片糜烂和表皮剥脱,有时可继发各种感染（图7-8）。

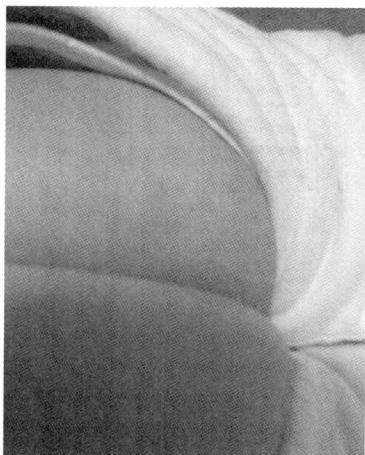

图7-5　轻度臀红

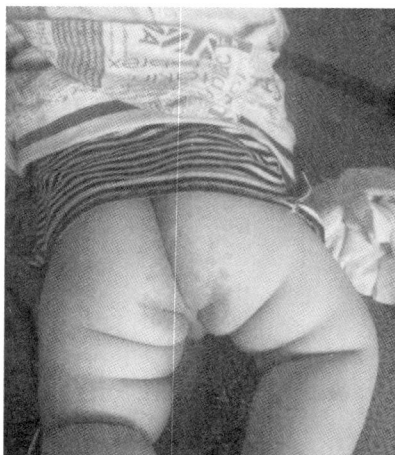

图7-6　重Ⅰ度臀红

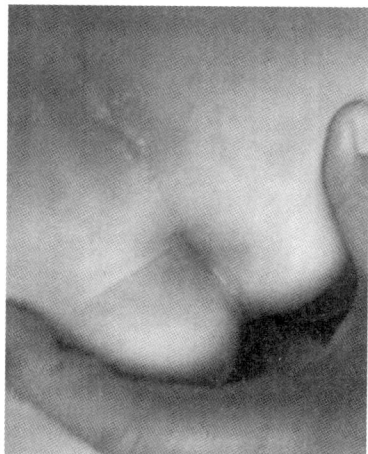

图7-7　重Ⅱ度臀红

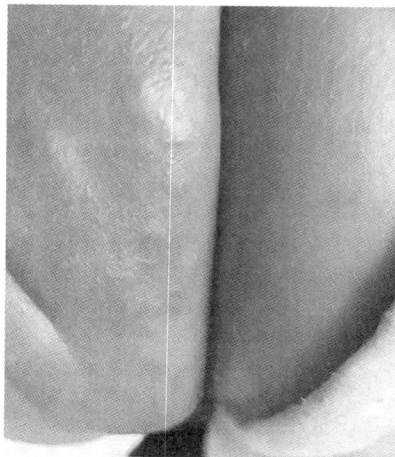

图7-8　重Ⅲ度臀红

二、臀红的护理

(一)目的

保持臀部清洁干燥,减轻患儿痛苦,促使受损皮肤康复。

(二)护理程序

1. 评估

(1)患儿的一般信息:床号、姓名、年龄、手腕带等。

(2)患儿的病情,治疗状况,意识状态,肢体活动度,全身皮肤颜色、温度、完整度、臀部皮肤状况,生命体征。

(3)患儿家长对臀红护理的认知,合作程度。

2. 准备

(1)护士准备:洗手、修剪指甲、着装整齐、戴口罩。

(2)用物准备:清洁尿布、盛温开水的面盆、棉签、弯盘、尿布桶、小毛巾、常用药物(0.02%高锰酸钾溶液、紫草油、3%～5%鞣酸软膏、鱼肝油软膏、40%氧化锌软膏、康复新溶液、硝酸咪康唑乳膏(达克宁)等、红外线灯或鹅颈灯。

(3)婴儿准备:取下尿布,暴露受损部位皮肤。

(4)环境准备:环境整洁、安静,关闭门窗,光线、温湿度适宜(室温 26～28 ℃)。

3. 实施

臀红护理法操作步骤见表 7-2。

表 7-2 臀红护理法

操作步骤	要点说明
评估:患儿床号、姓名、年龄、手腕带等;患儿的病情,意识状态,治疗状况,肢体活动度,全身皮肤颜色、温度、完整度,臀部皮肤状况,生命体征;患儿家长对臀红护理的认知,合作程度	取得患儿信息,为制订护理计划做好准备
护士准备:洗手、修剪指甲、着装整齐、戴口罩 婴儿准备:取下尿布,暴露受损部位皮肤	避免交叉感染
用物准备:清洁尿布、盛温开水的面盆、棉签、弯盘、尿布桶、小毛巾、常用药物(0.02%高锰酸钾溶液、紫草油、3%～5%鞣酸软膏、鱼肝油软膏、40%氧化锌软膏、康复新溶液、硝酸咪康唑乳膏(达克宁等)、红外线灯或鹅颈灯	
环境整洁、安静,关闭门窗,光线、温湿度适宜(室温 26～28 ℃)	患儿安全、舒适,避免着凉
解释操作目的,配合及注意事项,取得患儿家长的同意	取得婴儿家长的同意,配合
备齐用物,按操作顺序将用物放于治疗车上,推车至患儿床旁	
轻轻掀开患儿下半身盖被,解开污湿尿布,用上端清洁处尿布轻轻擦拭会阴部及臀部,用手蘸温水将臀部洗干净,并用小毛巾吸干水分,取出污湿尿布,卷折放入尿布桶	
将清洁尿布垫于臀下,使臀部暴露于空气或阳光下 10～20 min,注意保暖	保持受损皮肤干燥
臀红严重者,患儿侧卧,暴露臀红部位,可用红外线灯或鹅颈灯照射臀部,男婴照射时需要用尿布遮住阴囊	保护男婴生殖器
照射前,护士需要用前臂内侧皮肤感受温度,灯泡 25～40 W,距离臀红部位 30～40 cm,照射 10～15 min	保持局部皮肤干燥,促进血液循环,促使创面愈合
根据臀部皮肤受损情况,选择合适的油类或药膏	
棉签蘸取油类或药膏后,贴在皮肤上轻轻滚动,均匀涂药。棉签用后放入弯盘内	
更换清洁尿布,穿好衣服,整理床单位	
整理用物,洗手,做好记录	记录患儿生命体征、精神状态、臀部皮肤情况以及护理措施

4.评价

(1)护士举止端庄、作风严谨。

(2)注重患儿舒适,患儿皮肤护理安全、有效。

(3)与患儿家长进行有效沟通,取得患儿家长同意和配合。

(4)操作熟练,动作规范。

(三)注意事项

(1)清洗臀部时,忌用肥皂,也不可用小毛巾直接擦洗,可用手蘸水清洗。

(2)涂抹油类或药膏时,不可反复或上下涂刷,以免加剧疼痛或脱皮。

(3)用红外线灯或鹅颈灯照射臀部,应关闭门窗,注意保暖,每天2~3次,灯管照射时应由专人看护,防止烫伤。

(4)根据皮肤受损情况选择油类或药膏。轻度臀红时,涂紫草油、40%氧化锌软膏或3%~5%鞣酸软膏;重Ⅰ、Ⅱ度臀红时,涂鱼肝油软膏;重Ⅲ度臀红时,涂鱼肝油软膏或康复新溶液,每天3~4次。继发真菌或细菌感染时,遵医嘱可用0.02%高锰酸钾溶液冲洗并吸干,然后涂硝酸咪康唑乳膏(达克宁)或红霉素软膏,每天2次,以控制局部感染。

(5)重度臀红患儿的尿布要煮沸,阳光下曝晒或用消毒液浸泡以达到消毒灭菌的目的。

三、臀红的预防

(1)勤换尿布,保持婴儿臀部皮肤清洁、干燥。

(2)勤清洗,每次大、小便后,都用温开水清洗臀部并擦干,但要注意不可用刺激性物品清洗。

(3)尿布应选用质地柔软、细腻和吸水性强的纯棉制品,尿布使用后每次清洗干净,不要残留洗涤剂,一定确保尿布晾干后使用。

(4)腹泻患儿除应勤清洗外,还应在臀部涂植物油,保护皮肤。

任务二　婴儿抚触法

案例引导

新生儿,出生5天,沐浴后,请为其做婴儿抚触。

问题:

1.婴儿抚触的目的有哪些?在为婴儿抚触时,应注意什么?

2.怎样为婴儿正确有效实施婴儿抚触?

案例分析

一、目的

(1)增强婴儿肌肉的力量和关节的灵活度。

(2)使婴儿身心全面发展,促使母婴情感交流、互动。

(3)刺激淋巴系统、神经系统的发育,增强抵抗力。

二、护理程序

(一)评估

(1)婴儿一般信息:床号、姓名、年龄、手腕带等。

(2)婴儿生命体征、肢体活动度、全身皮肤状态。

(3)婴儿家长对婴儿抚触的认知,合作程度。

(二)准备

1. 护士准备 洗手、修剪指甲、着装整齐、戴口罩、双手温暖、摘下佩戴的饰物。

2. 用物准备 按摩油、婴儿衣服、清洁尿布、浴巾。

3. 婴儿准备 避免饱食或饥饿。

4. 环境准备 环境整洁、安静,关闭门窗,温湿度适宜(室温 26～28 ℃)。

(三)实施

婴儿抚触法操作步骤见表 7-3。

表 7-3 婴儿抚触法

操 作 步 骤	要 点 说 明
评估:婴儿床号、姓名、年龄、手腕带等;婴儿生命体征、肢体活动度、全身皮肤状态;婴儿家长对婴儿抚触法的认知,合作程度	取得婴儿信息,为制定护理计划做好准备
护士准备:洗手、修剪指甲、着装整齐、戴口罩、双手温暖、摘下佩戴的饰物	避免交叉感染
婴儿准备:避免饱食或饥饿	避免引起婴儿呕吐、消化不良、不适等
用物准备:按摩油、婴儿衣服、清洁尿布、浴巾	
环境整洁、安静,关闭门窗,光线、温湿度适宜(室温 26～28 ℃)	婴儿安全、舒适,避免着凉
解释操作目的,配合及注意事项,取得婴儿家长的同意	取得婴儿家长的同意,配合
(1)再次核对婴儿床号、姓名、年龄、手腕带,核对医嘱 (2)备齐用物,放置于婴儿床旁 (3)洗手、戴口罩。操作者可取坐姿(双腿前伸,婴儿位于操作者两腿之间);盘膝坐姿(双腿盘膝而坐,面向婴儿);跪姿,而最常用的是站立姿势。操作者双肩放松,背部挺直 (4)倒少量按摩油于操作者掌内,揉搓双手,涂布均匀,按摩头部、胸腹部、四肢及手足、背部、活动四肢依次抚触 (5)头部抚触:双手拇指从眉间向两侧推,止于两侧发际(图 7-9),双手拇指指腹自婴儿下颌中央向两面部上侧滑动,呈"微笑"状(图 7-10);一手托起头部,一手掌面从前额发际向脑后抚触(避开前囟),并停止于两耳后乳突处,轻轻按压(图 7-11) (6)胸部抚触:双手交替分别从胸部外下侧向对侧的外上方(避开乳头)滑动(图 7-12) (7)腹部抚触:双手分别沿顺时针方向按摩腹部数次(图 7-13) (8)四肢抚触:涂上按摩油后,两手指弯成半月形,捏住婴儿手臂,由上而下滑动,由近端向远端揉捏肌肉、关节(图 7-14),同法揉捏双下肢肌肉、关节(图 7-15) (9)手足抚触:涂上按摩油后,托住婴儿的手,操作者双手拇指从婴儿的掌根部滑向指尖,使婴儿的手掌伸展,揉捏每根手指(从指根到指尖)并提捏各手指关节(图 7-16),然后双手拇指从婴儿足后跟向脚趾尖部滑动并揉捏提拉各脚趾关节(图 7-17) (10)背部抚触:婴儿俯卧,双手掌涂上按摩油后,以脊柱为中线,由脊柱向两侧滑动按摩(图 7-18);双手横放在婴儿后肩部,由上而下交叉滑动至对侧臀部(图 7-19);将一只手的示指、中指和无名指放于婴儿的臀部,顺时针环形按摩臀部数次 (11)活动四肢:全身抚触后,婴儿肌肉已完全放松,可帮助其活动各关节。注意动作为上肢、下肢的伸展、交叉 (12)为婴儿穿好衣服,再次核对婴儿床号、姓名、手腕带,将婴儿送入婴儿床	
整理用物,洗手,取口罩,做好记录	

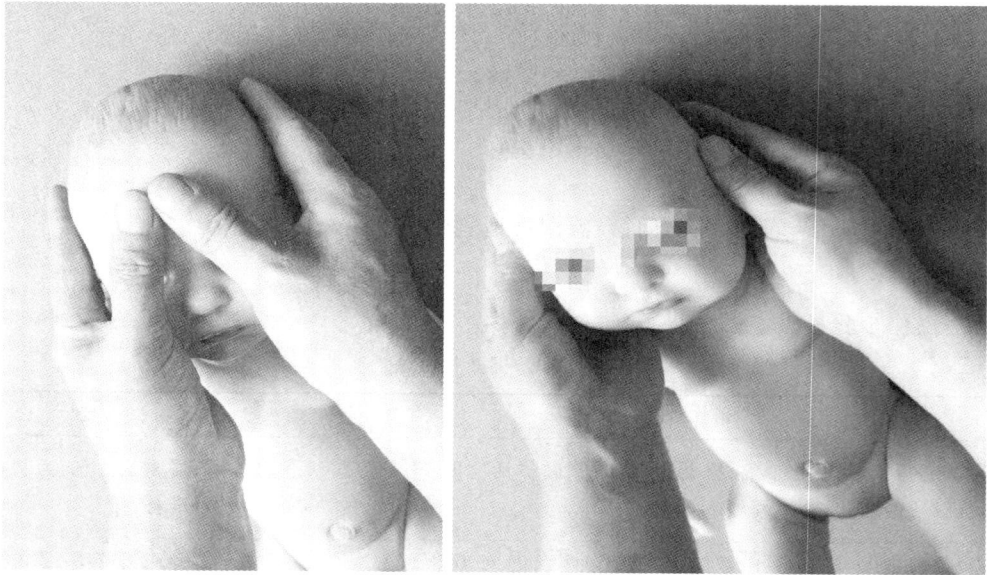

图 7-9　额部抚触

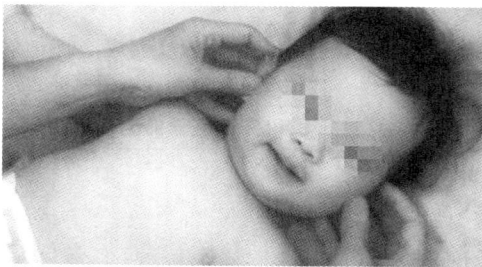

图 7-10　下颌抚触

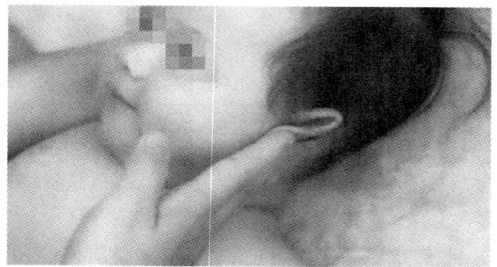

图 7-11　前额向脑后抚触

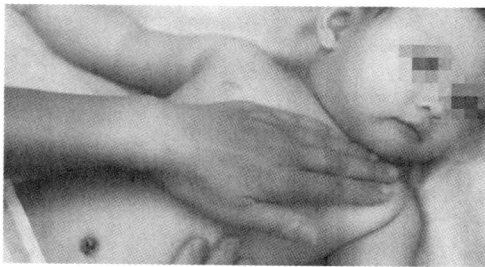

图 7-12　胸部抚触

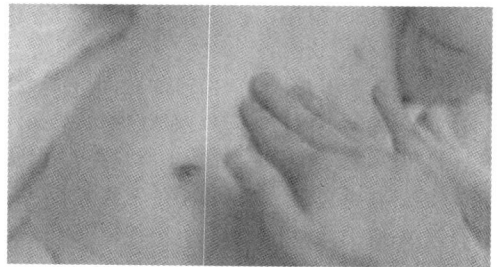

图 7-13　腹部抚触

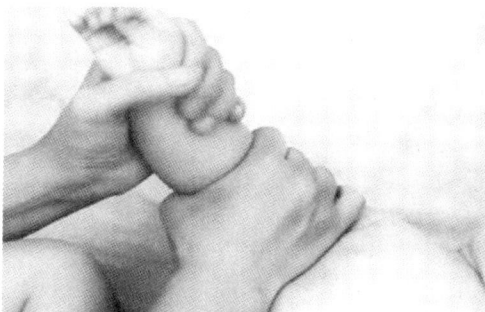

图 7-14　上肢抚触

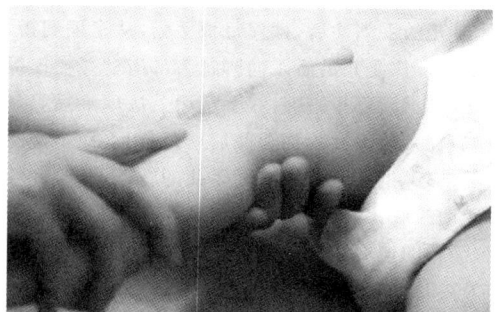

图 7-15　下肢抚触

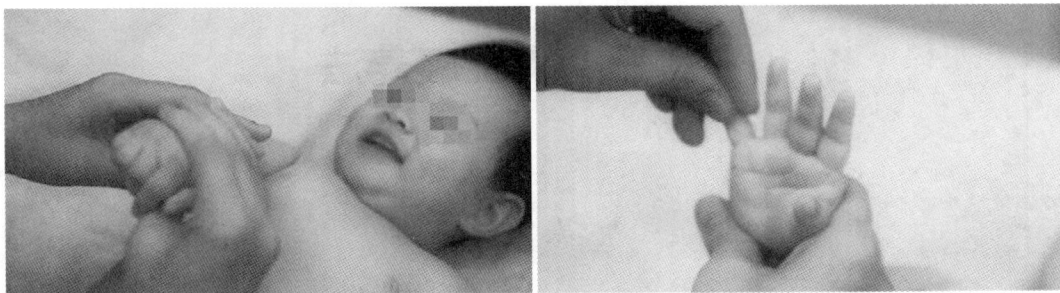

图 7-16 手部抚触

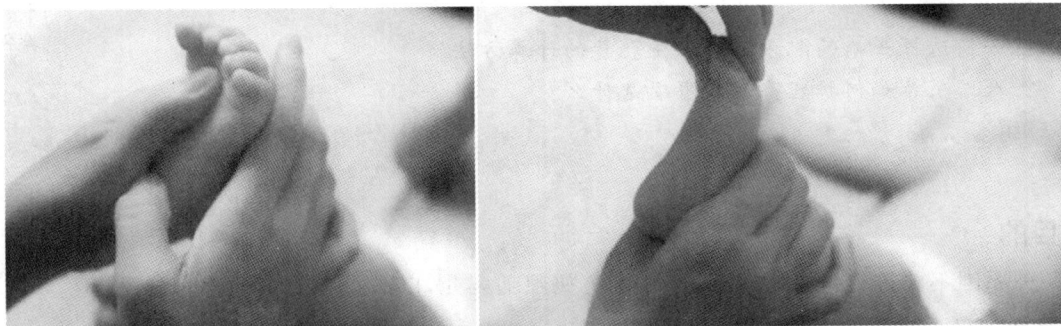

图 7-17 足部抚触

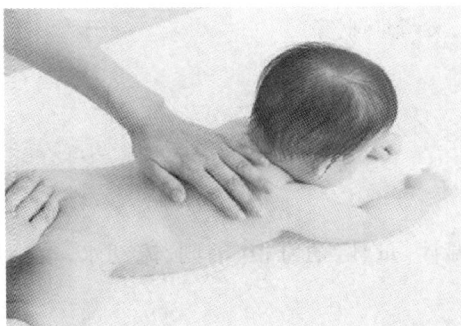

图 7-18 背部抚触 1

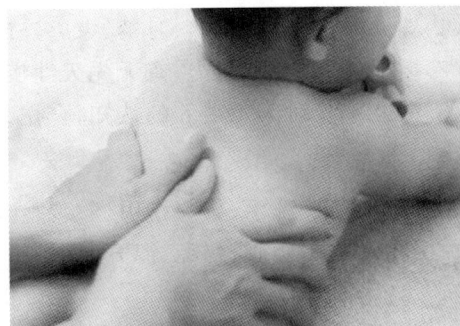

图 7-19 背部抚触 2

（四）评价

（1）护士举止端庄、作风严谨。

（2）婴儿抚触时注意保持婴儿舒适、安全。

（3）与婴儿家长进行有效沟通，取得婴儿家长同意和配合。

（4）操作熟练，动作规范。

三、注意事项

（1）抚触时注意婴儿保暖，抚触后防止婴儿因按摩油润滑作用造成婴儿滑脱。

（2）避免在饱食、烦躁、饥饿的情况下进行抚触，以免引起婴儿哭闹。

（3）不是每次抚触都要做整套动作，可以根据婴儿的具体情况选择抚触部位及时间。如可在更换尿布后给予臀部及背部的按摩，沐浴后进行全身抚触等。抚触时间一般为 $10\sim15$ min。

（4）抚触力度适中，抚触过程中要与婴儿有适当的交流，增加婴儿的舒适感、安全感。

（5）抚触过程中注意婴儿反应，发现异常立即停止抚触，并通知医生，及时处理。

任务三　人工喂养法

4个月健康女婴,现在在家采用人工喂养,其家长到儿保门诊咨询人工喂养护理,请护士示范并指导。

问题:

1.如何选择正确的配方奶粉?牛乳量的计算方法?

2.人工喂养如何护理?注意事项是什么?

案例分析

一、目的

由于各种原因不能进行母乳喂养时,采用配方奶喂哺婴儿,以满足婴儿全部营养需要。

二、护理程序

(一)评估

(1)婴儿一般信息:姓名、月龄、家庭经济状况、父母文化水平、父母职业等。

(2)婴儿体重、吞咽能力、有无先天性疾病和遗传性疾病。

(3)婴儿家长对人工喂养的认知,合作程度。

(二)准备

1.护士准备　洗手、修剪指甲、着装整齐、戴口罩。

2.用物准备　奶瓶、奶嘴、温开水(40～45 ℃)、配方奶粉、水温计、量杯、消毒柜、毛刷、流动水、清洁尿布等。

3.婴儿准备　婴儿舒适、有进食需要。

4.环境准备　环境整洁、安静,光线、温湿度适宜(室温 26～28 ℃)。

(三)实施

人工喂养法操作步骤见表7-4。

表7-4　人工喂养法

操 作 步 骤	要 点 说 明
评估:婴儿姓名、月龄、家庭经济状况、父母文化水平、父母职业等;婴儿体重、吞咽能力、有无先天性疾病和遗传性疾病;婴儿家长对人工喂养的认知,合作程度	取得婴儿信息,为制订护理计划做好准备
护士准备:洗手、修剪指甲、着装整齐、戴口罩 婴儿准备:患儿舒适、有进食需要	避免交叉感染
用物准备:奶瓶、奶嘴、温开水(40～45 ℃)、配方奶粉、水温计、量杯、消毒柜、毛刷、流动水、清洁尿布	
环境整洁、安静,光线、温湿度适宜(室温 26～28 ℃)	婴儿安全、舒适,避免着凉
解释操作目的,配合及注意事项,取得婴儿家长的同意	取得婴儿家长的同意,配合

操 作 步 骤	要 点 说 明
(1)取已消毒的奶瓶 (2)根据婴儿体重、年龄,按水乳比例配制好奶液 (3)喂哺前应先给婴儿换尿布。再次洗手,脱口罩 (4)根据婴儿年龄选择合适的奶嘴。1~3个月婴儿在奶瓶倒置时,奶液能一滴一滴地滴出,两滴之间稍有间隔;4~6个月时奶液能连续滴出;6个月以上奶液呈线状流出 (5)喂哺前用前臂内侧测量奶液温度,以不烫手为宜 (6)抱婴儿置于膝上,使之呈半卧位姿势 (7)持奶瓶为斜位,使奶液充满奶嘴后再让婴儿含住奶嘴进行喂哺 (8)每次喂哺时间为15~20 min (9)喂哺完毕,竖抱婴儿,轻拍其背部,排出空气后再将婴儿置于右侧卧位	避免奶液温度过高,烫伤婴儿食道 婴儿半卧位姿势,防止婴儿吐奶 奶液充满奶嘴,防止过多空气进入婴儿胃内
整理用物,洗手,做好记录 用毛刷彻底清洗奶瓶、奶嘴,并消毒备用	记录婴儿喂哺的时间、奶量以及喂哺过程中婴儿状况

(四)评价

(1)护士举止端庄、作风严谨。

(2)婴儿安全,喂哺有效。

(3)与婴儿家长进行有效沟通,取得婴儿家长同意和配合。

(4)操作熟练,动作规范。

三、注意事项

(1)检查奶嘴孔的大小是否合适,避免过大或过小。

(2)注意调制奶液的浓度和量,不要过稀、过浓或太多、太少,以免引起营养不良或消化功能障碍。

(3)喂哺前要注意消毒,配制及喂哺前均需洗净双手,奶瓶、橡胶乳头、匙、盆、碗、杯等食具,每次用后刷洗干净,消毒。

(4)奶瓶中剩余奶液不宜留到下次再喂,尤其在夏天,以免变质的奶液引起小儿腹泻。

(5)奶液最好由母亲喂哺,这样可使母亲与婴儿加强接触与沟通,有利于婴儿心理发展。

任务四　约束保护法

案例引导

　　患儿,1周岁,患肺炎入院,体温 39.5 ℃,烦躁不安,为使静脉给药顺利进行,采用约束保护法制动留针的右手及右前臂。

　　问题:

　　1.该患儿应该使用何种约束保护法,约束保护法有几种,约束保护法的目的是什么?

　　2.怎样为患儿正确实施约束保护法?

案例分析

一、目的

(1)限制患儿活动,以利于诊疗的开展。

(2)保护躁动不安的患儿,以免发生意外。

(3)保护伤口及敷料,避免抓伤和感染。

二、护理程序

(一)评估

(1)患儿一般信息:床号、姓名、年龄、手腕带等。

(2)患儿病情,治疗状况,肢体活动度,约束部位皮肤颜色、温度、完整度;患儿合作程度。

(3)患儿家长对约束保护法的认知,合作程度。

(二)准备

1.护士准备 洗手、修剪指甲、着装整齐、戴口罩。

2.用物准备 大毛巾或床单、约束带、2.5 kg沙袋(用便于消毒的橡皮袋缝制)、布套。

3.患儿准备 能理解的患儿,可配合操作。

4.环境准备 环境整洁、安静,光线、温湿度适宜(室温26～28 ℃)。

(三)实施

约束保护法操作步骤见表7-5。

表7-5 约束保护法

操 作 步 骤	要 点 说 明
评估:患儿床号、姓名、年龄、手腕带等;患儿病情、治疗状况,肢体活动度,约束部位皮肤颜色、温度、完整度;患儿合作程度;患儿家长对约束保护法的认知,合作程度	取得患儿信息,为制订护理计划做好准备
护士准备:洗手、修剪指甲、着装整齐、戴口罩	避免交叉感染
患儿准备:能理解的患儿,可配合操作	
用物准备:大毛巾或床单、约束带、2.5 kg沙袋(用便于消毒的橡皮袋缝制)、布套	
环境整洁、安静,光线、温湿度适宜(室温26～28 ℃)	患儿安全、舒适,避免着凉
解释操作目的,配合及注意事项,取得患儿及其家长的同意	取得患儿及其家长的同意,配合
全身约束保护法: (1)折叠大毛巾或床单,宽度到患儿肩部到脚跟部的长度 (2)放患儿于大毛巾中间,将大毛巾一边紧裹患儿同一侧上肢、躯干、下肢,经胸、腹部至对侧腋窝处,再将大毛巾整齐地压于患儿身下 (3)大毛巾另一边紧裹患儿另一侧手臂,经胸、腹部压于背下。如患儿活动剧烈,可用布带围绕双臂打活结系好(图7-20) 手或足约束保护法: (1)置患儿手或足于约束带(图7-21)甲端中间,将乙、丙两端绕于腕或踝部对折后系好,松紧以手部或足部不易脱出且不影响血液循环为宜 (2)将丁端系于床沿上 沙袋约束保护法: (1)固定头部,防止其转动,用两个沙袋呈"人"字形摆放在头部两侧(图7-22) (2)强调保暖,防止患儿将盖被踢开,可将两个沙袋放于两肩旁,压在盖被上 (3)采取侧卧位时,为避免患儿翻身,将沙袋置于患儿背部	包裹松紧适宜,定时放松,勤巡视,观察患儿肢体末端血液循环情况
随时巡视,定期放松	防止患儿出现血运障碍
整理床单位,做好记录	记录使用约束保护法的原因、时间、部位,每次观察的结果,相应的护理措施

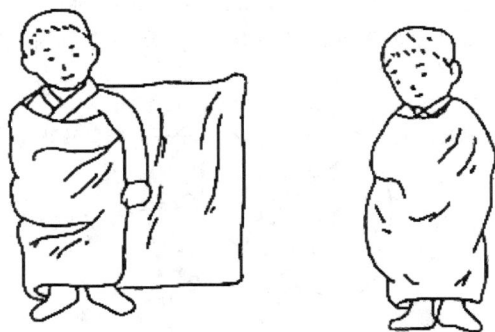

图 7-20 全身约束保护法

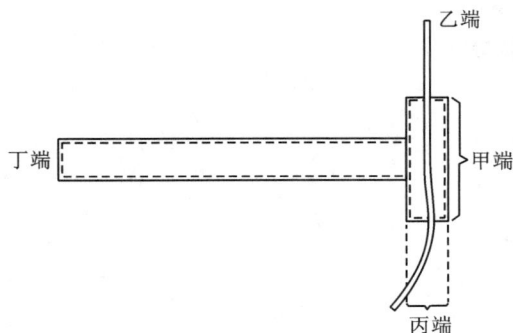

图 7-21 约束带

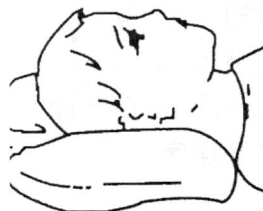

图 7-22 头部沙袋约束保护法

(四)评价

(1)护士举止端庄、作风严谨。

(2)注重患儿舒适,松紧适宜。

(3)与患儿及其家长进行有效沟通,取得患儿及其家长的同意和配合。

(4)操作熟练,动作规范。

三、注意事项

(1)约束或包裹松紧适宜,以可插入 1～2 指为宜,避免过紧损伤患儿皮肤或引起肢体末端血液循环障碍,过松则失去约束意义。

(2)保持患儿舒适姿势,为减少疲劳可定时给予短时的姿势改变,必要时局部按摩。

(3)约束期间,随时观察约束部位皮肤的颜色、温度,掌握血液循环状况。

(4)记录约束的目的,起止时间,相应的护理措施等。

任务五 静脉输液法

案例引导

患儿,1 周岁,患肺炎入院,体温 39.5 ℃,烦躁不安,需要静脉给药。

问题:

1.该患儿应该选择哪里的静脉进行穿刺?静脉输液的目的是什么?

2.怎样为患儿正确实施静脉输液法?其注意事项是什么?

案例分析

小儿头皮静脉极为丰富，分支甚多，互相贯通交错成网，头皮静脉表浅，易于固定，且不影响小儿肢体活动，故婴幼儿静脉输液多选择额上静脉、颞浅静脉及耳后静脉等头皮静脉(图 7-23)。

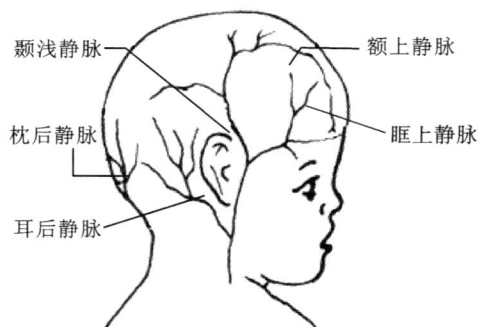

图 7-23　小儿头皮静脉

一、目的

(1)补充液体、营养，维持水、电解质平衡。

(2)输入药物，治疗疾病。

二、护理程序

(一)评估

(1)患儿一般信息：床号、姓名、年龄、手腕带等。

(2)患儿病情，治疗状况，肢体活动度，静脉输液部位皮肤颜色、温度、完整度。

(3)穿刺部位静脉颜色、弹性、走向。

(4)所用药物的性质、作用及不良反应以及患儿用药史、过敏史。

(5)患儿及其家长对静脉输液法的认知、合作程度。

(二)准备

1. 护士准备　洗手，修剪指甲，着装整齐，戴口罩。

2. 用物准备

(1)输液器及药物。

(2)治疗盘内放皮肤消毒液、无菌棉签、弯盘、胶布、头皮针。

(3)剃刀、污物杯、肥皂、纱布、治疗巾，必要时备沙袋或约束带。

3. 患儿准备　患儿穿刺部位毛发已剃去，局部皮肤完整、清洁，无炎症、硬结、瘢痕、皮疹等。

4. 环境准备　环境整洁、安静，光线、温湿度适宜(室温 26～28 ℃)。

(三)实施

头皮静脉输液法操作步骤见表 7-6，小儿头皮静脉与头皮动脉的鉴别见表 7-7。

表 7-6　头皮静脉输液法

操 作 步 骤	要 点 说 明
评估：患儿床号、姓名、年龄、手腕带等；患儿病情，治疗状况，肢体活动度，静脉输液部位皮肤颜色、温度、完整度；穿刺部位静脉颜色、弹性、走向；患儿用药史、过敏史；患儿及其家长对静脉输液法的认知、合作程度	取得患儿信息，为制订护理计划做好准备
护士准备：洗手，修剪指甲，着装整齐，戴口罩	避免交叉感染
患儿准备：患儿穿刺部位毛发已剃去，局部皮肤完整、清洁，无炎症、硬结、瘢痕、皮疹等	显露穿刺部位，便于穿刺

续表

操 作 步 骤	要 点 说 明
用物准备： （1）输液器及药物 （2）治疗盘内置皮肤消毒液、无菌棉签、弯盘、胶布、头皮针 （3）剃刀、污物杯、肥皂、纱布、治疗巾、必要时备沙袋或约束带 环境准备：环境整洁、安静，光线、温湿度适宜（室温 26～28 ℃）	患儿安全、舒适
解释操作目的、配合要点及注意事项，取得患儿家长的同意	取得患儿家长的同意、配合
再次核对患儿床号、姓名、手腕带等信息 观察穿刺部位皮肤、血管情况 协助患儿排空大小便 检查核对： （1）两人核对医嘱、输液卡和输液瓶贴 （2）核对药液标签 （3）检查药液质量 （4）贴输液瓶贴 药物准备： （1）遵医嘱，按无菌要求配制所需药液 （2）检查输液器，插入输液瓶内 静脉穿刺： （1）将用物推至患儿床旁，核对患儿床号、姓名、手腕带、输液卡和输液瓶贴；告知患儿输液目的及配合要点，询问患儿家长的需求并协助其解决 （2）再次核对输液卡，挂输液瓶，排尽空气，关闭调节器；一次排气成功，无药液浪费，检查输液器下端有无气泡，输液瓶液面高度是否合适 （3）将枕头放在床沿，协助患儿横卧于床中央，必要时用全身约束保护法约束患儿全身，如两人操作，则一人固定患儿头部，另一人站立于患儿头端便于操作。选择合适的头皮静脉，必要时剃去穿刺部位的毛发 （4）常规消毒皮肤 （5）再次核对患儿一般信息与医嘱单，排气 （6）操作者左手拇指、示指绷紧穿刺点前、后皮肤，右手持针柄在距静脉最清晰点后0.3 cm 处，针头与皮肤成 15°～30°角刺入皮肤，沿血管徐徐进针，见到回血后再进针少许，固定针头。推注生理盐水引导液，确定通畅无渗出后取下注射器，连接输液管，打开调节器，将输液管绕于合适位置，妥善固定	保证用药安全 用乙醇消毒，使注射部位头皮静脉显露更清晰
根据病情、药物性质、患儿年龄调节滴速，并再次核对输液卡、输液瓶贴，患儿手腕带	一般滴速不超过 20 滴/分。防止输液速度过快引起患儿心肺功能障碍
安置患儿，整理床单位，清理用物，加强巡视，做好记录	记录输液时间、输液量、使用药物

表 7-7　小儿头皮静脉与头皮动脉的鉴别

特　　征	头 皮 静 脉	头 皮 动 脉
颜色	浅蓝色	浅红色或与皮肤同色
搏动	无	有

特　征	头皮静脉	头皮动脉
管壁	薄,易被压瘪	厚,不易被压瘪
血流方向	多向心	多离心
注药	阻力小	阻力大

（四）评价

（1）护士举止端庄、作风严谨。

（2）注重患儿用药安全,一次性穿刺成功。

（3）执行无菌操作和查对制度。

（4）与患儿及其家长进行有效沟通,取得患儿及其家长的同意和配合。

（5）操作熟练,动作规范。

三、注意事项

（1）输液前尽量争取患儿的合作,不合作者给予适当的约束,必要时使用镇静剂。

（2）严格执行无菌操作和查对制度,注意药物之间的配伍禁忌。

（3）穿刺中注意观察患儿的面色和一般情况。

（4）根据患儿年龄、病情、药物性质调节滴速,观察输液速度是否合适,局部有无肿胀,针头有无移动、脱出,瓶内液体是否滴完,各连接处有无渗漏。

任务六　股静脉穿刺法

案例引导

患儿,1月龄,皮肤及巩膜黄染,且进行性加重。医嘱:检测肝功能。

问题:

1.对该患儿应采取何种采血法? 采血的目的是什么?

2.怎样为患儿正确实施股静脉穿刺法?

案例分析

一、目的

采血标本,为诊断、治疗疾病提供依据,适用于婴幼儿。

二、护理程序

（一）评估

（1）患儿一般信息:床号、姓名、年龄、手腕带等。

（2）患儿病情,治疗状况,肢体活动度,静脉穿刺部位皮肤颜色、温度、完整度;患儿合作程度。

（3）患儿及其家长对股静脉穿刺法的认知、合作程度。

（二）准备

1.护士准备　洗手,修剪指甲,着装整齐,戴口罩,必要时戴手套。

2.用物准备　治疗盘内放一次性注射器(5 mL 或 10 mL)、0.2%碘伏、棉签、无菌干棉球、胶布、试管、无菌纱布、沙袋等。

3.患儿准备 能理解的患儿,可配合操作。

4.环境准备 环境整洁、安静,光线、温湿度适宜(室温 26～28 ℃)。

(三)实施

股静脉穿刺法操作步骤见表7-8。

表7-8 股静脉穿刺法

操 作 步 骤	要 点 说 明
评估:患儿床号、姓名、年龄、手腕带等;患儿病情,治疗状况,肢体活动度,静脉穿刺部位皮肤颜色、温度、完整度;患儿合作程度;患儿及其家长对股静脉穿刺法的认知、合作程度	取得患儿信息,为制订护理计划做好准备
护士准备:洗手,修剪指甲,着装整齐,戴口罩,必要时戴手套 患儿准备:能理解的患儿,可配合操作 用物准备:治疗盘内放一次性注射器(5 mL 或 10 mL)、0.2%碘伏、棉签、无菌干棉球、胶布、试管、无菌纱布、沙袋等	避免交叉感染
环境准备:环境整洁、安静,光线、温湿度适宜(室温 26～28 ℃)	患儿安全、舒适
解释操作目的、配合要点及注意事项,取得患儿及其家长的同意	取得患儿及其家长的同意、配合
股静脉穿刺法: (1)清洗患儿会阴部及腹股沟处皮肤,更换尿布,并用尿布包裹好会阴部,以免排尿时污染穿刺点 (2)患儿取仰卧位,暴露并垫高穿刺侧腹股沟区,助手站在患儿头部,用双肘及前臂约束患儿躯干及上肢,双手固定患儿两腿,使大腿外展、外旋,膝关节屈曲成直角,即呈青蛙状(图7-24) (3)进针方法: ①垂直进针法:右手持注射器垂直刺入,然后逐渐向上提针并同时抽吸,见到回血时固定,抽取所需血量,拔针后用无菌干棉球压迫止血,必要时覆盖无菌纱布,再用沙袋压迫止血 ②斜角进针法:穿刺点位于腹股沟韧带中、内 1/3 交点下方的 1.5 cm 处,进针角度为20°～30°(肥胖患儿加大进针角度为 30°～50°)。进入针长 2/3,固定手法为右手示指固定针栓,右手掌面和前臂压住患儿大腿,见到回血时固定,抽取所需血量。如未见回血,注射器边退边抽吸,见到回血时固定,抽取所需血量。拔针后用无菌干棉球压迫止血,必要时覆盖无菌纱布,再用沙袋压迫止血	保持穿刺部位无菌,避免感染 如穿刺部位局部出现肿胀、青紫,抽吸无回血,应立即拔出针头,按压 3～5 min 不出血后,重新进行穿刺
安抚患儿,整理床单位,做好记录	记录股静脉穿刺的原因、时间、部位,每次观察的结果,相应的护理措施

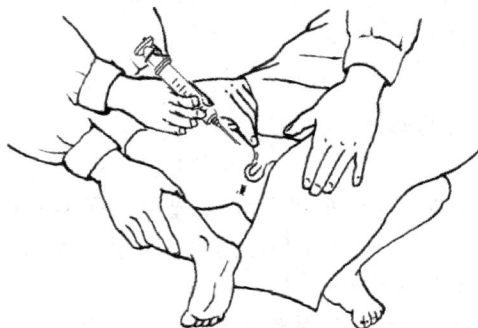

图 7-24 股静脉穿刺

（四）评价

（1）护士举止端庄、作风严谨。

（2）患儿及其家长理解股静脉穿刺的目的并配合操作。

（3）严格执行无菌操作及查对制度，操作准确规范。

（4）患儿安全，无不良反应。

三、注意事项

（1）操作者技术熟练，严格执行无菌操作，防止感染。

（2）如穿刺失败，不宜在同侧多次穿刺，以免形成血肿。

（3）有出血倾向或凝血功能障碍者禁止使用股静脉穿刺法。若回血呈鲜红色，表明误穿刺入股动脉，应立即拔针，用无菌纱布紧压 5～10 min，直至无出血为止。

（4）保护穿刺部位不被尿液污染。

任务七 婴幼儿灌肠法

案例引导

患儿，1 岁，高热昏迷，烦躁不安，需要保留灌肠镇静。

问题：

1. 婴幼儿灌肠的目的有哪些？

2. 怎样为患儿正确实施保留灌肠？

案例分析

一、目的

（1）促进肠道蠕动，解除便秘，减轻腹胀。

（2）清洁肠道，为检查或手术做准备。

（3）清除肠道有害物质，减轻中毒。

（4）使用镇静剂。

二、护理程序

（一）评估

（1）患儿一般信息：床号、姓名、年龄、手腕带等。

（2）患儿病情，治疗状况，意识状态，生命体征，肛周皮肤状态。

（3）患儿家长对灌肠的认知及合作程度。

（二）准备

1. 护士准备 洗手，修剪指甲，着装整齐，戴口罩。

2. 用物准备

（1）治疗盘：治疗巾内放注洗器及肛管（根据患儿年龄选择不同型号的肛管）、止血钳、弯盘、润滑剂、棉签、卫生纸、一次性防水垫单、水温计、一次性清洁手套、小垫枕、手消毒剂。

（2）根据医嘱配制灌肠溶液：灌肠溶液温度为 39～41 ℃。

（3）其他：输液架、医用垃圾桶、生活垃圾桶，酌情备便盆、便盆巾。

3. 患儿准备 排便,取合适卧位,暴露臀部。

4. 环境准备 环境整洁、安静,光线、温湿度适宜(室温 26～28 ℃)。

(三)实施

婴幼儿保留灌肠法操作步骤见表 7-9。

表 7-9 婴幼儿保留灌肠法

操 作 步 骤	要 点 说 明
评估:患儿床号、姓名、年龄、手腕带等;患儿病情,治疗状况,意识状态,生命体征,肛周皮肤状态;患儿家长对灌肠的认知及合作程度	取得患儿信息,为制订护理计划做好准备
护士准备:洗手,修剪指甲,着装整齐,戴口罩 患儿准备:排便,取仰卧位或侧卧位,暴露臀部 用物准备: (1)治疗盘:治疗巾内放注洗器及肛管(根据患儿年龄选择不同型号的肛管)、止血钳、弯盘、润滑剂、棉签、卫生纸、一次性防水垫单、水温计、一次性清洁手套、小垫枕、手消毒剂 (2)根据医嘱配制灌肠溶液:10%水合氯醛或其他抗生素溶液 10～20 mL (3)其他:输液架、医用垃圾桶、生活垃圾桶,酌情备便盆、便盆巾 环境准备:环境整洁、安静,光线、温湿度适宜(室温 26～28 ℃)	避免交叉感染 增加疗效,方便操作 患儿安全、舒适
解释操作目的、配合要点及注意事项,取得患儿家长的同意	取得患儿家长的同意、配合
(1)再次核对患儿床号、姓名、年龄、手腕带等,核对医嘱 (2)洗手,戴口罩 (3)根据医嘱配制灌肠溶液,温度为 39～41 ℃ (4)整理用物,再次洗手 (5)备齐用物携至患儿床旁,再次核对患儿信息 (6)协助患儿取仰卧位或侧卧位,暴露臀部,将小垫枕垫于患儿臀下,使臀部抬高 10 cm,解开尿布,如无大小便,可将尿布垫于臀部和便盆之间 (7)置一次性防水垫单于患儿臀下。患儿臀部放于便盆上,双膝屈曲,约束固定患儿,注意保暖。能合作患儿可取侧卧位,臀部垫高 (8)再次核对,戴手套,取注洗器抽吸药液,连接肛管,排气夹管 (9)使用润滑剂润滑肛管前端 (10)用手分开患儿臀部,暴露肛门,将肛管缓缓插入肛门,保留灌肠时,插入深度为 10～15 cm。指导患儿深呼吸,肛管置入后,松开止血钳,护士手持肛管,缓慢注入药液,同时注意观察注入药液的速度及患儿情况。药液注入完毕后,再注入温水 2～5 mL (11)抬高肛管尾端,待药液全部注入后,用卫生纸包裹肛管拔出放入弯盘内,清洁肛门 (12)撤小垫枕,脱手套 (13)协助患儿仰卧,能合作患儿嘱其尽量保持 1 h 后排便。如果患儿不配合,可用手夹紧患儿两侧臀部,请患儿家长协助,并进行卫生宣教 (14)再次核对患儿信息,协助排便,擦净臀部,取下便盆,包好尿布	臀部垫高可使药液保留时间长,增强疗效 避免药液浪费 灌肠过程中患儿有便意,嘱患儿深呼吸,减慢药液注入速度
清理用物,整理床单位,洗手,取口罩,做好记录	记录灌肠溶液的名称、量,灌肠时间以及患儿反应,患儿灌肠后排便的时间、量、性状等

(四)评价

(1)护士举止端庄、作风严谨。

(2)灌肠时注意患儿舒适、安全。

(3)与患儿家长有效沟通,取得患儿家长同意和配合。

(4)操作熟练,动作规范。

三、注意事项

（1）肛门、直肠、结肠等手术后患儿及排便失禁者不宜做保留灌肠。

（2）肠道疾病患儿宜在晚间睡眠前灌肠。

（3）慢性细菌性痢疾病变多在乙状结肠，患儿取左侧卧位；阿米巴痢疾病变多在回盲部，患儿取右侧卧位。

（4）保留灌肠时，肛管宜细，插入稍深，灌肠速度宜慢，药液量宜少，以防止气体进入肠道。

任务八　温箱使用法

案例引导

患儿，胎龄 33 周，早产，出生时体重 1880 g。

问题：

1. 该患儿应该入温箱吗？入温箱的目的是什么？

2. 怎样安全、有效地让患儿入温箱？

3. 使用温箱有何注意事项？

案例分析

一、目的

（1）创造温暖、湿度适宜的环境，使患儿体温保持稳定，以提高早产儿的存活率。

（2）有利于高危新生儿的生长发育。适合出生体重 2000 g 以下者，高危或异常新生儿，如新生儿寒冷损伤综合征、体温不升患儿等。

二、护理程序

（一）评估

（1）患儿一般信息：床号、姓名、胎龄、手腕带等。

（2）患儿病情，治疗状况，体重，体温，呼吸，心率，吸吮能力，各种反射。

（3）患儿家长对温箱的认知及合作程度。

（二）准备

1.护士准备　洗手，修剪指甲，着装整齐，戴口罩。

2.用物准备　婴儿温箱（图 7-25），温箱内铺好婴儿床。

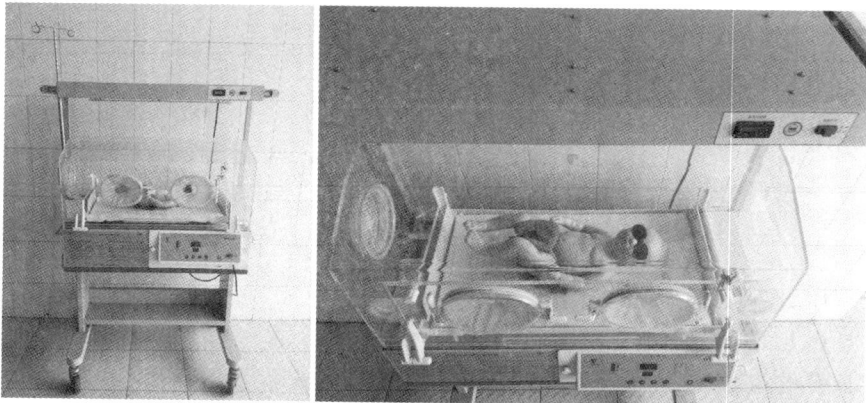

图 7-25　婴儿温箱

3. 患儿准备 患儿穿单衣,裹尿布。

4. 环境准备 环境整洁、安静,光线、温湿度适宜(室温 26～28 ℃)。

(三)实施

温箱使用法操作步骤见表7-10。

表 7-10 温箱使用法

操作步骤	要点说明
评估:患儿床号、姓名、胎龄、手腕带等;患儿病情,治疗状况,体重,体温,呼吸,心率,吸吮能力,各种反射;患儿家长对温箱的认知及合作程度	取得患儿信息,为制订护理计划做好准备
护士准备:洗手,修剪指甲,着装整齐,戴口罩	避免交叉感染
患儿准备:患儿穿单衣,裹尿布 用物准备:婴儿温箱,温箱内铺好婴儿床 环境准备:环境整洁、安静,光线、温湿度适宜(室温 26～28 ℃)	患儿安全、舒适
解释操作目的、配合要点及注意事项,取得患儿家长的同意	取得患儿家长的同意、配合
(1)检查温箱的功能,并清洁、消毒温箱,将蒸馏水加入温箱水槽中至指示线,并加蒸馏水于湿化器水槽中 (2)打开电源开关将温箱预热温度调至 28～32 ℃,预热到所需温度 (3)根据湿度计湿度读数,调节湿度控制按钮,维持温箱内相对湿度为55%～65% (4)将穿单衣、裹尿布的患儿放置于温箱内,根据患儿出生体重及出生日龄调节到适当温度(表7-11)。若保温效果不好,可加盖被,但勿堵住气孔	患儿入温箱以后,体温未正常前每 1 h 监测 1 次体温,体温升至正常值后每 4 h 监测 1 次体温。保持体温在 36～37 ℃,并维持相对湿度 一切护理操作应尽量在温箱内进行,如喂奶、换尿布、清洁皮肤、观察病情、检查等,可从边门或袖孔伸入进行,以免温箱内温度波动 若确需出温箱进行治疗、检查,也应在做好相应保暖措施下进行
随时巡视,定期监测患儿生命体征,温箱温湿度及其功能	
整理床单位,做好记录	记录患儿病情变化,生命体征,各种治疗护理措施 记录使用温箱的原因、时间、部位,每次观察的结果,相应的护理措施

表 7-11 不同出生体重早产儿温箱温湿度参数

出生体重/(g)	温度/(℃)				相对湿度
	35	34	33	32	
1000	10 天内	10 天后	3 周后	5 周后	
1500	—	10 天内	10 天后	4 周后	55%～65%
2000	—	2 天内	2 天后	3 周后	
>2500	—	—	2 天内	2 天后	

(四)评价

(1)护士举止端庄、作风严谨。

(2)护理患儿安全、有效。

(3)与患儿家长进行有效沟通,取得患儿家长同意和配合。

(4)操作熟练,动作规范。

三、注意事项

(1)患儿出温箱的条件如下。

①患儿体重达 2000 g 或以上,体温正常。

②患儿穿衣在不加热的温箱内,室温 24~26 ℃时,能保持体温正常。

③患儿在温箱内生活 1 个月以上,体重虽不足 2000 g,但一般状况良好。

(2)严格执行操作规程,定期检查温箱有无故障,如有故障,应及时查明原因,妥善处理,以确保温箱的安全使用。

(3)温箱避免放置在阳光直射、有对流风或取暖设备附近,以免影响温箱内温度。严禁骤然调高温箱温度,以免患儿体温急剧上升,造成不良后果。

(4)工作人员操作时,注意洗手,避免交叉感染。

(5)保持温箱清洁。

①使用期间每天用消毒液擦拭温箱内外,再用清水擦拭 1 次;每周更换温箱 1 次;用过的温箱除用消毒液擦拭外,需要用紫外线照射;定期进行细菌培养,如培养出致病菌,应将温箱、病房彻底消毒。

②湿化器水槽及温箱水槽的水每天更换 1 次;机箱下面的空气净化垫每个月清洗 1 次,若有破损,及时更换。

任务九　光照疗法

案例引导

患儿,出生 5 天,出生后 24 h 内出现黄疸,且呈现进行性加重,需要实施光照疗法。

问题:

1.实施光照疗法的目的有哪些? 实施光照疗法的注意事项是什么?

2.怎样为患儿正确实施光照疗法?

案例分析

一、目的

血液中的未结合胆红素经蓝光照射后氧化分解为水溶性胆红素,随胆汁、尿液排出体外,临床上光照疗法作为新生儿高胆红素血症等的辅助治疗,适用于未结合胆红素增高的新生儿。

二、护理程序

(一)评估

(1)患儿一般信息:床号、姓名、年龄、手腕带等。

(2)患儿病情,治疗状况,肢体活动度,皮肤黏膜、巩膜颜色、温度、完整度,体温,体重,血清胆红素水平。

(3)患儿家长对光照疗法的认知及合作程度。

(二)准备

1.护士准备　洗手,修剪指甲,着装整齐,戴口罩,戴墨镜。

2.用物准备

(1)光疗箱:采用波长 425~475 nm 的蓝色荧光灯,光亮度以 160~320 W 为宜,有单面和双面光疗箱,双面光疗效果优于单面。

（2）患儿护眼罩：用一次性遮光眼罩或将墨纸、胶片剪成眼镜状。

（3）其他：一次性尿布、胶布、温开水、奶瓶、工作人员墨镜。

3.患儿准备 清洁皮肤，剪短指甲。

4.环境准备 环境整洁、安静，光线、温湿度适宜（室温 26～28 ℃）。

（三）实施

光照疗法操作步骤见表 7-12。

表 7-12 光照疗法

操 作 步 骤	要 点 说 明
评估：患儿床号、姓名、年龄、手腕带等；患儿病情、治疗状况，肢体活动度，皮肤黏膜、巩膜颜色、温度、完整度，体温、体重，血清胆红素水平；患儿家长对光照疗法的认知及合作程度	取得患儿信息，为制订护理计划做好准备
护士准备：洗手，修剪指甲，着装整齐，戴口罩，戴墨镜	避免交叉感染 保护眼睛
患儿准备：清洁皮肤，剪短指甲	增加疗效，避免抓伤皮肤
用物准备：光疗箱（图 7-26）、患儿护眼罩、一次性尿布、胶布、工作人员墨镜、温开水、奶瓶	禁忌在皮肤上涂油类或粉类，避免影响光疗效果
环境准备：环境整洁、安静，光线、温湿度适宜（室温 26～28 ℃）	患儿安全、舒适
解释操作目的、配合要点及注意事项，取得患儿家长的同意	取得患儿家长的同意、配合
（1）清洁光疗箱，尤其要清除灯管及反射板的灰尘，箱内湿化器水箱内加蒸馏水至 2/3 满 （2）接通电源，检查灯管亮度，并使箱内温度升至适宜温度（30～32 ℃），相对湿度 55%～65% （3）入箱前清洁患儿皮肤，剪短指甲，测量体温、体重，检测血清胆红素水平 （4）为患儿佩戴护眼罩，抱入预热好的光疗箱中，使患儿全身裸露，用尿布遮盖会阴部，男婴注意保护阴囊 （5）随时巡视，注意观察患儿生命体征并 2～4 h 测量 1 次体温，每 2 h 为患儿更换 1 次体位 （6）出箱前，先将衣服预热，再给患儿穿好。切断电源，去除护眼罩，抱患儿回病室	防止患儿出现血运障碍 使患儿全身皮肤均匀受光
整理床单位，做好记录	记录患儿实施光照疗法的时间及停止时间 记录患儿生命体征、体重、血清胆红素水平、皮肤黏膜颜色、巩膜颜色的变化

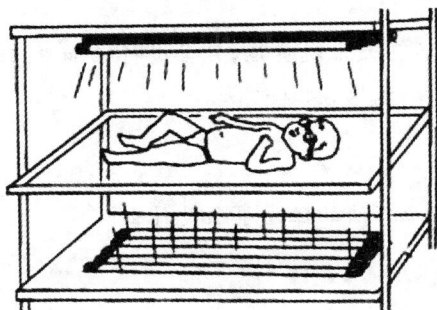

图 7-26 光疗箱

（四）评价

（1）护士举止端庄、作风严谨。

（2）患儿安全，蓝光照射有效。

（3）与患儿家长进行有效沟通，取得患儿家长同意和配合。

（4）操作熟练，动作规范。

三、注意事项

（一）及时更换灯管

灯管使用 300 h 后其灯光能量输出减弱 20％，900 h 后减弱 35％，因此灯管使用 1000 h 必须更换。

（二）光疗期间的注意事项

（1）每 2 h 更换 1 次体位，可以仰卧位、侧卧位、俯卧位交替更换，确保患儿皮肤均匀受光。取俯卧位时，要有专人巡视，以免患儿口鼻受压影响呼吸。

（2）勤巡视，及时清除患儿的呕吐物、汗水、大小便，保持玻璃的透明度。

（3）监测体温和箱温，每小时测量 1 次生命体征，维持体温在 36.5～37.2 ℃，根据体温调节箱温。如体温高于 37.8 ℃ 或低于 35 ℃，应暂停光照疗法。

（4）遵医嘱静脉输液或按需哺乳，保证水分及营养供给。

（5）密切观察患儿精神、反应、呼吸、脉搏及黄疸程度的变化；观察大小便颜色及变化；检查皮肤有无发红、干燥、皮疹；有无呼吸暂停、烦躁、发热、嗜睡、腹胀、呕吐、惊厥等；监测血清胆红素水平。若有异常，及时联系医生，并进行处理。采用光照疗法患儿易出现轻度腹泻，小便呈深黄色，一过性皮疹等副作用，可随病情好转自行消失。

（6）工作人员为患儿检查、治疗、护理时应戴墨镜，并严格交接班。

（三）时间安排

光照 12～24 h 可使血清胆红素水平下降，实施光照疗法的总时间遵医嘱进行。

（四）停止光照

通常血清胆红素＜171 μmol/L（10 mg/dL）时停止光照，并倒尽湿化器水箱内的水，做好整机的清洁、消毒工作。有机玻璃制品用 0.1％ 苯扎溴铵擦洗消毒（忌用乙醇）。将光疗箱放置于干净、温湿度变化小、无阳光直射的场所。

任务十　换血疗法

案例引导

患儿，女，出生 5 天，出生第 3 天出现黄疸，且呈进行性加重，现患儿血清总胆红素 728.3 μmol/L，偶有抽搐。医嘱：换血疗法。

问题：

1. 换血疗法的目的是什么？

2. 如何进行换血疗法？换血疗法的注意事项是什么？

案例分析

一、目的

(1)降低血中未结合胆红素的浓度,防止胆红素脑病的发生。

(2)换出部分血中致敏红细胞和游离抗体,减轻溶血。

(3)纠正贫血,防止心力衰竭。

二、护理程序

(一)评估

(1)患儿一般信息:床号、姓名、年龄、手腕带等。

(2)患儿病史、病情、治疗状况、血型、生命体征、意识状态、皮肤黏膜颜色、黄疸情况、体重。

(3)患儿家长对换血疗法的认知及配合程度;患儿母亲的血型。

(二)准备

1. 护士准备　洗手,修剪指甲,着装整齐,戴口罩,戴手术帽,穿隔离衣。

2. 用物准备　葡萄糖溶液、生理盐水、10%葡萄糖酸钙、1 U/mL肝素生理盐水、20%鱼精蛋白、苯巴比妥、地西泮(安定)等,并按需要准备急救药物;套管针2套、20 mL注射器4个、10 mL注射器若干、三通管4个、换药碗3个、换血塑料导管或硅胶导管2根、弯盘、手套、量杯、心电监护仪、辐射保温床、采血管、绷带、夹板、尿袋、消毒用物、换血记录单等,根据需要可备输液泵或输血泵。

3. 血源选择　Rh血型不合者应采用Rh血型与母亲相同,ABO血型与患儿相同,或抗A、抗B效价不高的O型血;ABO血型不合者可用O型的红细胞加AB型血浆或用抗A、抗B效价不高的O型血。根据换血目的决定换血量,新生儿溶血换血量为150～160 mL/kg,约为患儿全身血量的2倍,应尽量选用新鲜血,库存血不应超过3天。

4. 患儿准备　患儿换血前停止喂养1次,或于换血前抽出胃内容物,以防止换血过程中发生呕吐或误吸。必要时可于术前0.5 h肌内注射苯巴比妥10 mg/kg。

5. 环境准备　在手术室或消毒环境中进行,预热辐射保温床,室温26～28 ℃。

(三)实施

换血疗法操作步骤见表7-13。

表7-13　换血疗法

操作步骤	要点说明
评估:患儿床号、姓名、年龄、手腕带等;患儿病史、病情、治疗状况、血型、生命体征、意识状态、皮肤黏膜颜色、黄疸情况、体重;患儿家长对换血疗法的认知及配合程度;患儿母亲的血型	取得患儿信息,为制订护理计划做好准备
护士准备:洗手,修剪指甲,戴口罩,着装整齐,戴手术帽,穿隔离衣	避免交叉感染
患儿准备:患儿换血前停止喂养1次,或于换血前抽出胃内容物,必要时可于术前0.5 h肌内注射苯巴比妥10 mg/kg	以防止换血过程中发生呕吐或误吸
用物准备:葡萄糖溶液、生理盐水、10%葡萄糖酸钙、1 U/mL肝素生理盐水、20%鱼精蛋白、苯巴比妥、地西泮(安定)等,并按需要准备急救药物;套管针2套、20 mL注射器4个、10 mL注射器若干、三通管4个、换药碗3个、换血塑料导管或硅胶导管2根、弯盘、手套、量杯、心电监护仪、辐射保温床、采血管、绷带、夹板、尿袋、消毒用物、换血记录单等,根据需要可备输液泵或输血泵	
两人核对床号、姓名、手腕带、血型、血量、血袋号	
环境准备:在手术室或消毒环境中进行,预热辐射保温床,室温26～28 ℃	患儿安全、舒适

操 作 步 骤	要 点 说 明
解释操作目的、配合要点及注意事项,取得患儿家长的同意	取得患儿家长的同意、配合
两人再次核对床号、姓名、手腕带、血型、血量、血袋号	
(1)患儿仰卧于辐射保温床,贴上尿袋,固定四肢 (2)可选用脐静脉插管换血或其他较大静脉换血 ①脐动、静脉插管换血:协助医生消毒皮肤置管,上至剑突,下至耻骨联合,两侧至腋中线,铺巾,将硅胶管插入脐静脉 ②外周动静脉换血:选择合适的动静脉穿刺,动脉首选桡动脉,常规消毒后穿刺 (3)打开输血加温器并设定温度,连接输血加温器 (4)连接抽血通路,将 2 个红色三通管一端连接输液泵管,接空百特袋;另一端接患儿动脉出血处。将输液泵管装上竖泵,百特袋置于天平上称重 (5)换血皮条末端接蓝色三通管,用来抽取血袋的血液,静脉留置针接上另一个蓝色三通管,用于输血 (6)换血开始前监测患儿生命体征,抽取动脉血测血糖、血气分析、血清胆红素、肝肾功能、电解质、凝血全套、血常规。记录抽血量 (7)两人核对床号、姓名、手腕带、血袋、血袋号、血型、血量。无误后开始换血 (8)准确调节出血与输血的速度,并在竖泵上设置好换血总量 (9)每隔 5 min 监测 1 次无创血压 (10)换血 5 min,测量体温、SpO_2 及心率 (11)保持换血通路通畅,每抽出 50 mL 血,用 1 U/mL 肝素生理盐水 0.5 mL 间断正压冲洗动脉留置针,观察血袋、皮条及红色三通管内有无凝血来调节肝素的浓度 (12)监测血糖,每换 100 mL 血测 1 次血糖,维持血糖正常,观察百特袋重量有无持续增加 (13)换血至总量的 1/2 时,复查血气分析、血常规、电解质、血糖、凝血全套及血清胆红素。记录抽血量。两袋血之间以生理盐水冲洗换血皮条及输血通路 (14)换血结束后,复查血气分析、血常规、电解质、血糖、凝血全套及血清胆红素。监测血压、心率、SpO_2 及体温 (15)将百特袋称重以计算换血出入量,并记录	脐静脉换血可测定静脉压以决定换血速度,换血速度开始每次为 10 mL,逐渐增加到每次 20 mL,以 2～4 mL/(kg·min)速度匀速进行。如果采用外周动静脉换血,可用输液泵控制速度 输入的血液,保持温度在 27～37 ℃,过低的库存血温度可导致心律失常,温度过高可导致溶血
换血后配合医生拔管、结扎缝合、消毒	
整理用物,洗手,脱口罩,脱隔离衣,做好记录	记录患儿生命体征、换血出入量、用药情况及患儿病情变化

(四)评价

(1)护士举止端庄、作风严谨。

(2)患儿安全,严格执行无菌操作、查对制度。

(3)与患儿家长进行有效沟通,取得患儿家长同意和配合。

(4)操作熟练,动作规范。

三、注意事项

(1)密切监测患儿生命体征、血压、SpO_2、血清胆红素、血气分析、血糖变化等,换血过程中患儿如有激惹、心电图改变等低钙症状,应给予 10% 葡萄糖酸钙 1～2 mL/kg 缓慢静脉推注。

(2)详细记录每次换血出入量、累积出入量及用药情况等。

(3)单管换血过程中抽注速度应均匀,注射器内不能有空气。

（4）换血后患儿继续进行光照疗法。

（5）脐静脉换血患儿伤口未拆线前不宜沐浴，以防止伤口感染。

（6）如患儿情况稳定，换血6～8 h后可试喂糖水，若无呕吐，可进行正常喂养。

→ 直通护考

在线答题

（王朝昀）

营养性疾病患儿的护理

扫码看课件

学习目标

【知识目标】 掌握蛋白质能量营养不良、维生素 D 缺乏性佝偻病、维生素 D 缺乏性手足搐搦症患儿的护理评估及护理措施；熟悉各种营养不良的病因、临床表现和治疗原则。

【能力目标】 能为营养性疾病患儿提供正确的护理；能协助医生工作，为维生素 D 缺乏性佝偻病患儿实施正确的护理措施；具备解决患儿营养性疾病突发事件的能力。

【思政目标】 学生从学习中学会细心照顾患儿，与患儿说话轻柔，遇到问题能冷静解决。在护理工作中细致、认真并有良好的护患沟通能力。

任务一　蛋白质能量营养不良患儿的护理

案例引导

患儿，男，8 个月，因"气促 1 天"入院。体格检查：体温 38.1 ℃，脉搏 156 次/分，呼吸 56 次/分，体重 4.5 kg，不哭、不吃、少动，发育差，面色苍白，颜面及双上、下肢水肿明显，呼吸急促，口唇发绀，三凹征明显，双肺呼吸音粗，可闻及哮鸣音及痰鸣音，肝大，腹胀，每天解 5～6 次黑色稀大便，第二胎，足月顺产，出生体重 3.2 kg。出生后无母乳，以奶粉喂养（每月 1 包），近 3 个月改米糊喂养。未添加鱼肝油、钙片及辅食。

案例分析

问题：

1.根据以上信息和检查可做出什么诊断？

2.作为护士，你应为该患儿选择哪些护理措施？

蛋白质能量营养不良是由多种原因引起的蛋白质和（或）能量长期摄入不足、吸收不良或者消耗增多，不能维持正常新陈代谢而导致自身组织消耗的营养缺乏性疾病。多见于 5 岁以下婴幼儿。

一、病因与发病机制

（一）病因

1.长期摄入不足　母乳不足而未及时添加其他乳品；骤然断奶而未及时添加辅食；奶粉配制过稀；长期以淀粉类食物喂养为主；不良饮食习惯如长期偏食、挑食、吃过多零食等。

2.消化吸收障碍　先天畸形如唇裂、腭裂等，消化系统疾病如迁延性腹泻、幽门梗阻、过敏性肠炎、吸收不良综合征等均可影响食物的消化和吸收。

3. 需要量增多 急慢性传染病(如麻疹、伤寒、肝炎、结核病等)后的恢复期,双胎、多胎、早产儿生长发育快速时期等均可因需要量增多而造成蛋白质和(或)能量相对不足。

4. 消耗量过大 大量蛋白尿、长期发热、烧伤、甲状腺功能亢进、恶性肿瘤等均可使蛋白质消耗或丢失增多。

(二)发病机制

由于长期能量供应不足,导致自身组织消耗。糖原不足或消耗过多可致低血糖;脂肪消耗致血清胆固醇浓度下降,造成肝脏脂肪浸润(脂肪肝);蛋白质供给不足或消耗致血清总蛋白下降,可出现营养不良性水肿。由于全身总液量增多致细胞外液呈低渗状态。各系统(如消化系统、循环系统、泌尿系统及中枢神经系统)的功能低下。

二、临床表现

1. 体重改变 最早表现为体重不增,继之体重下降。

2. 皮下脂肪减少 患儿逐渐消瘦,严重者皮下脂肪消失,患儿表现为额部出现皱褶,两颊下陷,颧骨凸出,形如老人。皮肤干燥、苍白、松弛,皮下脂肪减少的顺序为腹部→躯干→臀部→四肢→面颊。

3. 自发性低血糖的表现 体温不升,面色灰白,神志不清,脉搏缓慢乃至呼吸暂停,但无抽搐,若不及时静脉注射葡萄糖溶液,可因呼吸暂停而死亡。

4. 其他状况 患儿精神萎靡,反应低下,肌肉萎缩,肌张力低下。病情较重者,身高也低于正常儿;各系统器官功能低下,如体温低于正常、脉搏减慢、心音低钝、血压偏低,初期烦躁、后期冷漠。血清总蛋白降低时可出现营养不良性水肿。婴儿常有饥饿性便秘或腹泻。

三、治疗要点

尽早发现、早期治疗,采取综合性治疗措施,包括调整饮食以及补充营养物质;去除病因,治疗原发病;控制继发感染;促进消化和改善代谢功能,治疗并发症。

1. 处理危及生命的并发症 严重营养不良常发生危及生命的并发症,如腹泻导致严重脱水、电解质紊乱,酸中毒,休克,肾衰竭,自发性低血糖等,应积极治疗。继发感染或维生素 A 缺乏所致的眼部损害要及时抗感染并做出相应的对症处理。

2. 去除病因 要查明病因,积极治疗原发病,如及早纠正先天畸形;控制感染性疾病;根治各种消耗性疾病等。

3. 调整饮食 强调个体化,勿操之过急。营养不良患儿的消化道因长期营养摄入过少,已经适应低营养的摄入,如过快增加摄食量易引起消化不良、腹泻等,故调整饮食的种类和量应根据患儿营养不良的程度、实际的消化能力和对食物的耐受情况循序渐进进行。

4. 促进消化 可给予 B 族维生素、胃蛋白酶和胰酶等以助消化。此外,还可用苯丙酸诺龙(促进机体蛋白质的合成,增加食欲)、胰岛素(降低血糖,增加饥饿感以提高食欲)、锌制剂(提高食欲)等。

四、常见护理诊断

1. 营养失调:低于机体需要量 与蛋白质、能量摄入不足和(或)需要、消耗过多有关。

2. 有感染的危险 与机体免疫功能低下有关。

3. 生长发育迟缓 与营养物质缺乏,不能满足生长发育的需要有关。

4. 潜在并发症 营养性缺铁性贫血、低血糖、维生素 A 缺乏症。

5. 知识缺乏 患儿家长缺乏营养性疾病知识及育儿经验。

五、护理措施

1. 饮食管理 原则为循序渐进,逐渐补充。根据患儿营养不良的程度、消化功能的不同来调整饮食的量及种类。

（1）轻度营养不良患儿：在基本维持原饮食的基础上，较早添加富含蛋白质和热量较高的食物。开始每天可供给热量 250～330 kJ/kg（60～79 kcal/kg），以后逐渐递增。

（2）中、重度营养不良患儿：热量和营养物质的供给，应由低到高，逐渐增加。供给热量从每天 165～230 kJ/kg（40～55 kcal/kg）开始，逐步增加；若消化吸收能力较好，热量可逐渐增加到每天 500～727 kJ/kg（120～174 kcal/kg），并按实际体重计算所需热量，待体重恢复，可供给正常生理需要量。

选择食物的原则：一是适合患儿的消化能力。轻度营养不良患儿，可从牛乳开始，逐渐过渡到带有肉末的辅食；中、重度营养不良患儿则可先给稀释奶或脱脂奶，再给全奶，最后给带有肉末的辅食。二要符合营养需要。即高蛋白质、高能量、富含维生素的饮食，还要根据情况适当补充铁剂。

2. 促进消化，改善食欲　遵医嘱给予各种消化酶（胃蛋白酶、胰酶等）和 B 族维生素口服，以助消化；给予蛋白同化激素制剂如苯丙酸诺龙肌内注射，以促进机体对蛋白质的合成。必要时少量多次静脉输血或氨基酸、脂肪乳等。

3. 预防感染　保持皮肤清洁、干燥，防止皮肤破损；做好口腔护理，保持生活环境舒适、卫生，注意做好保护性隔离，防止交叉感染。

4. 观察病情　密切观察患儿尤其是重度营养不良患儿的病情变化。

（1）患儿早晨容易出现低血糖，有出汗、肢冷、脉弱、血压下降等休克表现，也可有呼吸暂停，出现此种情况，需立即静脉注射 25% 葡萄糖溶液进行抢救；对维生素 A 缺乏引起的眼干燥症者，可用生理盐水湿润角膜及涂抗生素眼膏，同时口服或注射维生素 A 制剂；腹泻、呕吐的患儿易发生酸中毒，发现病情变化应及时报告，并做好抢救准备。

（2）治疗及护理开始后应每天记录进食情况及对食物的耐受情况，定期测量体重、身高及皮下脂肪的厚度，以判断治疗效果。

5. 促进生长发育　提供舒适的环境，合理安排生活，减少不良刺激，保证患儿精神愉快和有充足的睡眠；及时纠正先天畸形，进行适当的户外活动和体格锻炼，促进新陈代谢，以利于生长发育。

任务二　单纯性肥胖症患儿的护理

案例引导

患儿，男，6 岁。患儿家长主诉，患儿不爱运动但食欲旺盛，喜吃甜食和高脂肪食物。体格检查：患儿体重 32 kg，身高 115 cm，皮下脂肪丰厚，体态臃肿。腹软，肝肋下未触及，腹壁脂肪积聚明显，阴茎短小。

问题：

1. 该患儿患肥胖症的病因是什么？

2. 小儿肥胖症护理措施的要点有哪些？

案例分析

肥胖症是指长期能量摄入超过人体的消耗，导致体内脂肪蓄积过多，体重超过一定范围的营养障碍性疾病。体重超过同性别、同身高（长）小儿正常标准的 20% 以上者即可诊断。近年来，小儿肥胖症的发病率在我国呈逐渐上升趋势，目前发病率为 2.4%～3.92%。肥胖不仅影响小儿的健康，还成为成年期肥胖症、冠心病、高血压、糖尿病、胆石症、痛风等疾病以及猝死的诱因，应引起社会和家庭的重视。

一、病因及发病机制

1. 营养素摄入过多　如摄入淀粉类和高脂肪食物过多，超过机体代谢需要，剩余热能转化为脂肪，积聚于体内。

2.活动量过少 缺乏适当的活动和体育锻炼也是发生肥胖症的重要因素。因体力活动量过少,导致热能消耗减少,相对剩余热能转化为体脂蓄积。因患病需要减少活动的患儿也容易发生肥胖。肥胖症患儿大多不喜爱运动从而形成恶性循环。

3.遗传因素 对双胞胎的研究表明,肥胖具有高度遗传性,肥胖双亲的后代也常常肥胖。目前认为肥胖与多基因遗传有关。

4.其他 疾病、进食过快、精神创伤、心理因素等均可引起小儿肥胖。

二、临床表现

患儿食欲旺盛且喜食甜食和高脂肪食物,不爱运动,运动时笨拙。明显肥胖患儿常有疲劳感,用力时容易出现气短或腿痛。严重肥胖者可因脂肪过度堆积,导致肺通气不良,引起低氧血症,红细胞增多,发绀,严重时可导致呼吸衰竭,心脏扩大,发生心力衰竭甚至死亡,称为肥胖低通气综合征。

体格检查可见患儿体态肥胖,皮下脂肪多而分布均匀。重度肥胖者可因胸部、腹部、臀部、大腿脂肪过多致皮肤出现白色或紫色条纹。女性肥胖患儿的外生殖器发育大多正常,胸部脂肪增多,应与乳房发育相鉴别;男性肥胖患儿由于大腿内侧、会阴部脂肪过多,阴茎可隐匿在脂肪组织中而被误诊为阴茎发育不良。

肥胖症患儿体格生长发育往往较正常小儿迅速。骨龄、智力、性发育正常或较早。患儿因体态肥胖,不爱活动,常出现自卑、胆怯、孤独等心理障碍。临床上根据患儿体重增长情况,将小儿肥胖症分为 3 度。以同性别、同身高(长)正常小儿体重均值为标准,体重超过均值 20% 者即为肥胖;超过 21%～29% 者为轻度肥胖;超过 30%～49% 者为中度肥胖;超过 50% 者为重度肥胖。

肥胖可发生于任何年龄,最常见于婴儿期、5～6 岁和青春期 3 个年龄阶段。

三、治疗要点

采取控制饮食,加强运动,消除心理障碍,配合药物治疗的综合措施。

四、常见护理诊断

1.营养失调:高于机体需要量 与进食高热量食物过多和(或)活动量过少有关。

2.体象紊乱 与肥胖导致自身形体变化有关。

五、护理措施

1.饮食管理 为了达到减轻体重的目的,患儿每天摄入的热量必须低于机体消耗的总热量,同时必须满足患儿的基本营养需要,以免影响其正常的生长发育。

(1)每天食物供能总量的减少量依患儿年龄及其肥胖程度而定。严重肥胖者,可在理想体重所需热能的基础上减少 30% 或更多。肥胖症患儿多采用低脂肪、低糖类和高蛋白质食谱,其中蛋白质供能占 30%～35%,脂肪供能占 20%～25%,糖类供能占 40%～45%。青春期生长发育迅速,蛋白质供能可提高至50%～60%。

(2)培养良好的饮食习惯,提倡少量多餐,杜绝过饱,鼓励患儿选择体积大、饱腹感明显而热能低的蔬菜类食物,如萝卜、青菜、黄瓜、番茄等,日常饮食应以蔬菜、水果、米饭、面食为主,加适量的蛋白质如瘦肉、鱼、禽蛋、豆类及其制品,同时注意补充维生素及矿物质。

2.运动疗法 运动疗法是减轻肥胖者体重的重要手段。鼓励患儿选择喜欢的、有效的、易于坚持的运动。运动要循序渐进,持之以恒。以运动后轻松愉快,不感到疲劳为原则,如运动后出现疲惫不堪、心慌气促以及食欲大增的情况,提示活动量过度。

3.心理护理 解除患儿的心理负担,提高其坚持控制饮食和运动锻炼的兴趣。消除因肥胖带来的自卑心理,鼓励患儿参与正常的社交活动。帮助患儿对自身形象建立信心,促进其身心健康发展。

任务三　维生素 D 缺乏性佝偻病患儿的护理

案例引导

患儿,女,10 个月,因"哭闹,多汗 1 个月,至今不能扶站"入院。入院前 1 个月家长发现患儿经常无诱因的出现哭闹,夜间尤为明显,难以安抚。至今不能扶站。体格检查:体温 36.5 ℃,脉搏 110 次/分,呼吸 32 次/分,体重 9 kg,身长 70 cm。头发健康情况尚可,前囟 2 cm×1.5 cm,枕秃,未出牙,肋缘外翻,右肝肋下 1 cm,脾(一),轻度"O"形腿。肌张力正常,神经系统未见异常。辅助检查:血常规示血红蛋白 115 g/L,红细胞计数 $4.3×10^2$/L,白细胞计数 $10×10^9$/L。大便及尿常规均未见异常。血清钙、磷正常,碱性磷酸酶升高。腕部正位 X 片示骨骺端钙化带模糊不清,呈杯口状改变。

案例分析

问题:

1. 根据以上信息和检查可做出什么诊断?

2. 作为护士,你应为该患儿选择哪些护理措施?

维生素 D 缺乏性佝偻病是小儿体内维生素 D 不足引起钙、磷代谢紊乱,产生的一种以骨骼病变为特征的全身慢性营养性疾病。典型的表现是生长中的长骨干骺端和骨基质矿化不全。主要见于 2 岁以下婴幼儿,由于地理位置、气候等因素,北方佝偻病患病率高于南方。近年来,随着社会经济文化水平的普遍提高,我国维生素 D 缺乏性佝偻病发病率逐年降低,病情也比较轻。

一、维生素 D 的来源及生理功能

(一)维生素 D 的来源

1. 母-胎转运　胎儿可通过胎盘从母体获得维生素 D,尤其是孕 28 周之后,胎儿体内 25-(OH)D_3 的储存可满足出生后一段时间的生长需要,因此,早产儿这一部分的储存较少。

2. 自身合成　皮肤中的 7-脱氢胆固醇(7-DHC)是维生素 D 生物合成的前体,经日光中紫外线照射,转变为内源性维生素 D_3,是人体维生素 D 的主要来源。皮肤经日光照射产生维生素 D_3 的量与日照时间、肤色、波长、暴露皮肤的面积密切相关。

3. 食物来源　天然食物中含维生素 D 很少,母乳中含维生素 D 少,谷物、蔬菜、水果不含维生素 D,肉和鱼类含维生素 D 很少。配方奶和米粉在加工时强化了维生素 D 的含量,婴幼儿可从中获得充足的维生素 D。

(二)生理功能

维生素 D 的主要生理功能:促进小肠黏膜对钙、磷的吸收;促进旧骨溶解并释放钙、磷入血,促进肾小管对钙、磷的重吸收,提高血中钙、磷的浓度;刺激成骨细胞,促进钙盐的沉着。

二、病因与发病机制

(一)病因

1. 日光照射不足　体内维生素 D 的主要来源为皮肤中的 7-脱氢胆固醇经日光中紫外线照射生成,紫外线穿透能力较差,难通过普通玻璃。在北方,因寒冷季节长,日光照射时间短,小儿户外活动少,紫外线量明显不足,佝偻病发病率也较高。

2. 维生素 D 摄入不足　天然食物中含维生素 D 很少,不能满足婴幼儿需要。若日光照射不足或未添加鱼肝油等,则小儿易患佝偻病。

3. 维生素 D 的需要量增加 婴儿早期生长发育快,所需维生素 D 也多。早产儿体内储存较少,出生后生长速度较足月儿快,极易发生佝偻病。

4. 疾病与药物的影响 胃肠道或肝胆疾病影响维生素 D 及钙、磷的吸收和利用;长期服用抗惊厥药物、糖皮质激素等均可导致小儿发生佝偻病。

(二)发病机制

维生素 D 缺乏之时,肠道吸收钙、磷减少,血钙、血磷浓度降低。血钙浓度降低,刺激甲状旁腺分泌增加,从而加速骨溶解,释放骨钙入血,以维持血钙的正常水平或接近正常水平。但因甲状旁腺激素(PTH)抑制肾小管对磷的重吸收而使尿磷排出增加,导致血磷浓度、钙磷乘积降低,最终骨样组织钙化受阻,成骨细胞代偿性增生,局部骨样组织堆积,碱性磷酸酶增多,从而形成骨骼病变和一系列佝偻病的症状、体征以及血生化改变。

三、临床表现

本病最常见于 3 个月至 2 岁婴幼儿,主要表现为生长最快部位的骨骼改变、肌肉松弛及神经兴奋性改变。因此,年龄不同,临床表现不同。临床上根据病情演变分为初期(活动早期)、激期(活动期)、恢复期及后遗症期四个时期。初期以神经、精神症状为主;激期除神经、精神症状外还有骨骼改变、肌肉松弛、运动功能及智力发育迟缓等;恢复期各项改变逐渐好转;后遗症期仅有骨骼畸形,其余均正常,多见于 2 岁以上小儿。

(一)初期(活动早期)

多数小儿出生后 3 个月左右起病,主要表现为神经、精神症状,如易激惹、烦躁、睡眠不安、夜间啼哭。常伴与室温、季节无关的多汗,尤其头部多汗而刺激头皮,致婴儿常摇头擦枕,可出现枕秃。此期常无明显骨骼改变,骨骼 X 线检查可正常或临时钙化带稍模糊;血生化检查血钙浓度正常或稍低,血磷浓度降低,钙磷乘积稍低(30～40),碱性磷酸酶正常或稍高。若未经适当治疗,可发展为激期。

(二)激期(活动期)

除有上述症状外,主要表现为骨骼改变、肌肉松弛和运动功能及智力发育迟缓。

1. 骨骼改变

(1)头部:3～6 个月患儿可见颅骨软化,重者可出现压乒乓球样的感觉;7～8 个月患儿可有方颅或鞍形颅;前囟增宽及闭合延迟,出牙延迟,牙釉质缺乏并易患龋齿。

(2)胸部:胸廓畸形多见于 1 岁左右小儿。胸部骨骼出现肋骨串珠,以第 7～10 肋最明显,膈肌附着处的肋骨受膈肌牵拉而内陷形成肋膈沟,胸骨突出,呈鸡胸或漏斗胸,影响呼吸功能。

(3)四肢:6 个月以上小儿腕、踝部肥厚的骨骺形成钝圆形环状隆起,称为佝偻病手镯或足镯,小儿开始行走后,由于骨质软化,因负重可出现下肢弯曲,形成"O"形腿或"X"形腿。常久坐者可见脊柱后凸或侧弯。

2. 运动功能发育迟缓 患儿肌肉发育不良,肌张力低下,韧带松弛,表现为头颈软弱无力,坐、立、行等运动功能落后,腹肌张力低,腹部膨隆如蛙腹。

3. 神经、精神发育迟缓 重症患儿脑发育受累,条件反射形成缓慢,患儿表情淡漠,语言发育迟缓,免疫功能低下,常伴有感染。

血生化检测患儿血钙浓度稍降低,血磷浓度明显降低,钙磷乘积常低于 30,碱性磷酸酶增高。骨骼 X 线检查示骨骺端钙化带消失,呈毛刷样、杯口状改变;骨骺软骨盘(生长板)明显增宽;骨密度减低,可有骨干弯曲畸形或青枝骨折。

(三)恢复期

经适当治疗后患儿临床症状和体征减轻或接近消失,精神活泼,肌张力恢复。血钙、血磷浓度和钙磷乘积也逐渐恢复正常。碱性磷酸酶开始下降,4～6 周恢复正常。骨骼 X 线检查示骨骺异常明显改善。

(四)后遗症期

多见于 2 岁以上小儿,临床症状消失,血生化及骨骼 X 线检查正常,仅遗留不同程度的骨骼畸形。

四、治疗要点

本病治疗目的在于控制活动期,防止骨骼畸形和控制病情活动,故应做到早发现、早治疗。采取控制饮食,加强运动,消除心理障碍,配合药物治疗的综合措施。

1.激期(活动期) 合理喂养,多晒太阳;给予维生素 D 制剂。口服法:每天 50～100 μg(2000～4000 IU),视临床和骨骼 X 线检查情况,4 周后改预防量,每天 400～800 IU。注射法:用于重症和合并肺炎、腹泻、急性传染病以及无法口服者,一次肌内注射维生素 D 15 万～30 万 IU,1 个月后口服预防量。3 个月以内小婴儿或有手足搐搦症病史的婴儿,在肌内注射维生素 D 前 2～3 天至注射后 2～3 周,口服钙剂,防止低钙引起的手足搐搦。

2.恢复期 在夏季多晒太阳,冬季每天给予口服预防量的维生素 D。

3.后遗症期 加强体格锻炼,对骨骼畸形者可采用主动或被动运动矫正。严重骨骼畸形者需外科手术矫治。

五、常见护理诊断

1.营养失调:低于机体需要量 与日光照射不足及维生素 D 摄入不足有关。

2.有感染的危险 与免疫功能低下有关。

3.潜在并发症 骨骼畸形、药物副作用。

4.知识缺乏 患儿家长缺乏佝偻病的预防及护理知识。

六、治疗原则

1.定期户外活动 指导患儿家长带患儿定期进行户外活动,直接接受日光照射。活动时间由短到长,从数分钟增加至 1 h 以上。夏季气温太高,应避免日光直射,可在阴凉处活动,尽量多暴露皮肤。冬季进行室内活动时应开窗,让紫外线能够透过窗户。

2.补充维生素 D

(1)提倡母乳喂养,按时添加辅食,给予富含维生素 D、钙、磷和蛋白质的食物。

(2)遵医嘱给予维生素 D 制剂,注意维生素 D 过量的中毒表现,如出现厌食、恶心、烦躁不安、体重下降和顽固性便秘等表现,应立即停用维生素 D,并立即通知医生。

3.预防骨骼畸形和骨折 衣着柔软、宽松,床铺松软,避免过早、过久地坐、站、走,以防发生骨骼畸形。严重佝偻病患儿肋骨、长骨易发生后骨折,护理操作时应避免重压和强力牵拉。

4.加强体格锻炼 对已有骨骼畸形可采取主动运动和被动运动的方法矫正。如遗留胸廓畸形,可做俯卧位抬头展胸运动;下肢畸形可施行肌肉按摩,"O"形腿按摩外侧肌,"X"形腿按摩内侧肌,以增加肌张力,矫正畸形。对于行外科手术矫治者,指导患儿家长正确使用矫形器具。

5.预防感染 保持空气清新,温湿度适宜,阳光充足,避免交叉感染。

任务四 维生素 D 缺乏性手足搐搦症患儿的护理

案例引导

患儿,4 个月,睡眠时烦躁哭闹,诊断为佝偻病,给予维生素 D 30 万 IU 肌内注射后抽搐 3 次,每次 20～60 s,发作后精神如常,体重 6 kg,体温 37.9 ℃,有枕秃及颅骨软化,血钙 1.68 mmol/L。

问题:

1.对该患儿的护理应首选什么措施?

2.该患儿抽搐的主要原因是什么?

案例分析

维生素 D 缺乏性手足搐搦症主要由维生素 D 缺乏,血钙浓度降低导致神经、肌肉兴奋性增高,出现惊厥、喉痉挛或手足搐搦等症状。多见于 6 个月以下婴儿。目前由于预防维生素 D 缺乏工作的普及,该病发病率已逐年降低。

一、病因及发病机制

血钙浓度降低是引起惊厥、喉痉挛或手足搐搦的直接原因。维生素 D 缺乏的早期,钙吸收减少,血钙浓度降低,而甲状旁腺分泌不足,不能促进骨钙动员和增加尿磷排泄,致血钙进一步下降。当总血钙浓度低于 1.75～1.88 mmol/L(7.0～7.5 mg/dL)或血清离子钙浓度在 1 mmol/L(4 mg/dL)以下时,即可发病。

二、临床表现

典型的临床表现为惊厥、手足搐搦或喉痉挛,常伴有烦躁、睡眠不安、易惊、夜啼、多汗等症状。

1. 惊厥 惊厥发作多见于婴儿。表现为突然发生两眼上翻,面肌抽动,四肢抽动,神志不清。发作时间持续数秒至数分钟,发作时间持续久者可有发绀。发作停止后意识恢复,精神萎靡而入睡,醒后活泼如常。发作次数可数天 1 次至 1 天数次甚至数十次。一般不发热,发作轻时仅有短暂的眼球上翻和面肌抽动,神志清楚。

2. 手足搐搦 手足搐搦多见于较大的婴幼儿和年长儿。表现为突然发生手足肌肉痉挛呈弓状,手腕屈曲,手指僵直,拇指内收贴紧掌心,为"助产士手";踝关节僵直,足趾向下弯曲,为"芭蕾舞足",发作停止后活动自如。

3. 喉痉挛 喉痉挛主要见于 2 岁以下的小儿。表现为喉部肌肉、声门突发痉挛,出现呼吸困难,吸气时喉鸣。严重者可发生窒息而死亡。

4. 特殊体征 总血钙浓度多在 1.75～1.88 mmol/L,没有典型发作症状,可通过刺激神经、肌肉引出下列体征。

(1)面神经征:以指尖或叩诊锤轻叩患儿颧弓与口角间的面颊部,引起眼睑和口角抽动者为面神经征阳性,新生儿期可呈假阳性。

(2)陶瑟征:以血压计袖带包裹患儿上臂,使袖带的压力维持在收缩压与舒张压之间,5 min 内该手出现抽搐即为陶瑟征阳性。

(3)腓反射:以叩诊锤叩击患儿膝下外侧腓骨小头处的腓神经,引起足向外侧收缩者即为腓反射阳性。

三、治疗要点

1. 急救处理 吸氧,保证呼吸道通畅;控制惊厥与喉痉挛,可用 10% 水合氯醛,每次 40～50 mg/kg,保留灌肠;或地西泮每次 0.1～0.3 mg/kg,肌内注射或静脉注射。

2. 钙剂治疗 常用 10% 葡萄糖酸钙 5～10 mL,以 10%～25% 葡萄糖溶液稀释 1～3 倍后缓慢静脉注射(10 min 以上)或滴注,惊厥反复发作时可每天注射 1～2 次。惊厥、喉痉挛发作控制后或未发作期,给予 10% 氯化钙 5～10 mL,用糖水稀释 3～5 倍后口服,每天 3 次,连服 3～5 天后改服 10% 葡萄糖酸钙。

3. 维生素 D 治疗 症状控制后按维生素 D 缺乏性佝偻病补充维生素 D,使钙、磷代谢恢复正常。

四、常见护理诊断

1. 有窒息的危险 与惊厥、喉痉挛有关。

2. 有受伤的危险 与惊厥有关。

3. 营养失调:低于机体需要量 与维生素 D 缺乏有关。

4. 知识缺乏 患儿家长缺乏维生素 D 缺乏性手足搐搦症的预防及护理知识。

五、护理措施

1. 控制惊厥、喉痉挛 遵医嘱立即使用镇静剂、钙剂。静脉注射钙剂时需缓慢推注(10 min 以上)或滴注,以免因血钙骤升,发生呕吐甚至心搏骤停;避免药液外渗,以免造成局部坏死。

2. 防止窒息 密切观察惊厥、喉痉挛的发作情况,做好气管插管或气管切开的术前准备。一旦发现症状应及时吸氧,喉痉挛者需立即将舌头拉出口外,同时将患儿头偏向一侧,清除口、鼻分泌物,保持呼吸道通畅,避免吸入引发窒息;对已出牙的患儿,应在上、下门齿间放置牙垫,避免舌头被咬伤,必要时行气管插管或气管切开。

3.补充维生素 D 定时户外活动,多晒太阳;补充鱼肝油;症状控制后按维生素 D 缺乏性佝偻病补充维生素 D,使钙、磷代谢恢复正常。

→ 直通护考

在线答题

（张叶丽）

消化系统疾病患儿的护理

扫码看课件　　思政案例

学习目标

【知识目标】　掌握消化系统疾病的护理评估、护理诊断及护理措施;熟悉小儿消化系统的解剖生理特点;了解消化系统疾病患儿的治疗要点。

【能力目标】　能为消化系统疾病患儿提供正确的护理措施,能对患儿及其家长进行正确的健康教育。

【思政目标】　关爱儿童,能与患儿及其家长建立良好的信任关系,在护理过程中具有迅速应对和处理各种突发状况的能力。

任务一　小儿消化系统解剖生理特点

消化系统包括消化管和消化腺两部分。消化管由口腔、咽、食管、胃、小肠(分为十二指肠、空肠和回肠)和大肠(分为盲肠、阑尾、结肠、直肠和肛管)等部分组成。临床上通常将十二指肠以上的部分称为上消化道,把空肠以下的部分称为下消化道。消化腺包括大消化腺和小消化腺两种。大消化腺有口腔腺(腮腺、舌下腺和下颌下腺)、肝、胰;小消化腺是位于消化管壁内的众多小腺体(如唇腺、颊腺、胃腺和肠腺等)。

消化系统的主要功能是摄取食物、消化食物、吸收营养和排出食物残渣。

一、口腔

婴幼儿口腔黏膜细嫩,血管丰富,唾液腺发育不完善,分泌唾液少,故容易发生损伤和局部感染。足月新生儿出生时已具有较好的吸吮和吞咽功能,而早产儿则较差,故容易发生哺乳困难。3个月以下婴儿唾液中淀粉酶含量少,故不宜喂食淀粉类食物;3～4个月时婴儿唾液分泌开始增多,5～6个月时明显增多,但由于口底较浅,婴儿不能及时吞咽所分泌的全部唾液,所以常发生生理性流涎。

二、食管

婴儿的食管呈漏斗状,长8～10 cm,黏膜薄嫩,弹力组织及肌肉发育不完善,食管下端括约肌发育不成熟,控制能力差,故常发生胃食管反流,一般在8～10个月时症状逐渐消失,若吸奶时吞咽过多空气,易发生溢奶和呕吐。

三、胃

婴儿胃呈水平位,幽门括约肌较紧张,而贲门括约肌较松弛,加之吸奶时常吞咽过多空气,故易发生溢奶和呕吐。新生儿胃容量为30～60 mL,1～3个月时为90～150 mL,1周岁时为250～300 mL。胃排空时间因食物种类不同而异:水1.5～2 h,母乳2～3 h,牛乳3～4 h。早产儿胃排空慢,易发生胃潴留。

四、肠

婴儿肠道相对较长,为其身长的5～7倍,分泌面及吸收面较大,黏膜血管丰富,利于消化吸收,但肠壁薄,通透性高,肠黏膜屏障作用差,肠内毒素、过敏原及不完全分解产物可经肠黏膜吸收进入人体,引起全身性感染或变态反应性疾病。婴儿肠系膜相对较长且柔软,活动度大,故易发生肠套叠、肠扭转。

五、肝

婴幼儿的肝在右肋缘下 1～2 cm,易触及,年龄越小,肝相对越大,6 岁以后不能触及。肝细胞发育不完善,肝功能不成熟,解毒能力较差,在感染、缺氧、中毒等情况下易发生肝充血肿大和变性。肝细胞再生能力强,不易发生肝硬化,但婴儿期胆汁分泌较少,影响脂肪的消化、吸收。

六、胰腺

出生时胰液分泌较少,3～4 个月时增多。新生儿及婴幼儿胰脂肪酶和胰蛋白酶的活性均较低,对脂肪和蛋白质的消化和吸收功能较差。6 个月以内的患儿胰淀粉酶活性较低,1 岁以后开始接近成人,因此,婴儿 4 个月以前不宜喂食淀粉类食物。

七、肠道细菌

在母体内,胎儿肠道内无细菌,出生后数小时细菌即从空气、奶嘴、乳头、用具等经口、鼻或肛门侵入至肠道。肠道菌群受食物成分影响,单纯母乳喂养儿肠道内以双歧杆菌为主;人工喂养儿和混合喂养儿肠道内的大肠埃希菌、嗜酸乳杆菌、双歧杆菌及肠球菌所占比例几乎相等。正常肠道菌群对侵入肠道的致病菌有一定的拮抗作用。

八、健康小儿粪便

1.胎粪 新生儿出生后 12 h,足月儿出生后 24 h 内即开始排胎粪,呈糊状,为墨绿色,一般不臭。若出生后 24 h 仍不排胎粪,应警惕肛门闭锁或其他消化道畸形。早产儿因为胎粪形成较少及肠蠕动差,胎粪排出常延迟。

2.母乳喂养儿粪便 多呈金黄色,稀薄糊状,无特殊臭味,可有酸腐味,每天排便 2～4 次。添加辅食后次数减少,1 周岁后减至 1～2 次。

3.人工喂养儿粪便 呈淡黄色,较干稠,多成形,呈碱性或中性反应,有臭味,每天排便 1～2 次,易发生便秘。

4.混合喂养儿粪便 与人工喂养儿粪便相似,质地较软、颜色较黄。

任务二 口炎患儿的护理

案例引导

王女士足月顺产 1 名女婴。今天早晨,王女士给刚满 20 天的女婴喂水时发现其舌头上有 3 个片状的白色凝乳状物,不易拭去,但不影响女婴吃奶和喝水。至医院儿科检查,体温正常,淋巴结无肿大,不流涎。

问题:

1.该女婴的初步诊断是什么?

2.护士应如何为该女婴进行口腔护理?

案例分析

口炎是指口腔黏膜的炎症,若病变局限于舌、齿龈、口角可称为舌炎、齿龈炎或口角炎,可单独发生,也可继发急性感染、腹泻、营养不良、维生素缺乏等全身疾病。本病多见于婴幼儿。

一、病因

婴幼儿口腔黏膜细嫩,血管丰富,唾液腺分泌唾液少,口腔黏膜干燥,容易发生细菌繁殖。食具不洁、口腔卫生不良或因各种疾病导致机体抵抗力下降等因素均可诱发口炎。

二、分类

(一)鹅口疮

鹅口疮由白念珠菌感染导致。多见于新生儿及营养不良、腹泻、长期应用抗生素或激素的患儿。新生儿多由产道感染或因哺乳时乳头不洁及使用污染的奶具引起。

1. 临床表现 本病特征是初始时在口腔黏膜呈点状或小片状,逐渐融合成大片,出现白色乳凝块状物,不易拭去,若强行擦拭或剥离后,局部黏膜潮红、粗糙,可有溢血。最常见的部位是颊黏膜,其次是舌、齿龈、上腭。患处不痛、不流涎,一般不影响吃奶,无全身症状。重者整个口腔均被白色斑膜覆盖,甚至可蔓延至咽、喉、食管、气管、肺等处而出现呕吐、吞咽困难、声音嘶哑或呼吸困难。

2. 辅助检查 取少许白膜放在载玻片上,加 1 滴 10％氢氧化钠溶液,显微镜下可见真菌的菌丝和孢子。

3. 治疗原则

(1)保持口腔清洁:可用 2％碳酸氢钠溶液于哺乳前后清洁患儿口腔。

(2)局部用药:局部涂抹 10 万～20 万 U/mL 制霉菌素溶液,每天 2～3 次,直至白膜消失后数天(10～14 天)。

(二)疱疹性口炎

疱疹性口炎由单纯疱疹病毒 1 型感染所致,多见于婴幼儿,无明显季节性,传染性强,可在集体托幼机构引起小流行。

1. 临床表现 口腔黏膜出现散在或成簇、周围绕以红晕的小疱疹,之后迅速破溃形成表面覆盖有黄白色膜样渗出物的溃疡,多个小溃疡可融合成较大溃疡,疱疹常好发于齿龈、口唇、舌和颊黏膜,软腭和咽部亦可受累。口腔疱疹出现前 1～2 天常伴发热,患儿体温可达 38～40 ℃,局部疼痛、拒食、流涎、哭闹、烦躁、颌下淋巴结肿大。

2. 辅助检查 血常规白细胞数正常或偏低。

3. 治疗要点

(1)保持口腔清洁:多饮水,可用 3％过氧化氢溶液清洗口腔,避免进食刺激性食物。

(2)局部用药:局部可涂抹碘苷(疱疹净)抑制病毒,亦可喷西瓜霜、锡类散等。为预防继发感染可涂抹 2.5％～5％金霉素鱼肝油。疼痛严重者可在进食前用 2％利多卡因涂抹局部。

(3)对症处理:发热者给予物理或药物降温,补充足够的营养和水分,伴继发感染时遵医嘱使用抗生素治疗。

(三)溃疡性口炎

溃疡性口炎由金黄色葡萄球菌、肺炎链球菌、铜绿假单胞菌或大肠埃希菌等感染所致,多见于婴幼儿。常发生于感染、长期腹泻等机体抵抗力下降时。

1. 临床表现 开始时口腔黏膜充血水肿,随后形成大小不等的糜烂或溃疡,上有纤维素性炎性分泌物形成的假膜,呈灰白色或黄色,边界清楚,易拭去,露出溢血的创面,但不久又被假膜覆盖。局部疼痛、流涎、拒食、烦躁,常伴发热,体温可达 39～40 ℃,局部淋巴结肿大。严重者可出现脱水和酸中毒。

2. 辅助检查 血常规白细胞数和中性粒细胞增多。

3. 治疗原则

(1)控制感染:选用有效抗生素。

(2)保持口腔清洁:可用 3％过氧化氢溶液或 0.1％依沙吖啶(利凡诺)溶液清洁口腔。

(3)局部用药:溃疡面涂 2％～5％金霉素鱼肝油、锡类散等。

(4)补充水分和营养。

三、常见的护理诊断

1.口腔黏膜受损　与口腔不洁、免疫力下降造成的感染有关。

2.疼痛　与口腔黏膜炎症有关。

3.体温过高　与感染有关。

4.营养失调:低于机体需要量　与疼痛引起的拒食有关。

5.知识缺乏　患儿及其家长缺乏本病的预防和护理知识。

四、护理目标

(1)患儿口腔黏膜破损逐渐愈合,恢复正常。

(2)患儿口腔疼痛减轻或逐渐消失,并且能正常进食。

(3)患儿体温恢复正常。

(4)患儿及其家长掌握本病的预防及护理知识。

五、护理措施

1.口腔护理

(1)保持口腔清洁:多饮水,进食后漱口,较大患儿可用含漱剂。对流涎者,及时清除流出物,保持颏部皮肤干燥,避免引起皮肤湿疹和糜烂。

(2)局部涂药:遵医嘱局部涂药,涂药前应先清洗口腔,然后将纱布或干棉球垫于颊黏膜腮腺管口或舌系带两侧以隔断唾液;干棉球蘸干溃疡表面后再涂药,涂药时应用棉签在溃疡面上滚动式涂药,不可涂擦,涂药后嘱患儿闭口10 min再去除棉球或纱布,并嘱患儿勿立即漱口、饮水或进食。不合作者可以直接涂药。

2.减轻疼痛　饮食以温凉的流质或半流质为宜,避免酸、辣、热、粗、硬等刺激性食物;在清洁口腔及局部涂药时,动作一定要轻、快、准,以免加重患儿疼痛。对疼痛较重者可遵医嘱在进食前局部涂抹2%利多卡因。不能进食者可以采用肠外营养。

3.防止继发感染及交互感染　护士为患儿护理口腔前后要洗手,患儿的食具、玩具、毛巾等都要及时消毒,鹅口疮患儿使用过的奶瓶、水瓶及奶嘴应放于5%碳酸氢钠溶液浸泡30 min后洗净再煮沸消毒。哺乳期妇女的内衣要每天更换并清洗,疱疹性口炎具有较强的传染性,应注意隔离,以防传染。

4.发热的护理　密切观察患儿体温的变化,体温超过38.5 ℃时,给予松解衣服等物理降温措施,必要时给予药物降温。同时做好皮肤护理,并及时和医生联系。

5.健康教育

(1)护士应向患儿家长介绍口炎的病因及预防要点。

(2)护士应向患儿家长解释勤喂患儿温开水的意义,指导其清洁口腔的操作方法及要点;嘱年长儿在进食后漱口。

(3)护士应指导患儿家长教育患儿养成良好的卫生习惯,不吮指,正确刷牙;指导患儿家长对患儿的食具、玩具等进行清洁消毒;教育哺乳期妇女勤换内衣,喂奶前后清洗乳头;指导患儿家长纠正患儿偏食、挑食等不良习惯。

(4)护士应向患儿家长解释流涎是患儿对疼痛的一种反应,对清洁口腔有一定的作用,应注意保持其口腔周围皮肤的干燥,防止出现皮肤湿疹及糜烂。

(5)护士应向患儿家长强调疱疹性口炎的传染性较强,应注意将患儿与健康儿童隔离。

六、护理评价

(1)患儿口腔黏膜破损是否减轻或恢复正常?

(2)患儿体温是否恢复正常?

(3)患儿口腔疼痛是否减轻?能否正常进食?

(4)患儿家长是否掌握本病的预防及护理知识?

任务三 腹泻患儿的护理

案例引导

患儿,男,7个月,腹泻伴呕吐3天。患儿3天前无诱因出现腹泻,每天排便10余次,为黄色稀水样便,伴呕吐,每天4～5次,有低热,无咳嗽、喘息等,无寒战、抽搐。曾口服蒙脱石散、利巴韦林治疗,但无明显好转。就诊当天精神不振,尿量减少。体格检查:体温37.8 ℃,脉搏120次/分,呼吸28次/分,神志清楚,精神不振,皮肤弹性、湿度差,前眼窝凹陷,四肢稍凉。毛发光泽,咽稍红,颈无抵抗。双侧呼吸动度对称,双肺叩诊呈清音,未闻及啰音。心界不大,心律齐,未闻及杂音。腹平软,未触及异常包块,肝脾未触及。血常规示:白细胞计数 7.5×10^9/L,血 Na^+ 136 mmol/L,K^+ 3.9 mmol/L,HCO_3^- 16 mmol/L,大便常规镜检 WBC 0～1/HP,脂肪球(＋＋)。

问题:
1.该患儿的初步诊断是什么?
2.该患儿的治疗原则是什么?

案例分析

腹泻是由多种病原、多种因素引起的以大便次数增多及大便性状改变为特点的一组临床综合征。儿童腹泻多发生在2岁以下,1岁以内者约占1/2,是我国儿科重点防治的四大疾病之一。根据病因,腹泻可分为感染性腹泻和非感染性腹泻;根据病程,腹泻可分为急性腹泻(病程在2周以内)、迁延性腹泻(病程在2周至2个月)和慢性腹泻(病程在2个月以上)。

一、病因

(一)易感因素

1.消化系统特点 婴幼儿消化系统发育不完善,胃酸分泌少,消化酶分泌较少、活性较低,对食物变化的耐受性较差。婴幼儿生长发育快,所需营养物质相对较多,胃肠道负担重,容易发生消化功能紊乱,引起腹泻。

2.机体防御功能差 婴儿血液中免疫球蛋白(尤其是 IgM、IgA)、胃肠道 SIgA 及胃内酸度均较低。

3.肠道正常菌群失调 新生儿出生后尚未建立正常肠道菌群,或因长期使用广谱抗生素等导致肠道菌群失调,易发生消化功能紊乱及肠道感染导致腹泻。

(二)感染因素

1.肠道内感染 可由病毒、细菌、真菌和寄生虫引起。

(1)病毒感染:寒冷季节的婴幼儿腹泻80％由病毒感染引起,以轮状病毒最常见,其次是星状病毒、诺如病毒、腺病毒、埃可病毒、柯萨奇病毒、环曲病毒等。

(2)细菌感染:不包括法定传染病,以致病性大肠埃希菌为主,大致分为致病性、产毒性、侵袭性、出血性和黏附-集聚性大肠埃希菌5种。其他细菌有空肠弯曲菌、耶尔森菌、鼠伤寒沙门菌、铜绿假单胞菌、金黄色葡萄球菌、变形杆菌等。

(3)真菌感染:小儿以白念珠菌多见,其次是曲菌。

(4)寄生虫感染:常见有蓝氏贾第鞭毛虫、阿米巴原虫和隐孢子虫等。

2.肠道外感染 患上呼吸道感染、肺炎、泌尿系统感染或中耳炎的患儿,可因发热、病原体毒素的作用或者病原体同时感染肠道而出现腹泻。

(三)非感染因素

1.饮食因素 由喂养不定时、食物量过多或过少、食物成分不适宜、突然改变食物的质和量等所致,多见于人工喂养儿。

2.气候因素 天气过凉,腹部受凉致肠蠕动增加导致腹泻;天气过热使消化液分泌减少,口渴饮奶或喝水过多,增加消化道的负担可引起腹泻。

3.过敏因素 对牛乳、豆浆、某些食物成分过敏或不耐受均可引起腹泻。

> **知识链接**
>
> **抗生素相关性腹泻**
>
> 　　抗生素相关性腹泻是指应用抗生素后发生的与抗生素有关的腹泻。巴特利特(Bartlett)将其定义为伴随着抗生素的使用而发生的无法用其他原因解释的腹泻。有研究表明,700多种药物可引起腹泻,其中25%为抗生素。抗生素相关性腹泻的发病率因人群及使用抗生素种类的差异而不同,一般为5%~25%。抗生素使用后出现严重腹泻,不但有肠道菌群紊乱的证据,而且大量机会菌变为优势菌或检出特殊病原菌(金黄色葡萄球菌、白念珠菌)感染也是诊断抗生素相关性腹泻的有力证据。严格掌握使用抗生素的指征,杜绝滥用抗生素是预防抗生素相关性腹泻的关键。

二、发病机制

(一)感染性腹泻

1.病毒性肠炎 病毒侵入肠道导致小肠绒毛顶端的柱状上皮细胞受损,使小肠黏膜重吸收水、电解质的能力下降,肠液在肠腔内大量积聚从而引发腹泻;同时由于病变的肠黏膜细胞分泌双糖酶减少且酶的活性降低,使肠腔内的糖类消化不完全,消化不完全的糖类积滞于肠腔导致肠液渗透压增高,使腹泻加重。

2.细菌性肠炎 肠道感染的病原菌不同,发病机制亦不同。产生肠毒素的细菌(如肠产毒性大肠埃希菌)主要通过分泌肠毒素而抑制小肠绒毛顶端的柱状上皮细胞吸收 Na^+、Cl^- 和水,并促进肠腺分泌 Cl^-,从而使小肠液总量增多,当超过结肠吸收的限度时就发生腹泻,严重时发生脱水和电解质紊乱。而侵袭性大肠埃希菌、沙门菌属等导致的侵袭性肠炎则是病原菌直接侵入小肠或结肠的肠壁,引发肠黏膜充血、水肿、溃疡和渗出等病变,患儿排出含有大量白细胞和红细胞的菌痢样大便。

(二)非感染性腹泻

主要见于饮食不当、气候改变等导致正常消化过程发生障碍,食物不能被充分消化和吸收而发酵、腐败,分解产生的短链有机酸使肠腔内渗透压增高,肠蠕动增加,引起腹泻、脱水和电解质紊乱。

三、护理评估

(一)健康史

询问患儿的喂养史包括喂养方式、次数及量,添加辅食及断奶情况,是否近日添加了新食物或进食大量果汁等,有无不洁饮食史,是否长期应用抗生素,以往是否有药物或牛乳过敏史。询问既往腹泻病史。

(二)身体状况

1.轻型腹泻 多为饮食、气候因素或肠道外感染所致。表现为食欲不振、恶心、呕吐和腹泻,每天排便10次以内,每次量不多,呈黄色或黄绿色,有酸味,可见黄白色奶瓣和泡沫。无体液紊乱和全身中毒症状。

2.重型腹泻 多为肠道内感染所致或由轻型腹泻转变而来。

(1)严重的胃肠道症状:食欲低下,常有呕吐,严重者可吐出咖啡渣样液体。腹泻频繁,每天排便十余次,多者可达数十次。大便呈水样或蛋花汤样,有黏液,量多。

(2)全身中毒症状:发热、烦躁不安、精神萎靡、嗜睡,甚至昏迷、休克。

（3）水、电解质紊乱和酸碱平衡失调症状。

①脱水：吐泻致体液丢失和水分摄入不足，使体液总量尤其是细胞外液量减少，引起不同程度的脱水。根据临床表现可将脱水分为轻度脱水、中度脱水和重度脱水三种（表9-1）。根据血钠浓度或水和电解质丢失的比例不同，可将脱水分为等渗性脱水、低渗性脱水和高渗性脱水三种（表9-2）。

表9-1 脱水的临床分度

项 目	轻度脱水	中度脱水	重度脱水
失水占体重的百分比	<5%（30～50 mL/kg）	5%～10%（50～100 mL/kg）	>10%（100～120 mL/kg）
精神状态	精神稍差	萎靡、烦躁	淡漠、昏睡或昏迷
皮肤弹性	干、弹性可	干、弹性差	干、弹性极差
前囟、眼窝	稍凹陷	明显凹陷	深度凹陷，眼睑不能闭合
眼泪	有	少	无
口腔黏膜	稍干燥	干燥	极干燥或干裂
尿量	稍减少	明显减少	极少或无
末梢循环	正常	四肢稍凉	四肢厥冷

表9-2 不同性质脱水的区别

项 目	低渗性脱水	等渗性脱水	高渗性脱水
血钠/(mmol/L)	<130	130～150	>150
口渴	不明显	明显	极明显
皮肤弹性	极差	稍差	尚可
血压	明显下降	下降	正常或稍低
神志	嗜睡或昏迷	精神萎靡	烦躁、易激惹

②代谢性酸中毒：腹泻时可出现大量的碱性物质丢失；热量摄入不足，脂肪分解增加，产生大量酮体；脱水时血容量减少，血液浓缩，血流缓慢，使组织灌注不良、缺氧而致乳酸堆积；脱水使肾血流量不足，尿少，酸性产物潴留。因此，绝大多数腹泻患儿都存在不同程度的代谢性酸中毒。轻度代谢性酸中毒或小婴儿发生的代谢性酸中毒缺乏特异性表现，可有呼吸稍快。较重的代谢性酸中毒表现为口唇呈樱桃红色，甚至口周发绀；呼吸深快，有烂苹果味，甚至呼吸节律不齐；精神萎靡或烦躁不安，甚至嗜睡、昏迷。

③电解质紊乱。

a.低钾血症：其发生与钾丢失增多、摄入减少、分布异常和各种碱中毒等因素有关。腹泻、呕吐、长期使用排钾利尿剂等可以使钾丢失增多。摄入减少是由长期禁食或进食少、补液时补充钾不足导致。当血清钾低于3.5 mmol/L时即可出现症状，表现为精神不振、四肢无力、腱反射减弱或消失、腹胀、肠鸣音减弱甚至消失、麻痹性肠梗阻等；心音低钝、心律失常、心力衰竭等。心电图示T波增宽、低平或倒置，ST段下降，出现U波等改变。

b.低钙血症和低镁血症：由于腹泻患儿进食少，吸收不良，从大便丢失钙、镁，可使体内钙、镁减少，但一般不严重。腹泻时间较久、营养不良或有活动性佝偻病的患儿血钙较低，但在脱水和代谢性酸中毒时，由于血液浓缩和离子钙增多，可不出现低钙症状。在脱水和代谢性酸中毒被纠正后，离子钙减少，出现低钙症状。低钙血症表现为抽搐或惊厥等。极少数患儿经补钙后症状仍不好转，应考虑为低镁血症，表现为手足震颤、搐搦、惊厥。

3.几种常见类型肠炎的临床特点

（1）轮状病毒肠炎：好发于秋、冬两季，又名秋季腹泻，多见于6个月至2岁婴幼儿。潜伏期1～3天，起病急，常伴有发热和上呼吸道感染症状，多数无明显中毒症状。病初即可发生呕吐、腹泻，每天排便十余次，量多,呈水样或蛋花汤样,带少量黏液,无腥臭味,常并发脱水、代谢性酸中毒。本病为自限性疾病,数天后呕吐渐停,腹泻好转,自然病程3~8天。

(2)产毒性细菌引起的肠炎:多发生在5—8月气温较高的季节,潜伏期1~2天,起病较急,轻症表现为仅排便次数稍增多,性状轻微改变。重者时腹泻频繁,大便呈水样或蛋花汤样,混有黏液,量多,常发生水、电解质紊乱和酸碱平衡失调。本病为自限性疾病,自然病程3~7天。

(3)侵袭性细菌肠炎:全年均可发病,以夏季多发。临床特点为起病急,高热,烦躁,甚至昏迷或发生热性惊厥。腹泻频繁,大便呈黏液样或为脓血便,有腥臭味,伴恶心、呕吐、腹痛和里急后重;可出现严重的全身中毒症状甚至感染性休克。

(4)抗生素诱发的肠炎:多见于长期使用抗生素、肾上腺皮质激素和免疫功能低下、体弱的患儿,因肠道菌群失调而继发肠道内耐药的金黄色葡萄球菌、变形杆菌、某些梭状芽孢杆菌和白念珠菌等病原菌大量繁殖引起的肠炎。金黄色葡萄球菌肠炎大便为暗绿色海水样,黏液多,少数为血便,患儿可出现不同程度的中毒症状、脱水和电解质紊乱,甚至发生休克。真菌性肠炎为黄色稀便,泡沫较多,有黏液,有时可见豆腐渣样细块(菌落),常常伴有鹅口疮,大便镜检有真菌的菌丝和孢子。假膜性小肠结肠炎为黄色或黄绿色水样便,可有假膜排出,伴有腹痛、发热、意识改变甚至发生休克,患儿可出现脱水、电解质紊乱和代谢性酸中毒。

(5)出血性大肠埃希菌肠炎:大便开始时为黄色水样便,后转为血水样便,有特殊的臭味,伴有腹痛。

(6)生理性腹泻:多见于6个月内的婴儿,常表现为外观虚胖,出生后不久即出现腹泻,但除排便次数增多外无其他症状,食欲好,不影响其生长发育。添加辅食后,婴儿的大便即逐渐转为正常。

4. 迁延性腹泻和慢性腹泻　多与急性期腹泻治疗不彻底和营养不良有关,以人工喂养儿及营养不良小儿多见,表现为腹泻迁延不愈,病情反复,大便次数和性状极不稳定,重者可出现水、电解质紊乱。

(三)心理评估

护士应评估患儿家长对腹泻的认知程度,是否缺乏小儿喂养、饮食卫生、疾病护理等方面的知识,是否因担心危重患儿的预后而焦虑。重症患儿常需住院治疗,常因对医院环境感到陌生、与父母及家人分离、害怕打针等而产生焦虑和恐惧心理。护士应评估患儿及其家长的心理状况。

四、辅助检查

1. 大便常规　轻度腹泻大便镜检可见大量脂肪球和少量白细胞;重度腹泻大便镜检可见大量白细胞及不同数量的红细胞。

2. 血常规　细菌感染时白细胞总数和中性粒细胞增多。

3. 血生化检查　血钠、血钾、血钙等测定可帮助了解脱水的性质和有无电解质紊乱;碳酸氢根离子检查可帮助了解酸碱平衡紊乱的程度和性质。

4. 病原学检查　细菌性肠炎大便培养可检出病原菌;白念珠菌肠炎大便涂片可发现念珠菌孢子和假菌丝。

五、治疗原则

(1)调整饮食:强调继续饮食,满足生理需要,补充疾病导致的消耗,以缩短腹泻后的康复时间。

(2)纠正脱水、电解质紊乱及酸碱平衡失调。

(3)控制感染:病毒性肠炎以饮食疗法和支持疗法为主,一般不用抗生素。细菌性肠炎根据病原菌选择敏感抗生素。

(4)对症治疗:腹泻一般不使用止泻剂,明显腹胀者用肛管排气或肌内注射新斯的明,呕吐严重者肌内注射氯丙嗪,高热者给予物理或药物降温。

(5)预防并发症:迁延性腹泻和慢性腹泻的病情复杂,常常伴有营养不良等疾病,必须要查找原因,采取综合治疗方案。

六、常见护理诊断

1. 腹泻　与喂养不当、感染等导致肠道功能紊乱有关。

2. 体液不足　与腹泻、呕吐丢失过多和摄入量不足有关。

3. 体温过高　与肠道感染有关。

4. 有皮肤完整性受损的危险 与排便次数增多,排泄物刺激臀部皮肤有关。

七、护理目标

(1)患儿腹泻、呕吐次数逐渐减少至正常。

(2)患儿腹泻、呕吐逐渐好转,脱水得到纠正。

(3)患儿体温逐渐恢复正常。

(4)能保持患儿皮肤的完整性,无臀红发生。

八、护理措施

1. 控制腹泻

(1)调整饮食:腹泻患儿的饮食调整应强调继续饮食,满足生理需要。与禁食相比,继续饮食更能缓解病情、缩短病程,促进恢复,增加体重,预防营养不良。护士应根据患儿病情、消化能力及其对食物的耐受力逐渐调整其饮食。具体方法为:首先禁食不易消化的食物;对严重呕吐的患儿应暂禁食4～6 h,但不禁水,待好转后继续喂食,由少到多,由稀到稠;母乳喂养儿可继续母乳喂养,但要缩短每次哺乳的时间,并在哺乳前先喂适量的温开水,暂停辅食;人工喂养儿可继续喂等量的米汤或稀释的牛乳或其他代乳品,逐渐过渡到正常饮食;病毒性肠炎患儿多缺乏双糖酶,应暂停乳类喂养,改为喂豆制品或发酵奶,以减轻腹泻、缩短病程。年龄较大的儿童可给予半流质、易消化的饮食。腹泻停止后,继续给予营养丰富的饮食,每天加餐1次,持续2周,以赶上正常生长发育。对少数病情严重且口服营养物质不能耐受者,应加强支持疗法,必要时给予肠外营养。

(2)控制感染:护士要严格执行消毒隔离制度,做好床边隔离,护理患儿前后均认真洗手,防止交叉感染。

2. 纠正体液紊乱 脱水是导致急性腹泻患儿死亡的主要原因,合理的液体疗法是降低病死率的关键。根据病情可选择口服补液和(或)静脉补液。

3. 维持正常体温 密切监测体温变化,体温超过38.5 ℃时及时报告医生,并做好药物降温或物理降温准备。发热患儿要多饮水,加强口腔护理。

4. 加强臀部护理 由于患儿腹泻频繁,大便刺激肛周及臀部皮肤,易造成皮肤损伤,因此,做好患儿的臀部护理尤为重要。护士应在患儿每次排便后用温水清洗其臀部,并用软毛巾蘸干水分;应选用浅色、柔软、吸水性良好的棉质尿布,勤换尿布,污染尿布用中性皂液清洗、日光暴晒后再使用,保持患儿臀部及会阴部皮肤干燥、清洁,禁用不透气的塑料布或橡胶单,防止尿布皮炎的发生。对已经发生臀红者,局部皮肤发红处涂3%～5%鞣酸软膏或40%氧化锌软膏并轻轻按摩片刻;皮肤破损局部尽可能暴露于空气中,也可使用红外线灯照射臀部(照射时要有专人看护,避免患儿被烫伤),每次照射15～20 min,以促进破损处皮肤愈合。避免使用含乙醇的纸巾擦拭,以防刺激破损处的皮肤。

5. 严密观察病情

(1)观察并记录大便次数、颜色、性状、量等,特别注意黏液脓血便,根据排便情况及大便检查结果,调整输液及用药方案。

(2)监测神志、体温、脉搏、呼吸、血压等生命体征,如有异常及时通知医生,采取相应治疗措施。

(3)输液后应注意观察患儿的神志,有无口渴,皮肤、黏膜干燥程度,眼眶及前囟凹陷情况,尿量多少等。如补液合理,一般于补液后3～4 h有尿排出,说明血容量恢复。补液后24 h皮肤弹性恢复,眼眶凹陷消失,则表明脱水已纠正;补液后眼睑出现浮肿,可能是钠盐摄入过多;如尿多而脱水未能纠正,则可能是葡萄糖溶液补入过多,应及时通知医生调整溶液中的电解质比例。

6. 健康教育

(1)护士应向患儿家长介绍腹泻的相关致病因素、治疗要点及护理措施等知识;指导患儿家长及时清除患儿口腔内的呕吐物,帮助患儿勤漱口或勤饮水,必要时可进行口腔护理或眼部护理。例如,重度脱水或昏迷患儿有角膜干燥或出现露睛现象,护士可指导患儿家长用生理盐水浸润患儿的角膜,滴0.25%氯霉素滴眼液或0.5%红霉素眼膏预防感染。

(2)护士应指导患儿家长教育患儿养成良好的卫生习惯,餐前和便后认真洗手,勤剪指甲;选用新鲜、清洁的食物,食具定期消毒。

(3)护士应指导患儿家长注意气候变化,冬季注意保暖,夏季适当多饮水。

(4)护士应指导患儿家长积极防治患儿营养不良、佝偻病、营养性贫血等营养性疾病,避免长期滥用广谱抗生素。

九、护理评价

(1)患儿腹泻、呕吐次数是否恢复正常?

(2)患儿体液紊乱是否得到纠正?

(3)患儿体温是否恢复正常?

(4)患儿臀部皮肤是否保持正常?

任务四　小儿液体疗法及其护理

案例引导

女婴,8个月,体重10 kg,一周前上呼吸道感染。腹泻、呕吐2天,大便稀水样,12次/天,量中等,无脓血。呕吐6~7次/天,尿少,哭时泪少。患病以来饮食未改变。呼吸30次/分,略深,血压、脉搏均正常。皮肤弹性差,前囟明显凹陷,眼眶凹陷,口唇干,呈樱桃红色。心音低钝,腹稍胀,四肢软。血气电解质:pH 7.23,PaO_2 98 mmHg,PCO_2 23 mmHg,血 Na^+ 125 mmol/L,K^+ 3.2 mmol/L,Ca^{2+}、Cl^- 正常。

案例分析

问题:

1. 该患儿的初步诊断是什么?

2. 请根据小儿液体疗法的原则制订该患儿第一天的输液方案。

体液是人体的重要组成部分,保持体液平衡是维持生命所必需的条件。小儿由于体液占体重比例较大、器官功能发育尚未成熟、体液平衡调节功能差等生理特点,极易受疾病和外界环境的影响而发生体液调节失衡,故容易发生水、电解质紊乱和酸碱平衡失调,若处理不当或不及时,可危及生命。

一、小儿体液平衡的特点

1.体液总量与分布　体液包括细胞内液和细胞外液,后者分为血浆及间质液两个部分。年龄越小,体液总量占体重的百分比越高,主要是间质液的比例较高,血浆、细胞内液占体重的比例则与成人相近。

2.水的摄入与排出的特点　小儿由于新陈代谢旺盛,水的排出速度比成人快。婴儿每天水的交换量约等于细胞外液的1/2,而成人仅为1/7,婴儿水的交换率比成人快3~4倍。小儿体表面积相对较大、呼吸频率较快,导致不显性失水相对也多,如呼吸增快时,不显性失水增加4~5倍,因此小儿较成人对缺水的耐受力差,如在呕吐、腹泻等病理情况下,小儿更容易发生脱水。

3.体液调节的特点　正常情况下水的排出靠肾浓缩和稀释功能调节。而年龄越小,肾浓缩、稀释、酸化尿液和保留碱基的功能越差,易发生水、电解质紊乱和酸碱平衡失调。

二、液体疗法常用的溶液

(一)非电解质溶液

常用的有5%和10%的葡萄糖溶液。5%葡萄糖溶液是等渗溶液,10%葡萄糖溶液是高渗溶液。输入人体内后葡萄糖逐渐被氧化成水和二氧化碳,同时供给能量或转变成糖原储存在体内。没有维持血浆渗透压的作用,不计其张力。

(二)电解质溶液

用于补充损失的液体、电解质,纠正酸碱平衡失调。

1. 生理盐水(0.9%氯化钠溶液) 生理盐水为等渗溶液,常与其他液体混合后使用,其含钠和氯各为154 mmol/L,钠接近血浆浓度(血钠142 mmol/L),但氯比血浆浓度(血氯103 mmol/L)高出1/3,输入过多可使血氯过高,尤其在严重脱水性酸中毒或肾功能不全时,有可能加重高氯性酸中毒。故临床上常以2份生理盐水和1份1.4%碳酸氢钠溶液混合,使其钠与氯之比为3:2,与血浆中钠和氯之比相似。

2. 碱性溶液 用于纠正酸中毒。

(1)碳酸氢钠溶液:可直接增加缓冲碱,纠正酸中毒作用快,是治疗代谢性酸中毒的首选药,1.4%碳酸氢钠溶液为等渗溶液(5%碳酸氢钠溶液稀释3.5倍为1.4%的等渗溶液),5%碳酸氢钠溶液为高渗溶液,在紧急抢救酸中毒时也可直接静脉推注。

(2)乳酸钠溶液:需在有氧条件下经肝脏代谢产HCO_3^-而起到缓冲作用,但显效较慢,在休克、缺氧、肝功能不全、新生儿期或乳酸酸中毒时不宜使用。1.87%乳酸钠溶液为等渗溶液(11.2%乳酸钠溶液稀释6倍为1.87%的等渗溶液),11.2%乳酸钠溶液为高渗溶液。

(3)氯化钾溶液:用于补充缺失的钾、生理需要的钾和继续异常丢失的钾,10%或15%的氯化钾溶液为高渗溶液,静脉滴注时需稀释成0.2%~0.3%浓度使用。不可直接静脉推注,有发生心肌抑制和死亡的危险。

(三)混合溶液

把各种溶液按一定比例配制成不同的混合液(表9-3),互补其不足,以适应不同的临床情况。

表9-3　常用混合液的组成和配制

溶液种类	0.9%氯化钠溶液	5%或10%葡萄糖溶液	1.87%乳酸钠溶液或1.4%碳酸氢钠溶液	电解质渗透压张力	应　　用
1:1溶液	1	1	—	1/2张	等渗性脱水
2:1溶液	2	—	1	等张	低渗性脱水、休克
1:2溶液	1	2	1	1/3张	高渗性脱水
1:4溶液	1	4	—	1/5张	高渗性脱水、生理需要
2:3:1溶液	2	3	1	1/2张	等渗性脱水
4:3:2溶液	4	3	2	2/3张	低渗性脱水

(四)口服补液盐

口服补液盐(ORS)溶液,是世界卫生组织和联合国儿童基金会推荐用于治疗急性腹泻合并脱水的一种溶液。目前有多种ORS配方,2006年新配方是氯化钠2.6 g、枸橼酸钠2.9 g、氯化钾1.5 g、葡萄糖13.5 g,加温水到1000 mL配制而成。此液体为1/2张,适于补充累积损失量,在用于补充继续损失量和生理需要量时,应当稀释后使用。口服补液盐一般适用于轻、中度脱水且无严重呕吐的患儿。具体用法为轻度脱水50 mL/kg,中度脱水100 mL/kg,在4 h内用完。在用于补充继续损失量和生理需要量时需要稀释。

三、液体疗法

液体疗法是儿科护理的重要组成部分,液体疗法的目的是通过补充不同种类的液体,以纠正水、电解质紊乱和酸碱平衡失调,恢复机体的正常生理功能。包括口服补液和静脉补液。补液原则:做好"三定"(定量、定性、定速)、"三先"(先盐后糖、先浓后淡、先快后慢)及"三补"(见酸补碱、见尿补钾、抽搐补钙)。第一天补液总量包括补充累积损失量、继续损失量及生理需要量三个方面。

1. 补充累积损失量 累积损失量是指自发病到补液前所损失的水和电解质的量。

(1)补液量(定量):确定补液量的依据是脱水程度及性质,原则上婴幼儿轻度脱水应补液30~50 mL/kg,

中度脱水应补液 50～100 mL/kg,重度脱水应补液 100～120 mL/kg。实际应用时先按上述量的 2/3 给予,学龄前期儿童及学龄期儿童应酌减 1/4～1/3。

(2)补液种类(定性):补液的种类根据脱水的性质而定。低渗性脱水补 2/3 张含钠液;等渗性脱水补 1/2 张含钠液;高渗性脱水补 1/5～1/3 张含钠液。如临床判断脱水性质有困难,可先按等渗性脱水处理,同时进行血钠、钾、氯等生化检查,以确定脱水的性质,指导补液。

(3)补液速度(定速):补液速度的原则是先快后慢。累积损失量应在 8～12 h 补足。滴速为每小时 8～10 mL/kg。重度脱水或有周围循环衰竭者应先进行扩容,扩容时的补液量 20 mL/kg,总量不超过 300 mL;补液种类是等张含钠液(生理盐水或 2∶1 等张液);补液速度是 30～60 min 静脉推注或快速静脉滴注,目的是迅速扩充血容量,改善血液循环和肾功能,排尿后可以补钾。补液速度也与脱水程度有关,一般高渗性脱水补液速度较慢,低渗性脱水补液速度可以稍快一些。

2.补充继续损失量 继续损失量是指补液开始后因呕吐、腹泻等情况导致继续丢失的液体量。补液量一般按照"丢多少补多少""随时丢随时补"的原则确定;腹泻病时可以根据大便次数、呕吐多少来确定继续损失量,一般按照每天 10～40 mL/kg 计算;补液种类用 1/3 张或 1/2 张含钠液;补液速度每小时 4～5 mL/kg。

3.补充生理需要量 满足基础代谢所需的液体量。补液量按照每代谢 100 kcal(418.6 kJ)热量需要水 100～150 mL 计算。婴幼儿每天需要液体 60～80 mL/kg;补液种类用 1/4 张或 1/5 张含钠液;补液速度每小时 4～5 mL/kg。

以上三部分合计,第一天补液总量:轻度脱水为 90～120 mL/kg;中度脱水为 120～150 mL/kg;重度脱水为 150～180 mL/kg。第二天及以后的补液量视脱水纠正情况而定,主要补充继续损失量和生理需要量两个部分,能口服者尽量口服。

四、液体疗法的护理

1.补液前准备阶段 护士应全面了解患儿的病情;熟悉常用溶液的成分、作用及配制方法;向患儿家长解释补液的目的及意义,以取得合作,对患儿亦应做好鼓励和解释工作,消除其恐惧心理;对不合作的患儿适当加以约束或遵医嘱应用镇静剂。

2.输液过程中注意事项 严格掌握输液速度,明确每小时输液量,合理使用输液泵,以便更精确地控制输液速度,并随时检查,防止输液过速或过缓;注意输液管是否通畅,针头有无滑脱,局部有无红肿,患儿有无输液反应,并记录 24 h 液体出入量。

3.密切观察病情变化

(1)观察生命体征,若出现烦躁不安、脉率增快、呼吸加快等症状,应警惕是否发生心力衰竭和肺水肿等情况,及时通知医生,查明原因给予处理,补液过程中要特别注意输液速度,防止过快或过缓。

(2)观察体液紊乱是否纠正或加重情况,注意脱水是否改善、尿量是否增加、腹胀是否缓解等情况,观察输液效果。观察酸中毒患儿在酸中毒纠正后是否有惊厥发生,因为酸中毒纠正后由于血浆稀释、离子钙降低等原因会出现低钙惊厥。患儿有低钾血症,要遵循见尿补钾原则,严格按照稀释浓度补钾,静脉补钾时要注意绝不可静脉推注。

4.准确记录液体出入量 液体入量主要包含食物中所含水分、口服溶液及静脉输液的量。液体出量主要包括尿量、呕吐量、大便丢失的水分和不显性失水。

▶ 直通护考

在线答题

(周　雨)

呼吸系统疾病患儿的护理

扫码看课件　　思政案例

学习目标

【知识目标】 掌握呼吸系统疾病的护理评估、护理诊断及护理措施。熟悉小儿呼吸系统解剖生理特点。了解呼吸系统疾病患儿的治疗要点。

【能力目标】 能为呼吸系统疾病患儿提供正确的护理措施，能对患儿及其家长进行正确的健康教育。

【思政目标】 具有健康生活的理念。关爱儿童，能与患儿及其家长建立良好的信任关系，在护理过程中具有迅速应对和处理各种突发状况的能力。

任务一　小儿呼吸系统解剖生理特点

小儿呼吸系统疾病包括上、下呼吸道急、慢性感染性疾病，呼吸道变态反应性疾病，胸膜疾病，呼吸道异物，呼吸系统先天畸形及肺部肿瘤等。其中急性呼吸道感染最常见，占儿科门诊的 60% 以上，其中小儿肺炎是我国 5 岁以下小儿死亡的主要原因之一，对小儿的生长发育造成严重影响，因此，及时对患儿进行正确的诊断、治疗和护理是降低小儿呼吸系统疾病致残率、死亡率的关键，积极进行疾病防治的宣传教育，对降低疾病的发生率也是非常重要的。

一、解剖特点

呼吸系统以环状软骨下缘为界，分为上呼吸道和下呼吸道。上呼吸道包括鼻、鼻窦及鼻泪管、咽及咽鼓管、喉；下呼吸道包括气管、支气管、肺。

(一)上呼吸道解剖特点及临床意义

1. 鼻 婴幼儿鼻腔短小，黏膜柔嫩，血管丰富，无鼻毛，因此容易受感染。感染后鼻腔容易堵塞而导致呼吸困难和吸吮困难。

2. 鼻窦及鼻泪管 婴幼儿鼻窦黏膜与鼻腔黏膜相连续，鼻窦口相对大，故急性鼻炎可累及鼻窦，发生鼻窦炎。鼻泪管短，开口接近内眦部，且瓣膜发育不全，故上呼吸道感染时易累及眼结膜。

3. 咽及咽鼓管 婴幼儿咽部窄小且垂直，发生炎症时易引起气道阻塞。咽扁桃体出生后 6 个月已经发育，腭扁桃体 1 岁末才逐渐增大，4~10 岁时发育达高峰，14~15 岁时又逐渐退化，因此扁桃体炎常见于年长儿。婴幼儿咽鼓管宽、短、直，呈水平位，故鼻咽炎时易引起中耳炎。

4. 喉 婴幼儿喉部狭窄，呈漏斗形，软骨柔软，黏膜柔嫩，血管丰富，故易受感染。感染后易发生充血、水肿而导致呼吸道梗阻，出现声音嘶哑、吸气性呼吸困难，甚至窒息。

(二)下呼吸道解剖特点及临床意义

1. 气管、支气管 婴幼儿气管、支气管管腔相对狭窄，软骨柔软，缺乏弹力组织，支撑作用弱；黏膜柔嫩，血管丰富,黏液腺发育较差,分泌不足,气道较干燥,纤毛运动差而致清除呼吸道的能力弱,因此易发生感染而导致呼吸道阻塞。小儿右主支气管粗、短,较垂直,是气管的延伸,因此异物易进入右主支气管。

2.肺 婴幼儿肺泡数量少且体积小,弹力组织发育不完善,血管丰富,整个肺含血量多而含气量相对较少,故易发生感染,引起间质性炎症、肺不张或肺气肿等。

3.胸廓 婴幼儿胸廓上下径较短,前后径相对较长,呈桶状,肋骨呈水平位,膈肌位置较高,呼吸肌发育不完善,呼吸时胸廓运动受限,使肺扩张受到限制,不能充分进行肺通气与肺换气,故感染时容易发生缺氧及二氧化碳潴留。小儿纵隔体积相对较大,周围组织松软,富有弹性,在气胸或胸水时易发生纵隔移位。

二、小儿呼吸系统生理特点

1.呼吸频率和节律 年龄越小,呼吸频率越快(表10-1)。婴幼儿呼吸中枢发育不完善,调节能力差,易出现呼吸节律不齐,甚至呼吸暂停,尤其是早产儿。

表 10-1 不同年龄儿童呼吸频率(次/分)

年龄	新生儿	1 周岁内	1～3 周岁	4～7 周岁	8～14 周岁
呼吸频率	40～50	30～40	25～30	20～25	18～20

2.呼吸类型 婴幼儿呼吸肌发育不全,膈肌发育相对发达,胸廓扩张幅度小,呈腹式呼吸。随着年龄增长,呼吸肌逐渐发育,膈肌和腹腔脏器下降,肋骨由水平位逐渐变为斜位,胸廓的体积增大,开始出现胸腹式呼吸。7 岁以后逐渐接近成人。

3.呼吸功能特点 小儿的肺活量、潮气量较成人小;每分通气量(按体表面积计算)、气体弥散量(按单位肺容量计算)均与成人相似,气道阻力却大于成人,因此呼吸储备能力差。婴幼儿患呼吸道疾病时,其缺氧代偿呼吸量最多不超过正常的 2.5 倍,而成人可达 10 倍,因此婴幼儿易发生呼吸衰竭。

三、小儿呼吸系统免疫特点

小儿呼吸道的非特异性及特异性免疫功能均不完善。如咳嗽反射及纤毛运动能力差,难以有效清除吸入呼吸道的粉尘及异物颗粒。婴幼儿肺泡巨噬细胞功能较差,SIgA 含量较低,乳铁蛋白、干扰素、溶菌酶及补体等数量和活性均不足,故容易发生呼吸道感染。

任务二 急性上呼吸道感染患儿的护理

案例引导

患儿,男,3 岁,3 天前无明显诱因出现发热,体温波动在 37.8～39.3 ℃,鼻塞,咳嗽少痰,纳差,无大便。体格检查:体温 38.4 ℃,咽充血,双肺听诊呼吸音正常,无干、湿啰音。血常规:白细胞数 6.0×10⁹/L。

问题:

1.该患儿初步临床诊断是什么?

2.该患儿最主要的护理诊断是什么?

3.针对该患儿护士应采取哪些护理措施?

案例分析

急性上呼吸道感染是指各种病原体引起的上呼吸道的急性感染,简称上感,俗称"感冒",是小儿最常见的急性呼吸道感染性疾病。一年四季均可发生,冬、春季节多见。

一、病因与发病机制

各种细菌、病毒及支原体均可引起急性上呼吸道感染,但 90% 以上为病毒,主要有鼻病毒、呼吸道合胞病毒、副流感病毒、腺病毒、柯萨奇病毒等。病毒感染后可继发细菌感染,最常见为溶血性链球菌,其次为肺炎链球菌、流感嗜血杆菌等。肺炎支原体也可引起急性上呼吸道感染。

小儿时期由于上呼吸道的解剖、生理和免疫特点,易患本病。有免疫缺陷疾病;营养障碍性疾病,如铁、锌的缺乏等;或天气过冷,小儿保护措施不到位;或被动吸烟、环境不良等都可导致急性上呼吸道感染。本病主要经空气飞沫传播,小儿接触了被污染的玩具等也容易传播。

二、护理评估

(一)健康史

患儿发病前有无明显诱因,有无呼吸道传染病的接触史;有无天气骤变,护理不当;有无基础疾病如先天性心脏病、贫血、营养不良等。

(二)身体状况

因年龄、体质、病原体及病变部位的不同,病情轻重、缓急程度也不同。年长儿多以呼吸道局部症状为主,全身症状较轻;婴幼儿则多以全身症状为主,鼻咽部症状较轻。

1. 一般类型急性上呼吸道感染

(1)局部症状:鼻塞、打喷嚏、流涕、干咳、咽部不适和咽痛等,小婴儿可因鼻塞而张口呼吸或拒乳。

(2)全身症状:发热、烦躁不安、头痛、全身不适、乏力等。部分患儿有食欲不振、恶心呕吐、腹痛、腹泻等消化道症状。婴幼儿起病急,多有发热,体温可达高热、超高热,热程在 2 天至 1 周,体温上升阶段可出现热性惊厥。

(3)体征:体格检查可见患儿咽部充血、扁桃体肿大。有时可见下颌淋巴结肿大且有压痛。肺部听诊呼吸音正常,无干、湿啰音。

2. 特殊类型急性上呼吸道感染

(1)疱疹性咽峡炎:病原体主要为柯萨奇病毒 A 组,夏、秋季节多发。起病急,临床表现为高热、咽痛、流涎、厌食、呕吐等。体格检查可见咽部充血,在腭咽弓、软腭、悬雍垂的黏膜上可见多个直径 2~4 mm 大小灰白色的疱疹,周围有红晕,1~2 天破溃形成小溃疡。病程为 1 周左右。

(2)咽结膜热:病原体为腺病毒 3 型、7 型。好发于春、夏季节,可散发或发生小流行,主要在集体儿童机构中流行。临床以高热、咽痛、结膜炎为特征,可出现眼部刺痛、畏光、流泪。体格检查时可见患儿咽部充血,一侧或两侧滤泡性结膜炎,结膜充血明显,颈及耳后淋巴结肿大。病程 1~2 周。

(三)并发症

婴幼儿局部免疫功能低下,多累及邻近器官,可引起中耳炎、鼻窦炎、咽后壁脓肿、扁桃体周围脓肿、颈淋巴结炎、喉炎、支气管炎及肺炎等。年长儿若感染 A 组 β 溶血性链球菌,可并发急性肾小球肾炎、风湿热等免疫性疾病。

> **知识拓展**
>
> **流行性感冒**
>
> 由流行性感冒病毒感染引起,分为甲(A)型、乙(B)型、丙(C)型。患者和隐性感染者是流行性感冒的主要传染源,潜伏期为 1~4 天。患者以局部症状较轻,全身症状较重为主,高热,多伴有头痛、四肢肌肉酸痛等。临床症状出现 48 h 内口服磷酸奥司他韦效果显著。

（四）辅助检查

（1）病毒感染者外周血白细胞数正常或偏低，中性粒细胞减少，淋巴细胞相对增高。病毒分离和血清学检查可明确病原体。免疫荧光法、酶免疫分析及分子生物学技术可对病原体做出早期诊断。

（2）细菌感染者外周血白细胞数可增高，以中性粒细胞增高为主，在使用抗生素前行咽拭子培养可发现致病菌。C反应蛋白（CRP）和前降钙素（PCT）有助于鉴别细菌感染。

三、治疗要点

主要是加强护理和对症治疗。

1. 一般治疗 保持室内空气新鲜流通，多饮水、多休息，注意呼吸道隔离，预防交叉感染及并发症的发生。

2. 病因治疗 病毒性上呼吸道感染为自限性疾病，目前尚无特异性抗病毒药物，无须特殊治疗。细菌感染者可选用抗生素治疗，常选用青霉素、头孢菌素类及大环内酯类抗生素。若确诊为链球菌感染或既往有肾炎、风湿热病史者，青霉素疗程应为10～14天。

3. 对症治疗 高热可给予物理降温或药物降温，如对乙酰氨基酚或布洛芬；热性惊厥者可给予镇静、止惊等处理。鼻塞严重可用0.5%麻黄碱溶液滴鼻。

四、常见护理诊断

1. 体温过高 与急性上呼吸道感染有关。

2. 舒适度改变：鼻塞、咽痛 与急性上呼吸道感染炎症有关。

3. 潜在并发症 中耳炎、支气管炎、热性惊厥等。

五、护理措施

1. 一般护理 保持室内空气新鲜流通，避免空气对流，保持室温18～22 ℃，相对湿度50%～60%。采用分室居住和佩戴口罩等方式进行呼吸道隔离。多休息，多饮水，病情急性期时减少活动。

2. 发热的护理

（1）保持室内安静，空气清新，温湿度适中，衣被厚薄、松紧适宜，以利于散热。出汗后及时更换衣服，避免再次受凉。

（2）监测体温变化：每4 h监测体温一次，并准确记录。有超高热或热性惊厥史者应每1～2 h测量体温一次。体温超过38.5 ℃时可给予物理降温，如温水擦浴，但不推荐乙醇擦浴。

（3）保证充足的营养和水分：给予富含营养、易消化的饮食。有胃肠道症状者可少量多餐。鼓励多饮水，必要时静脉补充营养和水分。

（4）遵医嘱用药：遵医嘱给予退热剂，如对乙酰氨基酚或布洛芬，并注意避免因用药后大量出汗致再次受凉或虚脱。使用抗生素时应注意观察有无过敏反应。

3. 病情观察 密切观察病情变化，注意咳嗽的性质、神经系统的症状、皮肤有无皮疹、耳道是否流脓、咽部是否化脓等情况，以便早期发现麻疹、猩红热、百日咳及流行性脑脊髓膜炎等急性传染病。

4. 促进舒适 保持室内温湿度适中，减少对呼吸道黏膜的刺激；保持口腔清洁，及时清除口腔、鼻腔分泌物，用保湿类的药膏涂抹鼻翼及鼻下皮肤，减轻分泌物的刺激；嘱患儿不要用力擤鼻，以免炎症向周围蔓延引起鼻窦炎、中耳炎等；鼻塞可适当垫高枕头，严重者可给予0.5%麻黄碱溶液滴鼻；咽部不适可给予润喉含片或雾化吸入。

5. 健康教育

（1）小儿居住室内应宽敞、明亮、整洁。空气新鲜流通，避免被动吸烟。

（2）合理喂养，婴儿提倡母乳喂养，及时添加辅食。保证营养均衡，防治营养不良及佝偻病。

（3）多进行户外活动，加强体格锻炼以增强机体抵抗力。

（4）天气变化时注意及时增减衣服，尽量避免去人多拥挤的公共场所。

任务三 急性感染性喉炎患儿的护理

案例引导

患儿,男,2岁,1天前出现高热,声音嘶哑,烦躁不安。体格检查:体温39.4 ℃,鼻翼扇动,有三凹征,肺部可闻及喉鸣及管性呼吸音,心率135次/分。拟以"急性喉炎"入院。

案例分析

问题:

1.该患儿是否有喉梗阻?处于第几度?

2.该患儿入院后,对其首要的护理措施是什么?

急性感染性喉炎是指喉部黏膜的急性弥漫性炎症。临床特征为犬吠样咳嗽、声音嘶哑、喉鸣及吸气性呼吸困难。好发于6个月至3岁小儿,冬、春季节好发。

一、病因与发病机制

本病多为细菌或病毒感染引起,多继发于上呼吸道感染,亦可为麻疹、百日咳、流行性感冒等急性传染病的并发症。由于小儿喉部管部狭窄,呈漏斗形,软骨柔软,黏膜柔软,血管丰富,故炎症时易充血、水肿而导致喉梗阻。

二、护理评估

1.健康史 患儿发病前有无上呼吸道感染病史,有无急性呼吸道传染病接触史,有无营养不良、贫血等病史。

2.身体状况 起病较急,病情重。患儿多有发热、犬吠样咳嗽、声音嘶哑、吸气性喉鸣和三凹征(胸骨上窝、锁骨上窝、肋间隙吸气时下陷)。一般白天症状较轻,夜间入睡后加重。严重者可出现发绀、烦躁不安、面色苍白、心率加快。咽部充血,间接喉镜检查可见喉部、声带有不同程度的充血、水肿。喉梗阻者若不及时抢救,可窒息死亡。临床上根据吸气性呼吸困难的轻重,将喉梗阻分为4度(表10-2)。

表10-2 喉梗阻的分度

分度	临 床 表 现	体 征
Ⅰ度	活动后出现吸气性喉鸣和呼吸困难	肺部听诊呼吸音及心率无改变
Ⅱ度	安静时出现喉鸣和吸气性呼吸困难	肺部听诊可闻及喉传导音或管性呼吸音,心率加快
Ⅲ度	除上述症状外,因缺氧而出现烦躁不安,口唇及指(趾)发绀,双眼圆睁,惊恐万状,头面部出汗	肺部听诊呼吸音明显降低,心率快,心音低钝
Ⅳ度	渐显衰竭,昏睡状态,由于无力呼吸,三凹征可不明显,面色苍白发灰	肺部听诊呼吸音几乎消失,仅有气管传导音,心律不齐,心音低钝

3.辅助检查 病毒感染者血常规检查可见白细胞数正常或偏低,淋巴细胞比例升高。细菌感染者血常规检查可见白细胞计数增高,中性粒细胞比例升高。咽拭子标本进行细菌培养结果可呈阳性。

三、治疗要点

1.解除喉梗阻

(1)保持呼吸道通畅,缺氧者给予吸氧。

(2)糖皮质激素:有抗炎和抑制变态反应等作用,可减轻喉水肿,缓解喉梗阻。病情轻者可口服泼尼松,病情严重者可静脉滴注地塞米松、氢化可的松等。雾化吸入布地奈德混悬液,可消除喉部黏膜水肿。

(3)控制感染:细菌感染及早使用敏感、足量的抗生素,常用青霉素、头孢菌素类及大环内酯类抗生素等。

2. 对症治疗 烦躁不安者及时使用镇静剂;痰多者选用祛痰剂;不宜使用氯丙嗪和吗啡。

3. 气管插管 经上述处理后仍有严重缺氧或有Ⅲ度以上喉梗阻者,及时行气管插管和呼吸机辅助通气,必要时行气管切开术。

四、常见护理诊断

1. 低效性呼吸型态 与喉头充血、水肿有关。

2. 体温过高 与感染有关。

3. 有窒息的危险 与喉头充血、水肿导致喉梗阻有关。

五、护理措施

1. 改善呼吸功能,保持呼吸道通畅 保持室内空气新鲜流通,避免空气对流,保持室温 18～22 ℃,相对湿度 50%～60%。可抬高床头,让患儿处于舒适体位,保持持续低流量吸氧。必要时行雾化吸入,湿化气道,以减轻患儿的水肿。

2. 密切观察病情变化 密切观察患儿呼吸、心率的变化,及时判断喉梗阻程度,随时做好气管切开的准备,以备急救。

3. 维持体温正常 密切监测患儿的体温,体温超过 38.5 ℃时可给予物理降温,如温水擦浴,但不推荐乙醇擦浴。按医嘱给予退热剂,如对乙酰氨基酚或布洛芬。保证营养和水分的供给,耐心喂养,避免呛咳,必要时行静脉补液。

4. 健康教育 关心患儿,及时与患儿家长进行有效沟通,教会患儿家长预防和护理急性感染性喉炎的知识。注意防寒保暖,多进行户外活动,增强患儿体质,提高抗病能力。并发上呼吸道感染时要及时就诊。

任务四 急性支气管炎患儿的护理

案例引导

患儿,男,5 岁,因"咳嗽、咳痰 3 天,加重 1 天"入院。患儿 3 天前受凉后出现咳嗽、咳痰,呈阵发性,夜间加重,咳白色黏液痰。1 天来咳嗽加剧,咳黏稠的黄色痰,且不易咳出。体格检查:咽部充血,双肺呼吸音粗,可闻及少量不固定散在的湿啰音。查胸片示:双肺纹理增粗。

案例分析

问题:
1. 该患儿主要的护理诊断是什么?
2. 如何指导患儿家长对患儿进行有效排痰?

急性支气管炎是由各种病原体引起的支气管黏膜感染,气管常同时受累,故又称急性气管支气管炎。常由上呼吸道感染蔓延而来或为某些急性呼吸道传染病的早期表现。以婴幼儿较多见。

一、病因与发病机制

病原体多为各种病毒或细菌,或在病毒感染基础上继发细菌感染。免疫功能低下、特应性体质、营养不良、佝偻病和支气管结构异常者等均易发生急性支气管炎。

二、护理评估

1. 健康史 患儿发病前有无上呼吸道感染病史,有无受凉、护理不当、营养不良、佝偻病等病史,有无反复发作病史。

2. 身体状况 大多患儿发病前有上呼吸道感染症状,全身症状较轻,之后以咳嗽为主要症状,开始多为刺激性干咳,后有痰。双肺呼吸音粗糙,可闻及不固定的散在的干、湿啰音,体位改变或咳嗽后啰音可明显减弱或消失。一般无气促和发绀。

婴幼儿症状较重,常有发热、呕吐、腹泻等症状,痰液不易咳出,还常伴有喘息症状,称为哮喘性支气管炎,也称为喘息性支气管炎。患儿除了上述症状外,还具有以下特点:①多见于3岁以下有湿疹或其他过敏史的患儿;②伴有呼气性呼吸困难,肺部叩诊呈鼓音,听诊双肺广发哮鸣音及少量湿啰音;③有反复发作倾向,但多数随年龄增长而发作次数减少或停止发作。少数可发展为支气管哮喘。

3. 辅助检查

(1)血常规:病毒感染者血常规检查可见白细胞数正常或偏低,淋巴细胞数相对增高。细菌感染者血常规检查可见白细胞数明显增高,中性粒细胞增多。

(2)胸部X线检查可无异常改变或有肺纹理增粗(图10-1)。

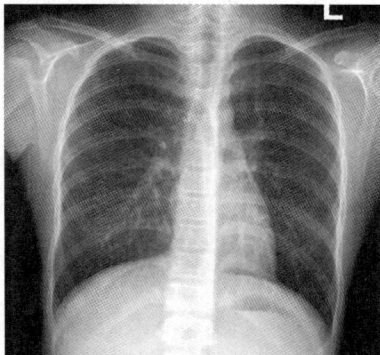

图 10-1 急性支气管炎

三、治疗要点

主要是积极控制感染和对症治疗。细菌感染者选用敏感抗生素。一般不使用镇咳剂或镇静剂。痰液黏稠时可使用祛痰剂,如氨溴索等;喘憋严重者可使用支气管扩张剂,如沙丁胺醇雾化吸入。

四、常见护理诊断

1. 清理呼吸道无效 与痰液黏稠不易咳出有关。

2. 体温过高 与感染有关。

3. 舒适度改变 与频繁咳嗽影响休息,炎症导致胸膜疼痛有关。

五、护理措施

1. 一般护理

(1)保持室内空气新鲜流通,避免空气对流,温湿度适宜。注意多休息,避免剧烈运动、嬉戏,以免加重咳嗽。

(2)经常更换体位,鼓励多饮水,使痰液及呼吸道分泌物易排出。

(3)给予营养丰富、易消化的清淡饮食,注意保持口腔卫生。

2. 保持呼吸道通畅

(1)多进行拍背,指导并鼓励患儿进行有效咳嗽。

(2)痰液黏稠时可多饮水,采用超声雾化吸入,湿化气道,以促进痰液排出。如采用以上措施后仍无法顺利排痰,影响呼吸,可利用吸痰器吸痰。

(3)注意密切观察患儿咳嗽、咳痰的性质,呼吸变化,若有呼吸困难、发绀,应及时给予吸氧,并协助医生积极处理。

3. 用药护理 遵医嘱使用抗生素、祛痰、平喘等药物,注意观察药物的疗效及不良反应。

4. 高热护理 参见项目十任务二。

5. 健康教育

(1)给患儿家长介绍急性支气管炎的基本知识和护理要点;解释喘息性支气管炎的预后,以消除患儿家长的担忧,增强治愈的信心。

(2)加强营养,积极进行户外活动,加强体格锻炼以增强体质。积极预防各种营养不良、佝偻病、贫血等疾病,按时进行预防接种,以增强机体免疫力。

任务五　肺炎患儿的护理

案例引导

患儿,女,8个月,因"发热、咳嗽、咳痰2天,气促伴发绀2 h"入院。体格检查:体温38.9 ℃,脉搏180次/分,呼吸80次/分,血压70/45 mmHg,面色苍白,口唇发绀,鼻翼扇动,有三凹征,双肺可闻及固定性细湿啰音,心音低钝,心律齐,腹平软,右肝肋下4 cm。辅助检查:白细胞数12×10^9/L,中性粒细胞百分比80%。查胸片示:双肺下野斑片状阴影。

案例分析

问题:

1.该患儿初步的临床诊断是什么?

2.该患儿的主要护理问题是什么?

3.该患儿的主要护理措施是什么?

肺炎是指不同病原体或其他因素(如吸入羊水、过敏反应等)所引起的肺部炎症。临床上以发热、咳嗽、气促、呼吸困难和肺部固定性湿啰音为主要表现。严重者可出现循环系统、神经系统、消化系统的相应临床症状。肺炎是婴幼儿期的常见病,一年四季均可发生,以冬、春寒冷季节及气候骤变时多见,多由急性上呼吸道感染或急性支气管炎向下蔓延所致。2019年全球5岁以下儿童中有74万人死于肺炎,2022年数据显示,全球肺炎发病率超过14%。我国儿童肺炎城市发病率5岁以下为每年65.8‰,5~9岁为17.37‰,10~17岁为3.07‰,死亡率为0.32~1.09‰,占全病因死亡的8%,是5岁以下儿童感染性疾病首位死亡原因。

一、疾病概述

(一)分类

目前尚无统一分类方法,常采用以下几种分类。

1.按病理分类　可分为大叶性肺炎、支气管肺炎和间质性肺炎。小儿以支气管肺炎最常见。

2.按病因分类　可分为感染性肺炎和非感染性肺炎。感染性肺炎多由病毒(呼吸道合胞病毒占首位,其次为腺病毒3型、7型等)、细菌(肺炎链球菌、金黄色葡萄球菌、流感嗜血杆菌、大肠埃希菌等)、肺炎支原体、衣原体及真菌感染引起,我国以细菌性肺炎多见。非感染性肺炎多由吸入性、坠积性、过敏性等引起。

3.按病程分类　可分为急性肺炎(病程<1个月);迁延性肺炎(病程1~3个月);慢性肺炎(病程>3个月)。

4.按病情分类　可分为轻症肺炎(以呼吸系统症状为主,无全身中毒症状);重症肺炎(除呼吸系统症状更加严重甚至出现呼吸衰竭外,其他系统亦可受累,可有水、电解质紊乱,酸碱平衡失调,全身中毒症状明显)。

5.按临床表现典型与否分类

(1)典型肺炎:肺炎链球菌、金黄色葡萄球菌、肺炎克雷伯菌、流感嗜血杆菌、大肠埃希菌等感染引起的肺炎。

(2)非典型性肺炎:肺炎支原体、衣原体、军团菌、立克次体、某些病毒(如汉坦病毒、冠状病毒等)引起的肺炎。

6.按肺炎发生的地点分类

(1)社区获得性肺炎:无明显免疫抑制的患儿在院外或住院48 h内发生的肺炎。

(2)医院获得性肺炎:患儿入院时不存在,也不处于潜伏期而在入院 48 h 后发生的感染性肺炎,也包括在医院内感染而于出院后 48 h 内发生的肺炎。

本任务主要讨论支气管肺炎。

知识拓展

新型冠状病毒感染

新型冠状病毒(SARS-CoV-2,以下简称新冠病毒)属于 β 属冠状病毒,对紫外线和热敏感,乙醚、75%乙醇、含氯消毒剂等均可有效使其灭活。人群普遍易感,传染源主要是新冠病毒感染者,主要传播途径为经呼吸道飞沫和密切接触传播。2023 年 1 月 8 日起,中国对新冠病毒感染实施"乙类乙管"。

(二)病因与发病机制

主要病原体为病毒和细菌,也可以是混合感染。病毒以呼吸道合胞病毒最常见,其次为腺病毒、流行性感冒病毒等。细菌以肺炎链球菌多见。近年来肺炎支原体、衣原体和流感嗜血杆菌感染有增长趋势。营养不良、维生素 D 缺乏性佝偻病、先天性心脏病及免疫缺陷者均易发生本病。

病原体常由呼吸道入侵,少数经血行入肺。

(三)病理生理

病原体侵入肺部,引起支气管黏膜水肿而致管腔狭窄;肺泡壁充血、水肿,肺泡腔内充满炎性渗出物,造成肺通气和肺换气功能障碍,导致低氧血症和高碳酸血症。当动脉血氧饱和度(SaO_2)<85%,脱氧血红蛋白>50 g/L 时,出现发绀。早期可仅有缺氧,无明显二氧化碳潴留,为代偿缺氧,患儿呼吸和心率加快,可出现鼻翼扇动和三凹征。随着病情进展,在缺氧的基础上出现二氧化碳潴留,此时,动脉血氧分压(PaO_2)和 SaO_2 下降,动脉血二氧化碳分压($PaCO_2$)升高,当 PaO_2<60 mmHg 和(或)$PaCO_2$>50 mmHg 时即为呼吸衰竭。缺氧、二氧化碳潴留及病原体毒素的作用可导致循环系统、神经系统、消化系统的一系列改变以及酸碱平衡失调和水、电解质紊乱。

1.循环系统 病原体毒素侵袭心肌可引起中毒性心肌炎;缺氧可引起肺小动脉反射性收缩,肺循环阻力增高,形成肺动脉高压,使右心负荷增加。肺动脉高压和中毒性心肌炎是诱发心力衰竭的主要原因。重症患儿还可出现微循环障碍、休克、弥散性血管内凝血(DIC)。

2.神经系统 高碳酸血症使脑血管扩张,血流减慢,血管壁通透性增高而引起脑水肿。严重缺氧使脑细胞无氧代谢增强,乳酸堆积,ATP 生成减少,Na^+-K^+-ATP 酶活性降低,引起脑细胞内水钠潴留,形成脑水肿。病原体毒素作用亦可引起脑水肿。

3.消化系统 低氧血症和病原体毒素可使胃肠黏膜糜烂、出血,上皮细胞坏死脱落等,导致胃肠黏膜屏障功能破坏,出现腹泻、呕吐等症状,严重者出现中毒性肠麻痹和消化道出血。

4.酸碱平衡失调和水、电解质紊乱 严重缺氧时,体内无氧酵解增强,酸性代谢产物增加,常引起代谢性酸中毒;同时由于二氧化碳潴留,产生呼吸性酸中毒,因此严重患儿常存在不同程度的混合性酸中毒。缺氧和二氧化碳潴留还可导致肾小动脉痉挛而引起水钠潴留,重症患儿可造成稀释性低钠血症。

二、护理评估

(一)健康史

询问患儿有无上呼吸道感染或急性支气管炎病史;有无营养不良、维生素 D 缺乏性佝偻病、先天性心脏病、麻疹等病史;有无反复发作病史;了解患儿的生长发育情况。

(二)身体状况

1.呼吸系统症状

(1)发热:热型多为不规则热,也可为弛张热或稽留热。新生儿、重度营养不良患儿体温低于正常或体温不升。

（2）咳嗽：较频繁，早期为刺激性干咳，后期逐渐有痰。

（3）气促：多在发热、咳嗽后出现。重症患儿可有鼻翼扇动、口唇发绀、三凹征等。

（4）全身症状：较轻，可有精神不振、烦躁不安，食欲不振等。

2.体征

（1）呼吸增快：可见鼻翼扇动和吸气性凹陷。

（2）发绀：轻症患儿可无发绀。

（3）肺部听诊：早期可仅有呼吸音增粗、减低，以后可闻及固定的中、细湿啰音，以背部两肺下方脊柱两旁较多，于深吸气末更为明显。

3.重症肺炎的临床表现 除全身症状和呼吸系统症状加重外，常出现循环系统、神经系统和消化系统等功能障碍。

（1）循环系统功能障碍：常合并心肌炎和心力衰竭。心肌炎的主要表现：面色苍白、心动过速、心音低钝、心律不齐及心电图 ST 段下移、T 波低平或倒置。心力衰竭的主要表现：①安静状态下，呼吸突然加快（>60 次/分）。②安静状态下，心率突然增快（>180 次/分）。③突发极度烦躁不安，面色苍白或发灰，明显发绀（以上 3 项不能用发热、呼吸困难、肺炎本身和其他并发症来解释）。④心音低钝、奔马律。⑤肝脏在短时间内急剧增大，颈静脉怒张。⑥少尿或无尿，眼睑或双下肢水肿。

（2）神经系统功能障碍：轻度缺氧可出现烦躁不安、嗜睡。脑水肿或中毒性脑病时出现意识障碍，惊厥，前囟隆起，两眼凝视，呼吸节律不齐，呼吸心跳解离（有心跳，无呼吸），瞳孔对光反射迟钝或消失，可有脑膜刺激征；脑脊液检查，除颅内压增高外，其他项目均正常。

（3）消化系统功能障碍：严重患儿发生缺氧性中毒性肠麻痹，出现频繁呕吐、严重腹胀、呼吸困难加重，听诊肠鸣音减弱或消失。有消化道出血时，可呕吐咖啡渣样物，大便潜血试验阳性或为柏油样便。

（4）DIC：表现为血压下降，四肢厥冷，脉速而弱，皮肤、黏膜及胃肠道出血。

4.几种不同病原体所致肺炎的特点 具体见表 10-3。

表 10-3　几种不同病原体所致肺炎的特点

项　　目	呼吸道合胞病毒肺炎	腺病毒肺炎	金黄色葡萄球菌肺炎	肺炎支原体肺炎
病原体	呼吸道合胞病毒	腺病毒（3 型和 7 型）	金黄色葡萄球菌	肺炎支原体
好发年龄	多见于 3 岁以下婴幼儿，尤其以 1 岁以内的婴幼儿多见	多见于 6 个月至 2 岁的婴幼儿	新生儿、婴幼儿	5 岁及以上儿童多发
症状	主要症状为咳嗽、喘息、气促。严重患儿有明显呼吸困难、喘憋、发绀、鼻翼扇动、三凹征及不同程度发热	起病急骤，高热持续时间长，呈稽留热或弛张热。咳嗽频繁，呈阵发性喘憋。全身中毒症状重	起病急、病情严重、进展快，全身中毒症状明显。发热多呈弛张热，面色苍白、咳嗽、呻吟、呼吸浅快，重症患儿可发生休克	咳嗽为本病的突出症状。初期为干咳，后期转为顽固性剧咳，常有黏稠痰液
体征	肺部听诊为固定的中、细湿啰音，约 2/3 患儿有喘鸣音	肺部啰音出现较晚，常有肺气肿征象	两肺散在中、细湿啰音，发生脓胸、脓气胸等则有相应体征	肺部早期体征多不明显，甚至全无
X 线检查	两肺可见大小不等的点状或小斑片状阴影	可见大小不等的片状阴影，可融合成大病灶	可有小片状阴影，数小时内可出现小脓肿、肺大疱或胸腔积液等	肺门阴影增浓；支气管肺炎改变；间质性肺炎改变；均一的片状阴影似大叶性肺炎改变

项　　目	呼吸道合胞病毒肺炎	腺病毒肺炎	金黄色葡萄球菌肺炎	肺炎支原体肺炎
实验室检查	白细胞数正常或偏低	白细胞数可正常、增高或偏低	白细胞数多数明显增高，中性粒细胞增多伴核左移并有中毒颗粒	白细胞数多正常，少数增高

5. 并发症　早期合理治疗并发症。若延误诊治或病原体致病力强可引起并发症，如脓胸、脓气胸、肺大疱、肺脓肿、支气管扩张等。

(1)脓胸：临床表现有高热不退、呼吸困难加重；患侧呼吸运动受限；语音震颤减弱；肺部叩诊呈浊音；听诊呼吸音减弱，其上方偶可听及管性呼吸音。胸部 X 线显示患侧肋膈角变钝，呈反抛物线状阴影。胸腔穿刺可抽出脓液。

(2)脓气胸：临床表现有突然呼吸困难加剧、剧烈咳嗽、烦躁不安、面色发绀。胸部叩诊积液上方呈鼓音，听诊呼吸音减弱或消失。若发生张力性气胸，需积极配合医生进行抢救。胸部 X 线检查可见液气面。

(3)肺大疱：肺泡扩大、破裂而形成肺大疱，可一个或多个。体积小者无症状，体积大者可引起呼吸困难。胸部 X 线可见薄壁空洞。

(三)辅助检查

1. 血常规　细菌性肺炎白细胞数多数明显增高，中性粒细胞增高伴有核左移现象及中毒颗粒。病毒性肺炎白细胞数大多正常或偏低。细菌感染时 C 反应蛋白(CRP)多升高，非细菌感染时则升高不明显。细菌感染时前降钙素(PCT)可升高，抗生素治疗有效时，PCT 可迅速下降。

2. 病原学检查

(1)细菌学检查：采集痰液、肺泡灌洗液、胸水等标本做细菌培养和鉴定，同时进行药物敏感试验。

(2)病毒学检查：采集肺泡灌洗液、气管吸取物、鼻咽分泌物等做病毒分离鉴定，是病毒病原体诊断的可靠方法；可使用免疫荧光试验、酶联免疫吸附试验等进行病毒特异性抗体检测；还可进行病毒特异性抗原检测或病毒特异性基因检测。

(3)其他病原学检查：冷凝集试验、胶体金免疫层析法等。

3. 胸部 X 线检查　早期可见肺纹理增粗，以后出现大小不等的点状或小斑片状阴影，可融合成大片状阴影，甚至波及节段(图 10-2)。可有肺气肿、肺不张。并发脓胸、脓气胸等时可出现相应 X 线征象。

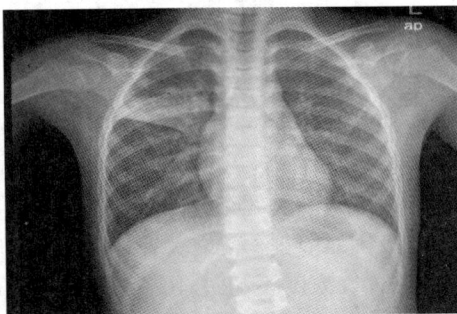

图 10-2　右上肺炎

三、治疗要点

采用综合治疗，原则是控制感染，改善通气，对症支持治疗，防治并发症。

(一)控制感染

明确为细菌感染或病毒感染继发细菌感染者，根据不同病原体选择抗生素。使用原则：根据病原体选用敏感抗生素；早期治疗；联合用药；选用渗入下呼吸道浓度高的药物；足量、足疗程。重症患儿宜静脉给药。

根据不同病原体选择抗生素，具体如下。

1.肺炎链球菌 青霉素敏感者首选青霉素或阿莫西林;青霉素中介者,首选大剂量青霉素或阿莫西林;青霉素耐药者首选头孢曲松、头孢噻肟,备选万古霉素;青霉素过敏者选用大环内酯类抗生素,如红霉素等。

2.金黄色葡萄球菌 甲氧西林敏感者首选苯唑西林钠或氯唑西林;甲氧西林耐药者选用万古霉素或联用利福平。

3.流感嗜血杆菌 首选阿莫西林/克拉维酸、氨苄西林/舒巴坦。

4.大肠埃希菌和肺炎克雷伯菌 不产超广谱 β 内酰胺酶(ESBLs)菌首选第 3 代或第 4 代头孢菌素、头孢哌酮;产 ESBLs 菌轻、中度感染者首选头孢哌酮/舒巴坦。重度感染者首选亚胺培南、美罗培南。

5.铜绿假单胞菌 首选替卡西林/克拉维酸。

6.肺炎支原体和衣原体 首选大环内酯类抗生素,如阿奇霉素、红霉素及克拉霉素。

一般用药至热退且平稳、全身症状明显改善、呼吸道症状改善后 3～5 天。一般肺炎链球菌肺炎疗程 7～10 天。支原体肺炎、衣原体肺炎疗程平均 10～14 天,个别严重患儿可适当延长。葡萄球菌肺炎在体温正常后 2～3 周可停药,一般总疗程≥6 周。

目前有肯定疗效的抗病毒药物很少,加之副作用大,使得抗病毒治疗受到很大制约。若为流行性感冒病毒感染,可用磷酸奥司他韦口服。部分中药制剂有一定抗病毒疗效。

(二)对症治疗

有缺氧症状者应及时吸氧;及时清除口腔、鼻腔分泌物,保持呼吸道通畅,改善通气功能。采用超声雾化吸入,湿化气道以促进痰液排出;低钾血症者应补钾,中毒性肠麻痹患儿应禁食和进行胃肠减压,亦可用酚妥拉明。

(三)其他

严重喘憋或呼吸衰竭、全身中毒症状明显、合并感染性中毒性休克、脑水肿、胸腔短期大量渗出者可短期应用糖皮质激素。积极防治各种并发症。

四、常见护理诊断

1.气体交换受损 与肺部炎症有关。

2.清理呼吸道无效 与呼吸道分泌物过多、黏稠且不易排出有关。

3.体温过高 与肺部感染有关。

4.营养失调:低于机体需要量 与摄入不足、消耗增加有关。

5.潜在并发症 心力衰竭、中毒性肠麻痹、中毒性脑病、脓胸、脓气胸、肺大疱等。

五、护理措施

1.改善呼吸功能

(1)一般护理:保持室内空气新鲜流通,避免空气对流,保持室温 18～22 ℃,相对湿度 50%～60%。嘱患儿多卧床休息,减少活动。注意衣物、被褥要适当,以免引起烦躁不安和出汗,勤换衣物,保持清洁、舒适。护理操作应集中进行,尽量使患儿安静,以减少机体的耗氧量。

(2)氧疗:有烦躁不安、口唇发绀、呼吸困难、喘憋等缺氧表现时应立即吸氧,以改善低氧血症。一般采用鼻前庭导管给氧,氧流量为 0.5～1 L/min,氧浓度不超过 40%;缺氧明显的患儿用面罩或头罩给氧,面罩给氧的氧流量为 2～4 L/min,氧浓度为 50%～60%。出现呼吸衰竭时,应使用人工呼吸器。吸氧过程中应注意是否湿化氧气,检查管道是否通畅,患儿缺氧症状是否改善,发现异常及时处理。

(3)遵医嘱给予抗生素治疗。

2.保持呼吸道通畅 多饮水,保证呼吸道湿润。及时清除患儿口腔、鼻腔分泌物;经常更换体位,以利于分泌物排出;指导患儿进行有效咳嗽,协助其拍背排痰,可行雾化吸入使痰液稀薄以利于咳出。遵医嘱使用祛痰剂。用上述方法仍不能有效排痰者,可使用吸痰器吸痰,并做好相应的护理。

3.维持体温正常 参见项目十任务二。

4.补充营养及水分 给予富含维生素和蛋白质的易消化食物,少量多餐。喂哺婴儿时应耐心,须将头抬高或抱起,以免奶液呛入气管导致窒息。鼓励多饮水,保证呼吸道湿润,以利于痰液咳出,并有助于黏膜病变的修复,同时防止发热导致的脱水。重症患儿应准确记录 24 h 液体出入量,严格控制静脉输液速度,以免发生心力衰竭。

5.密切观察病情

(1)注意观察患儿呼吸、心率、心音、面色、意识等的变化。如患儿出现烦躁不安、面色苍白、呼吸>60次/分、心率>180 次/分、心音低钝、奔马律、肝脏在短时间内急剧增大时,考虑合并心力衰竭,应及时报告医生,并减慢输液速度,准备强心剂、利尿剂,做好抢救准备;若患儿咳粉红色泡沫样痰则为肺水肿的表现,可给患儿吸入经 20%～30%乙醇湿化的氧气,但每次吸入时间不超过 20 min。

(2)注意观察意识、瞳孔、囟门等变化。若有烦躁不安、嗜睡、惊厥、昏迷、呼吸不规则、肌张力增高等颅内压增高表现时,应立即报告医生,并协助抢救。

(3)注意观察有无腹胀、肠鸣音是否减弱或消失、呕吐的性质、是否有便血等,以便及时发现中毒性肠麻痹及胃肠道出血。

(4)注意观察患儿有无病情突然加重,出现剧烈咳嗽、呼吸困难、面色青紫、胸痛及一侧呼吸运动受限等,提示并发了脓胸、脓气胸等并发症,应及时报告医生并协助其进行胸腔穿刺或胸腔闭式引流。

6.健康教育 指导患儿家长改善患儿的饮食,增加维生素和蛋白质的摄入,培养良好的饮食卫生习惯。指导患儿家长增加患儿的户外活动时间,锻炼其身体,增强其体质,改善其呼吸功能。婴幼儿少去人多密集的场所,避免接触呼吸道感染者。积极治疗营养不良、维生素 D 缺乏性佝偻病、贫血及先天性心脏病等,增强抵抗力,减少呼吸道感染的发生。教会患儿家长呼吸道感染的护理方法,使患儿在疾病的早期能得到及时且正确的护理。定期进行健康体检,按时进行预防接种。

六、护理评价

患儿呼吸道是否通畅?痰液是否能有效排出?气促、发绀等症状是否能得到逐渐改善?生命体征是否平稳?营养是否充足?

→ 直通护考

在线答题

(辜超冬)

循环系统疾病患儿的护理

扫码看课件　　思政案例

　　【知识目标】　掌握先天性心脏病的分类;掌握房间隔缺损、室间隔缺损、动脉导管未闭、法洛四联症的临床表现;掌握先天性心脏病患儿的护理措施;掌握病毒性心肌炎的临床表现、护理措施;熟悉胎儿血液循环和出生后的改变;熟悉小儿心脏、心率、血压的特点;了解心脏的胚胎发育、病毒性心肌炎的病因及发病机制。

　　【能力目标】　能识别四种临床常见先天性心脏病的临床表现;能对先天性心脏病患儿采取正确的护理措施;能运用护理程序对循环系统疾病患儿实施整体护理。

　　【思政目标】　具有严谨、细致的职业素养,较好的护患沟通与团队合作能力,以责任心、耐心、爱心对待患儿。

任务一　小儿循环系统解剖生理特点

案例引导

　　患儿,男,3岁,在哭闹中突然意识丧失,呼叫不应,面色发绀,四肢瘫软,经过按压人中穴,3 min后清醒过来。无发热,无咳嗽,无呕吐腹泻,无外伤史,大小便正常。患儿5个月时偶有轻度发绀,后呈进行性加重,但其家长未注意。患儿喜静少动,每有活动时,即出现呼吸困难,主动蹲下片刻,可缓解,体格检查:体温36.5 ℃,脉搏116次/分,呼吸38次/分,血压90/60 mmHg。发育尚可,营养中等,表情安详,面色发绀,神志清楚,查体合作。双肺听诊无异常,心前区略隆起,心尖搏动弥散,心界无明显扩大,心律规则,胸骨左缘第2～4肋间可闻及Ⅱ～Ⅲ级粗糙喷射性收缩期杂音,肺动脉瓣听诊区第二心音减弱。无周围血管征。腹部肝脏和脾脏未触及,四肢末端可见发绀及杵状指(趾)。血常规:白细胞数$9.6×10^9$/L,血红蛋白量155 g/L,红细胞数$6.0×10^{12}$/L,脑电图无异常。

案例分析

　　问题:

　　1.该患儿最可能的临床诊断是什么?

　　2.该患儿为什么会出现发绀?

　　3.此病最常见的并发症是什么?如何预防?

一、心脏的胚胎发育

原始心脏由胚盘的中胚层细胞发育而来,从胚胎第 2 周开始形成。原始心脏是一个纵直的管道,原始心管通过搏动向胚胎供血。在一系列基因的调控下,胚胎第 3 周时,原始心管不断发育使其外形呈节段膨大,自上而下形成了动脉干、心球(又称圆锥动脉干)、原始心室、原始心房和静脉窦。由于原始心管增长的速度快于心包腔,原始心管发生扭曲旋转,原始心室向右侧弯曲呈右襻状,原始心房向后上弯曲而位于原始心室的后上方。胚胎第 4 周时,外表上心房与心室已能分辨,但房室是共腔的。胚胎第 4 周以后开始形成房室间隔,至胚胎第 8 周房室间隔已完全形成,成为四腔心脏。

妊娠第 2~8 周是心脏胚胎发育的关键时期,亦是预防先天性心脏畸形发生的重要时期,此期间若是受到某些物理、化学和生物因素的影响,则容易导致先天性心血管发育畸形。

二、胎儿血液循环和出生后的改变

(一)正常胎儿的血液循环

胎儿时期的营养代谢和气体交换是经过脐血管连接胎盘与母体之间以弥散的方式来进行交换的。胎儿体内的血液循环从母体的胎盘开始,来自胎盘富含氧气和营养物质的动脉血经脐静脉进入胎儿体内,至肝脏下缘分为两支:一支含血约 50%,入肝脏与门静脉血汇合后经肝静脉导管进入下腔静脉,另一支经肝静脉导管直接进入腔静脉,与来自下半身的静脉血混合,共同流入右心房。此混合血以动脉血为主,氧气含量较高,因下腔静脉瓣的阻隔,约 1/3 的血经卵圆孔流入左心房、左心室,随后流入升主动脉,主要供应心脏、脑和上肢(上半身),其余的血流入右心室。从上腔静脉回流的来自上半身的静脉血,进入右心房后绝大部分流入右心室,与来自下腔静脉的血一起再进入肺动脉。由于胎儿肺未扩张处于压缩状态,无呼吸功能,且肺血管阻力较高,肺动脉的血仅有小部分进入肺,经肺静脉回流至左心房;约 80% 的肺动脉血液经动脉导管流入降主动脉(以静脉血主),供应腹腔器官和下肢(下半身),最后经脐动脉回流至胎盘以进行物质交换(获得营养物质及氧气)后,再经脐静脉进入下一次循环。

(二)出生后血液循环的改变

1. 脐血管关闭 出生脐带结扎后脐血管停止供血,呼吸建立,肺泡扩张,肺开始气体交换,脐胎循环改为肺循环,脐静脉变成肝圆韧带,脐动脉变成膀胱脐韧带。

2. 卵圆孔关闭 由于呼吸建立,肺泡扩张,肺循环压力降低,从右心室经肺动脉流入肺的血增多,而使肺静脉流入左心房的血亦增多,左心房压力增高,当左心房压力超过右心房时,卵圆孔先在功能上关闭,左右心血流完全分开,多数至出生后 5~7 个月卵圆孔会解剖上关闭。

3. 动脉导管关闭 出生后由于肺循环压力降低和体循环压力升高,流经动脉导管的血逐渐减少,最后停止,形成功能上关闭。另外,因血氧增高使动脉导管平滑肌收缩,导致动脉导管逐渐闭塞。约 80% 的婴儿在出生后 3 个月内,95% 的婴儿在出生后 1 年内形成解剖上关闭,若 1 岁后动脉导管仍未关闭,即认为畸形存在。

三、小儿心脏、心率、血压的特点

(一)心脏

1. 心脏位置 小儿心脏的位置随年龄的增长而变化,新生儿心脏位置较高且呈横位,心尖搏动在左侧第 4 肋间锁骨中线外,心尖部分主要为右心室。2 岁以后,小儿心脏由横位逐渐转成斜位,心尖搏动下移至第 5 肋间隙,心尖部分主要为左心室。2~5 岁时左心界位于第 4 肋间左锁骨中线外 1 cm 处,5~12 岁位于锁骨中线上,12 岁以后位于第 5 肋间锁骨中线内 0.5~1 cm。

2. 心脏重量 在整个小儿时期,心脏重量的增长速度并非匀速,出生后 6 周内心脏重量增长很少。此后,心脏重量增长的速度呈持续和跳跃性增长。新生儿的心脏体积相对较成人大,其重量为 20~25 g,1~2 岁时心脏的重量为出生时的 2 倍;5 岁时为出生时的 4 倍;9 岁时为出生时的 6 倍,青春期后心脏重量的增长为出生时的 12~14 倍,达到成人水平。

3. 心脏容积 出生时,心脏 4 个腔的容积为 20~22 mL,1 岁时为出生时的 2 倍,2.5 岁增大到出生时的

3倍,近7岁时为出生时的5倍,为100～120 mL;青春期初期心脏容积仅为140 mL;18～20岁时,心脏容积已达240～250 mL,为出生时的12倍。

由于小儿新陈代谢旺盛、交感神经兴奋性高,所以其心率较快,但随着年龄的增长,小儿心率会逐渐减慢(表11-1)。心率的变化还与饮食、运动、情绪、睡眠、发热等因素有关,因此应在小儿安静时进行测量,发热可使小儿心率明显增快,一般体温每升高1 ℃,心率可增加10～15 次/分。

表 11-1　各年龄期小儿心率

年龄	新生儿	1岁以下	2～3岁	4～7岁	8～12岁
心率	120～140 次/分	110～130 次/分	100～120 次/分	80～100 次/分	70～90 次/分

(二)血压

血压高低主要取决于心搏出量和外周血管阻力。小儿由于心搏出量较少、外周血管口径相对较粗、动脉壁弹性好,故其血压较低,但随着年龄的增长,小儿血压会逐渐增高。新生儿收缩压平均为60～70 mmHg(8～9.3 kPa),1岁时平均为70～80 mmHg(9.3～10.7 kPa),2岁以上小儿上肢血压正常值可按公式计算:收缩压=年龄×2+80 mmHg(年龄×0.27+10.7 kPa),舒张压=收缩压×2/3。收缩压高于此标准20 mmHg(2.7 kPa)可考虑为高血压,低于此标准20 mmHg(2.7 kPa)可考虑为低血压。正常情况下,下肢血压比上肢血压高约20 mmHg(2.7 kPa)。小儿血压受诸多外界因素的影响,如哭闹、体位改变、情绪紧张皆可使血压暂时升高。为小儿测量血压时,血压计袖带宽度应以该小儿上臂长度的2/3为宜,过窄测得的血压偏高,过宽测得的血压偏低。

任务二　先天性心脏病患儿的护理

一、概述

小儿时期的循环系统疾病以先天性心脏病占多数,先天性心脏病(congenital heart disease,CHD)简称先心病,是指胚胎期心脏及大血管发育有缺陷或部分发育停顿而致的先天性心血管畸形,是小儿最常见的心脏病,也是先天性畸形中最常见的一种,为小儿心脏病的首位,活产婴儿的发病率为6%～10%。近年来,先天性心脏病的微创介入治疗,如动脉导管未闭、房间隔缺损、室间隔缺损封堵术、瓣膜狭窄和血管狭窄球囊扩张术,支架植入术等,已广泛应用于先天性心脏病的治疗。心脏外科手术方面,体外循环、深低温麻醉下心脏直视手术的发展以及带瓣管道的使用不断提高了手术成功率,先天性心脏病的预后已大为改观。但先天性心脏病仍为小儿先天发育异常致死的重要原因。

(一)病因

多数先天性心脏病的病因尚未完全明确。目前认为其发病可能与遗传因素和环境因素及其相互作用有关。

1.遗传因素　主要包括染色体畸变与易位,单基因遗传缺陷,多基因遗传缺陷,大多数先天性心脏病与多基因遗传缺陷有关。

2.环境因素　重要原因是孕早期(妊娠2～8周)宫内感染,特别是病毒感染,如风疹病毒、流行性感冒病毒、流行性腮腺炎病毒和柯萨奇病毒等;孕母患代谢性疾病,如糖尿病、高钙血症、苯丙酮尿症等;其他,如产妇为高龄产妇,孕母接触放射线、缺乏叶酸、服用药物(抗癌药、抗癫痫药、某些安眠药等)、吸食毒品、各种导致宫内缺氧的慢性疾病等,均可能与先天性心脏病的发病有关。

(二)分类

根据左、右心腔及大动脉之间有无分流和临床有无青紫,可将先天性心脏病分为三大类。

1.左向右分流型(潜伏青紫型)　在左心、右心之间或主动脉与肺动脉之间有异常通路。由于左心压力高于右心压力,主动脉压力高于肺动脉压力,使血液由左向右分流,平时不出现青紫。但因某些原因,如肺炎、哭闹、屏气时或任何原因导致肺循环压力或右心室压力大于体循环压力或左心室压力时,则使含氧低的血液由右向左分流,可出现暂时性青紫。当分流量大或病程延长时,肺循环阻力会进行性增高,产生肺动脉高压,导致肺循环压力持续高于体循环压力产生由右向左分流,呈现持续性青紫,即称艾森门格综合征。常见的有室间隔缺损、房间隔缺损和动脉导管未闭等。

2.右向左分流型(青紫型) 右向左分流型为先天性心脏病最严重的一组。由于心脏结构异常,在左心、右心之间或主动脉与肺动脉之间有异常通路和血液分流,造成右心压力增高,超过左心压力,使血液由右向左分流;或大血管起源异常,使大量静脉血流入体循环,均可出现持续性青紫。常见的有法洛四联症和大动脉转位等。

3.无分流型(无青紫型) 心脏的左、右两侧或大血管之间无异常通道或血液分流,一般不出现青紫,常见的有肺动脉狭窄和主动脉缩窄等。

二、临床常见的先天性心脏病

(一)临床表现

1.房间隔缺损 房间隔缺损(atrialseptal defect,ASD)是由原始心脏房间隔发育、融合、吸收等异常所致。患儿出生后左心房压力逐渐高于右心房压力,房间隔缺损时则出现由左向右分流,临床包括卵圆孔未闭、原发孔型房间隔缺损、继发孔型房间隔缺损、静脉窦型房间隔缺损、冠状静脉窦型房间隔缺损,其中以继发孔型房间隔缺损最常见。该病的发病率约为活产婴儿的1/1500,占先天性心脏病发病总数的5%~10%。儿童时期症状较轻,不少患儿到成年后才被发现。症状出现的迟早和轻重取决于缺损的大小。缺损小者可无症状,缺损较大者,由于分流量大致肺部充血,易反复发生呼吸道感染,活动时气促,严重者甚至可发生心力衰竭。因体循环缺血,可表现为体格瘦小、面色苍白、多汗、乏力等。当患儿出现哭闹、患肺炎或心力衰竭时,右心房压力增高超过左心房压力,则出现由右向左分流而出现青紫。

2.室间隔缺损 室间隔缺损(ventricular septal defect,VSD)由胚胎期室间隔发育不全所致,是最常见的先天性心脏病,约占我国先天性心脏病总数的50%,多与心脏其他畸形并存。临床表现取决于缺损的大小和心室间的压力差,缺损小者可无明显症状,一般活动可不受限制,生长发育亦不受影响,仅在体格检查时听到心脏杂音。缺损较大者,由左向右分流量多,故体循环血流量相应减少,患儿常表现为生长迟缓,体重不增,喂养困难,活动后乏力、气短等,易反复发生呼吸道感染,甚至发生充血性心力衰竭等。有时可因扩张的肺动脉压迫喉返神经,患儿表现为声音嘶哑。大型缺损伴有明显肺动脉高压时(多见于儿童或青少年期),右心室压力显著升高,进而出现左向右分流逆转为右向左分流,出现青紫,并逐渐加重。

> **📖 知识拓展**
>
> **室间隔缺损分类**
>
> 根据缺损大小,室间隔缺损可分为三种类型:①小型室间隔缺损(Roger病):缺损直径<5 mm或缺损面积<0.5 cm²/m²(体表面积)。②中型室间隔缺损:缺损直径5~10 mm或缺损面积0.5~1.0 cm²/m²(体表面积)。③大型室间隔缺损:缺损直径>10 mm或缺损面积>1.0 cm²/m²(体表面积)。

3.动脉导管未闭 动脉导管未闭(patent ductus arteriosus,PDA),约占先天性心脏病总数的10%。根据未闭的动脉导管的粗细、长短、形态,一般可分为三种类型:管型、漏斗型和窗型。动脉导管未闭而口径较细者,临床可无症状,仅在体格检查时发现心脏杂音;动脉导管粗大者分流量大,患儿多消瘦,表现为气急、咳嗽、乏力、多汗、心悸等。扩张的肺动脉可压迫喉返神经而引起声音嘶哑,合并重度肺动脉高压时,即肺动脉压力超过主动脉压力,产生右向左分流,患儿表现为左上肢轻度青紫,右上肢正常,而下半身青紫,称之为差异性发绀。若脉压大于40 mmHg(5.3 kPa)可出现水冲脉、股动脉枪击音及毛细血管搏动等周围血管征。

4.法洛四联症 随着孕期疾病筛查的普及,先天性心脏病的发病率,尤其是法洛四联症和大动脉转位等复杂的先天性心脏病的发病率已经大大降低。法洛四联症(tetralogy of Fallot,TOF)是婴儿期最常见的青紫型先天性心脏病,男女性发病比例接近。该病由四种畸形组成:①肺动脉狭窄;②室间隔缺损;③主动脉骑跨(骑跨在两心室之上);④右心室肥厚(肺动脉狭窄后右心室负荷增加的结果)。四种畸形中以肺动脉狭窄最为重要,对患儿的病理生理、病情的严重程度及预后有着重要影响。

法洛四联症的主要症状如下。

(1)青紫:本病的主要表现,也是最突出的表现,其出现的早晚及严重程度与肺动脉狭窄程度有关,一般成正比,多见于毛细血管丰富的浅表部位,如唇、指(趾)甲床、球结膜、眼结膜等。一般出生时青紫不明显,于出生后3~6个月青紫逐渐出现,随年龄增长及肺动脉狭窄程度加重而病情加重的患儿出生便有青紫。因血氧含量下降,活动耐力差,患儿在活动、哭闹、情绪激动时青紫亦加重且可出现气急。

(2)蹲踞症状:患儿多有蹲踞症状,当行走、游戏时,时常会主动下蹲片刻,是一种无意识的自我缓解缺氧及疲劳的表现。蹲踞时下肢屈曲,使静脉回心血量减少,减轻了心脏负荷,同时下肢动脉受压,体循环阻力增加,使右向左分流量减少,缺氧症状可暂时得到缓解。不会行走的婴儿常喜欢大人抱起,双下肢呈屈曲状,大腿贴近腹部,侧卧时下肢亦呈屈曲状态。

(3)杵状指(趾):患儿长期处于缺氧中,可使指(趾)端毛细血管扩张增生,局部软组织和骨组织也增生肥大,表现为指(趾)端膨大成鼓槌状。

(4)阵发性缺氧发作:多见于婴儿,发生的诱因为喝奶、哭闹、情绪激动、贫血、感染等。可表现为阵发性呼吸困难,严重患儿可引起突然昏厥、抽搐,甚至是死亡。年长儿常常诉头晕、头痛,其原因是在肺动脉漏斗部狭窄的基础上突然发生该处肌部痉挛,引起一过性肺动脉梗阻,使脑缺氧加重而致。

法洛四联症患儿生长发育一般较正常同龄儿迟缓,智力发育亦可能稍落后于正常同龄儿。

左向右分流型先天性心脏病(室间隔缺损、房间隔缺损、动脉导管未闭)的主要表现为乏力、气促,活动后心慌、气短,生长发育落后,易并发肺炎、心力衰竭、亚急性细菌性心内膜炎等,以肺炎最常见,晚期肺动脉高压时则出现持续性青紫,即称艾森门格综合征。右向左分流型先天性心脏病(法洛四联症)表现为青紫、蹲踞症状、杵状指(趾)、阵发性缺氧发作,易并发脑血栓,若为细菌性血栓,则易形成脑脓肿,其他还有感染性心内膜炎、红细胞增多症,当出现发热或腹泻时应注意积极补液。

(二)发病机制

左向右分流型先天性心脏病(室间隔缺损、房间隔缺损、动脉导管未闭)及右向左分流型先天性心脏病(法洛四联症)的发病机制见图 11-1、图 11-2。

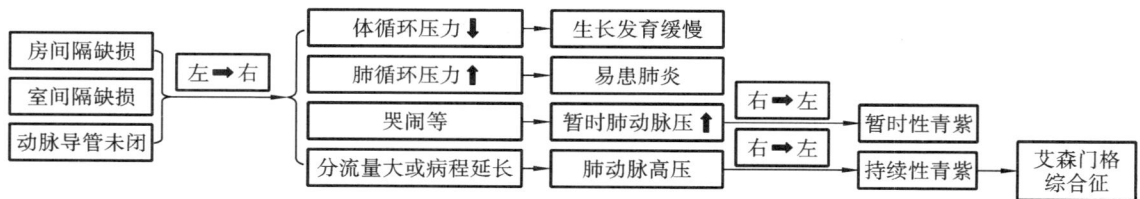

图 11-1　左向右分流型先天性心脏病发病机制

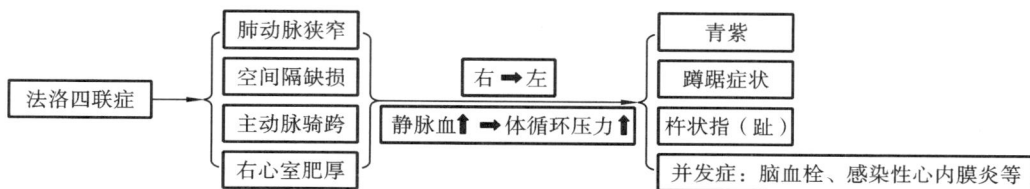

图 11-2　法洛四联症发病机制

(三)辅助检查

1.血液检查　法洛四联症患儿的周围血红细胞计数和血红蛋白浓度明显增高,红细胞数可达$(5.0 \sim 8.0) \times 10^{12}$/L,血红蛋白量 170~200 g/L,血细胞比容也增高,为 53%~80%。血小板降低,凝血酶原时间会延长。

2.X 线检查

（1）房间隔缺损、室间隔缺损、动脉导管未闭：肺动脉段突出，肺叶充血明显，主动脉影缩小，肺门血管影增粗，透视下可见肺动脉血管影搏动增强，称肺门"舞蹈"。动脉导管未闭有肺动脉高压时，右心室增大，主动脉弓亦有所增大，这一特征与室间隔缺损、房间隔缺损有鉴别意义。

（2）法洛四联症：典型患儿其前后位心影呈"靴状"，即心尖圆钝上翘，肺动脉段凹陷，上纵隔较宽，肺门血管影缩小，两侧肺纹理减少，透亮度增加，年长儿因侧支循环形成，肺野可呈网状纹理，25％的患儿可见右位主动脉弓阴影。

3.心电图

（1）房间隔缺损：大多数患儿有电轴右偏，右心房和右心室肥大。少数分流量大者 R 波可出现切迹。

（2）室间隔缺损：小型室间隔缺损心电图可正常或为轻度左心室肥大；中型室间隔缺损主要为左心室肥大；大型室间隔缺损为左、右心室均肥大。

（3）动脉导管未闭：分流量大者可有不同程度的左心室肥大，电轴左偏，偶有左心房肥大，肺动脉压力显著增高者，左、右心室均肥大，严重者甚至仅见右心室肥大。

（4）法洛四联症：典型病例心电图示电轴右偏，右心室肥大，狭窄严重者可出现心肌劳损，可见右心房肥大。

4.超声心动图 二维超声心动图检查可以显示房室间隔缺损的位置及大小，结合彩色多普勒超声检查可以提高诊断的可靠性并能判断分流的大小、方向，可以直接探查到未闭合的动脉导管。二维超声心动图检查已能为绝大多数的先天性心脏病患儿做出准确的诊断并可以为外科手术提供足够的信息。

5.心导管检查 心导管检查是先天性心脏病进一步明确诊断和决定是否手术的一项重要检查方法。当肺血管阻力增加或疑合并有其他心血管畸形时，有必要施行心导管检查，心导管检查可进一步证实诊断，进行血流动力学检查，评价肺动脉高压的程度、计算肺血管阻力及体循环、肺循环分流量等。房间隔缺损时右心导管检查可发现平均血氧含量右心房较上、下腔静脉高。导管可通过房间隔缺损由右心房进入左心房。

6.心血管造影 心导管检查时，可根据诊断需要将导管顶端送达选择的心腔或大血管，并根据观察不同部位缺损的要求，采用轴向（成角）造影，同时可进行快速摄片或摄影，以明确心血管的解剖畸形，尤其对复杂性先天性心脏病及心血管畸形，心血管造影仍然是主要检查手段。目前数字减影血管造影（DSA）的发展及新一代造影剂的出现，一定程度上减少了心血管造影对人体的伤害，使诊断更加精确。

7.计算机断层扫描 目前电子束计算机断层扫描（EBCT）和螺旋 CT 已经应用于心血管领域。对下列心脏疾病有较高的诊断价值：大血管及其分支的病变；心脏瓣膜疾病、心包疾病（心包积液等）和血管壁钙化，心腔内血栓和肿块；缩窄性心包炎、心肌病等。

三、治疗要点

1.内科治疗 目的在于维持患儿的正常生活，使之能安全地达到手术年龄，主要是建立合理的生活制度、加强营养、控制感染、及时补液、防治脱水、对症治疗和防治并发症，无症状小的动脉导管未闭、房间隔缺损、室间隔缺损，有自然闭合的可能，应当先随访 6～12 个月。早产儿动脉导管未闭且症状明显的患儿，可于出生 1 周内使用吲哚美辛（前列腺素合成酶抑制剂），促使动脉导管关闭。

2.外科治疗 法洛四联症患儿右心室流出道狭窄的部位和程度有很大差别，包括肺动脉瓣与瓣上狭窄，肺动脉及其远端狭窄。单纯型法洛四联症首选一期根治手术，一般典型的法洛四联症患儿，即使病情较重也可行一期根治手术，但也有一些特殊情况。对右心室流出道狭窄严重且肺动脉远端严重狭窄，或肺动脉缺失伴有较大的体肺侧支，以及婴儿冠状动脉畸形难以施行右心室流出道补片扩大，不宜施行心外管道的患儿或一个半心室矫治的患儿应先做姑息手术，其基本原理是先建立体-肺动脉分流，增加肺动脉内血流，待肺动脉发育改善后做二期根治手术。对有缺氧发作的重症法洛四联症患儿应在婴儿期尽早手术，频繁发作的患儿应考虑急症外科手术修补。

四、常见护理诊断

1.活动无耐力 与先天性心脏病体循环血流量减少或血氧饱和度下降有关。

2.营养失调：低于机体需要量 与体循环血流量减少、组织长期缺氧、喂养困难有关。

3. 潜在并发症 反复呼吸道感染、感染性心内膜炎、脑血栓、心力衰竭、出血、急性心脏压塞、脑功能障碍、喉返神经损伤等。

4. 生长发育迟缓 与体循环血流量减少及血氧饱和度下降影响生长发育有关。

5. 焦虑与恐惧 与心脏疾病、体外循环及对手术的担忧有关。

6. 有感染的危险 与机体免疫力低下、心脏畸形引起的血流动力学紊乱有关。

五、护理措施

1. 建立合理的生活制度 休息是恢复心脏功能的重要条件,可减少组织对氧的需要,减少心脏负荷使症状得以缓解,所以应安排好患儿的作息时间,保证充足的休息和睡眠,可根据病情安排适当活动量但应避免加重心脏负荷。

活动或游戏前可对患儿进行耐受程度评估,以确定患儿可以耐受的活动强度及时间,活动前测量其生命体征,活动中注意密切观察患儿有无出现缺氧的情况,活动后及时测量其生命体征,待患儿休息 3 min 后可再次测量生命体征,若呼吸、血压恢复至活动前水平,脉率增快不超过 6 次/分,则为活动适度,若患儿出现面色苍白、眩晕、胸闷、精神状态不佳、心悸的症状,则为活动强度过大或是活动时间过长,应立即停止活动、卧床休息并做好相关记录。此外尽可能对患儿进行集中护理,减少不必要的刺激,以免导致其情绪激动和哭闹。重症患儿,应绝对卧床休息。

2. 饮食护理 饮食应清淡易消化,以少量多餐为宜。注意控制水及钠盐的摄入,心功能不全时有水钠潴留的患儿应根据病情采用无盐或低盐饮食。供给充足的能量、蛋白质和维生素,保证营养需要。对喂养困难的患儿要耐心喂养,可少量多餐,避免呛咳和呼吸困难,给予适量蔬菜及粗膳食纤维的食物,以保证其大便通畅,严重的先天性心脏病患儿应抱起喂乳,取斜位间歇喂乳,每次喂乳的时间可适当延长,奶嘴可稍大以减少消耗患儿吸吮精力,减少耗氧量,也可采取滴管滴入口内,必要时可在喂乳前先进行吸氧。

3. 预防感染 保持室内空气流通且新鲜,温湿度适宜,注意体温变化、气温改变,按气温改变嘱患儿及时加减衣服,避免受凉而引起呼吸道感染。注意可对患儿实施保护性隔离,避免交叉感染。做小手术时,如拔牙,应给予抗生素以预防感染,防止感染性心内膜炎的发生,一旦发生感染应积极治疗。可每 4 h 为患儿测量一次体温,便于及时发现感染征象。

4. 注意病情观察,防治并发症 注意观察患儿的面色、呼吸、心率、心律、血压、精神、情绪等情况,必要时使用心电监护仪监测。若患儿突然出现烦躁不安、哭闹、呼吸加快、拒奶,听诊或数脉搏时发现患儿存在心律不齐、期前收缩、心率增快,应立即报告医生,遵医嘱进行对症处理,并详细记录病情变化。

(1)预防急性脑缺氧发作:对法洛四联症患儿采取严格的活动管理,尤其要避免患儿因活动、哭闹、便秘及喂养哺乳引起缺氧发作,一旦缺氧发作应将患儿置于膝胸卧位,并给予吸氧,同时配合医生,给予吗啡及普萘洛尔等急救药品对患儿进行及时抢救;若患儿出现严重意识丧失,血压不稳定,配合医生尽早行气管插管、人工呼吸。

(2)预防脑血栓形成:法洛四联症患儿的血液黏稠度较高,当患儿出现发热、出汗、呕吐、腹泻时,体液量减少,加重了血液的浓缩,故易形成血栓,所以要注意给予患儿充足的液体,必要时可给予静脉输液,以预防脱水引起脑血栓的发生,并密切观察患儿有无出现偏瘫等脑栓塞的表现,一旦出现相关表现,应立即汇报医生并及时处理。

(3)预防心力衰竭:若患儿并发肺炎,宜采取半卧位,降低膈肌以利于呼吸,同时减少静脉回心血量,可减轻心脏负荷。为患儿进行静脉输液时严格控制输液量和速度(每小时<5 mL/kg),注意观察患儿有无烦躁不安、心率增快、呼吸困难、端坐呼吸、咳粉红色泡沫样痰、水肿、肝大、青紫加重等心力衰竭的症状,如出现上述症状,立即置患儿于半卧位,给予吸氧,及时与医生取得联系并按心力衰竭护理。

5. 对症护理

(1)呼吸困难:患儿出现呼吸困难、青紫加重等症状时,采取半卧位,护士给予合理的生活护理;患儿出现烦躁不安,三凹征或点头呼吸,指(趾)甲及口周青紫,给予吸氧,烦躁不安患儿遵医嘱给予镇静剂。

(2)水肿:给予无盐或低盐易消化饮食;尿少者,遵医嘱给予利尿剂;每周测量体重 2 次,严重水肿,可每天测量体重 1 次;定时翻身,预防压疮的发生,每天做皮肤护理 2 次,动作要轻柔,如皮肤有破损需及时处理。

（3）咳嗽、咯血：须绝对卧床休息；抬高床头，备好吸痰器及痰瓶，必要时协助患儿排痰，准确记录痰量及其性质，做痰培养检查；咳嗽剧烈的患儿，遵医嘱给予止咳药；危重患儿应设置专人护理，密切观察其病情，发生病情变化时及时通知医生，配合抢救；及时且详细记录患儿病情变化及处理。

（4）便秘：保持大便通畅，防止便秘；给予适量蔬菜及含粗膳食纤维的食物，防止便秘。患儿超过2天无大便时及时报告医生，遵医嘱给予缓泻剂，禁止患儿独自下地排便以防发生意外。

6. 药物治疗护理　给予患儿利尿剂治疗时注意监测尿量变化，以下为患儿使用洋地黄类药物的护理要点。

（1）使用洋地黄类药物时，应密切观察药物的疗效、副作用及毒性反应。给药前数心率或脉搏，年长儿＜60次/分钟，幼儿＜80次/分钟，婴儿＜100次/分钟或患儿出现恶心、呕吐、心律失常等症状，应及时与医生联系停药。

（2）口服洋地黄类药物：应按时按量，剂量一定要准确，若为地高辛水剂药物，可用1 mL注射器抽取，直接口服，如患儿服药后出现呕吐，应及时通知医生，决定是否需要补服。

（3）应避免与其他药物同时服用。因钙剂与洋地黄类药物有协同作用，加重心肌缺钾，可使心搏骤停，故使用洋地黄类药物时应避免使用钙剂。

（4）注意观察和处理用药期间的毒性反应：胃肠道反应：食欲减退、恶心、呕吐、腹泻。神经反应：头晕、头痛等。心血管反应：房室传导阻滞、房性期前收缩、室性期前收缩、室性心动过速及心室颤动（简称室颤）等心律失常。

7. 心理护理　对患儿关心爱护、态度和蔼，建立良好的护患关系，消除患儿的紧张心理。向患儿家长及年长儿介绍先天性心脏病的相关知识，取得患儿及其家长的理解与配合。

8. 健康教育　指导患儿家长掌握先天性心脏病的健康护理，为患儿建立合理的生活制度，做到劳逸结合，保证营养供给，合理用药，预防感染和其他并发症，定期复查，调整患儿心功能到最好状态，使患儿能安全地达到手术年龄。

任务三　病毒性心肌炎患儿的护理

一、概述

心肌炎是由各种感染或其他原因引起的心肌间质炎症细胞浸润和邻近的心肌细胞坏死，导致心功能障碍和其他系统损害的疾病。最常见的是病毒性心肌炎（viral myocarditis，VMC），其病理特征为心肌细胞的坏死、变性和间质炎症，有时病变也可累及心包或心内膜。症状轻重不一，轻症患儿多数预后良好，重症患儿可发生心力衰竭、心源性休克，甚至猝死。部分患儿可迁延不愈，遗留心肌细胞永久性损害。

二、病因与发病机制

近年来经动物实验及临床观察证明，引起病毒性心肌炎的病毒有柯萨奇病毒（A组和B组）、埃可病毒、脊髓灰质炎病毒、腺病毒、乙型肝炎病毒、流行性感冒病毒、副流感病毒、麻疹病毒、单纯疱疹病毒以及流行性腮腺炎病毒等。其中以柯萨奇病毒B组最常见，其次为腺病毒和埃可病毒。病毒性心肌炎的发病机制尚不完全清楚。一般认为与病毒及其毒素在疾病的初期经血液循环直接侵犯心肌并在心肌细胞内繁殖复制，导致心肌细胞的变性、坏死以及随后发生的心肌纤维化等病理变化有关。另外，病毒感染后引起人体自身免疫反应或变态反应，也可造成心肌细胞的损害。但在疾病的初期以病毒直接对心肌细胞的损害为主，在疾病的慢性阶段免疫机理起主导作用。组织学特征为：心肌细胞溶解、间质水肿、炎症细胞浸润。

三、临床表现

1. 症状　本病儿童、青少年发病率高，临床表现轻重不一，取决于年龄及感染的急性或慢性过程。部分患儿起病隐匿，典型病例在起病前数天或1～3周可有呼吸道或肠道等病毒感染史，临床表现为发热、疲倦、周身不适、咽痛、肌痛、呕吐、腹泻和皮疹等前驱症状；轻症患儿可无症状，心肌受累时患儿可有疲乏、气促、心悸和心前区不适或胸痛等心肌受累的临床表现;重症患儿可发生心力衰竭并发严重心律失常、心源性休克,甚至猝死;部分患儿呈感染的慢性过程,演变为扩张型心肌病。新生儿患病时病情进展较快,常有高热、反应低下、呼吸困难和发绀,常有神经系统、肝和肺的并发症。

2.体征 心脏正常或有轻度扩大,心动过速,与体温不成比例,第一心音低钝,出现奔马律,心率增快,个别患儿出现心率减慢,频发早搏。伴有心包炎的患儿可听到心包摩擦音。少数重症患儿可出现气促、发绀、肺部湿啰音、肝大等心力衰竭体征及脉搏细数,血压下降,皮肤发绀,四肢湿冷等心源性休克临床表现,可在数小时或数天内死亡。

3.临床分期

(1)急性期:一般病程在半年以内,临床表现明显且多变。

(2)迁延期:病程多为半年至1年,临床表现反复出现,检查指标迁延不愈。

(3)慢性期:病程在1年以上,进行性心脏增大,病情时轻时重,反复心力衰竭或心律失常,部分病例演变为扩张型心肌病。

4.新生儿患儿的临床特点 若母亲有病毒感染,尤其是柯萨奇病毒B组感染易传播给胎儿。新生儿在出生后数小时即可发病。大多数患儿在出生后2周内可出现临床表现,病情进展快,病死率高,常表现为高热、烦躁不安、面色灰白、反应迟钝,合并心肌炎、肝炎、脑炎。

5.辅助检查

(1)心电图检查:可见严重心律失常,包括房性期前收缩和室性期前收缩、室上性心动过速和室性心动过速、心房颤动(简称房颤)和室颤、部分或完全性房室传导阻滞。心肌受累明显时可见ST段偏移,T波低平、双向或倒置,可有QRS波群低电压,重症病例可见QT间期延长。但是心电图缺乏特异性,应强调动态观察的重要性。

(2)心肌损害的血生化指标:病程早期血清肌酸磷酸激酶(CPK)及来自心肌的肌酸激酶同工酶(CK-MB)、血清乳酸脱氢酶(SLDH)同工酶均增高,其中以CK-MB增高为主。病程中多有抗心肌抗体增高。

近年来通过随访观察发现,心肌肌钙蛋白(cTnI或cTnT)的变化对病毒性心肌炎早期诊断的特异性更强,但敏感度不高。

(3)X线检查:可见轻症患儿心影正常或增大。伴心力衰竭或反复迁延不愈者,心影显著增大,透视下心脏搏动减弱,心功能不全时双肺有淤血表现。

(4)超声心动图检查:可显示心房、心室扩大,可探查心室收缩功能受损程度,探查有无心包积液以及瓣膜功能如何。

(5)病毒学诊断:疾病早期可从咽拭子、咽冲洗液、粪便、血液、心包液中分离出病毒,结合血清特异性病毒抗体测定有助于明确病因。

(6)心肌活体组织检查:仍被认为是诊断病毒性心肌炎的金标准,但由于取样部位的局限性及患儿的依从性不高,应用仍十分有限。

四、治疗要点

本病为自限性疾病,目前尚无特效治疗,主要采取对症支持治疗,减轻心脏负荷,改善心肌代谢和心功能,促进心肌修复。

1.休息 急性期需卧床休息,减轻心脏负荷。

2.药物治疗

(1)抗病毒治疗:对于仍处于病毒血症阶段的早期患儿,可选用抗病毒治疗,是病毒性心肌炎急性期治疗的关键。

(2)改善心肌营养:1,6-二磷酸果糖(FDP)有益于改善心肌能量代谢,促进受损心肌细胞的修复,同时可应用大剂量维生素C、辅酶Q10、维生素E和复合维生素B、中药生脉饮、黄芪口服液等。

(3)大剂量丙种球蛋白:通过免疫调节作用以减轻心肌细胞损害。

(4)糖皮质激素:通常不使用,多用于急性、重症病例。重症合并心源性休克、致死性心律失常(三度房室传导阻滞、室性心动过速)和心肌活体组织检查证实,患有慢性自身免疫性心肌炎患儿应足量、早期应用,以改善心肌功能,减轻病毒性心肌炎反应和抗休克作用,常用泼尼松。

(5)心律失常治疗:根据心律失常不同类型,可分别应用抑制性或兴奋性抗心律失常药物,病情严重时最好在心电监护下选用有效药物。

(6)其他治疗:发生心力衰竭时可根据病情联合应用利尿剂、洋地黄和血管活性药物,应特别注意使用洋地黄时一般用有效剂量的 2/3 即可,并注意补充氯化钾,以避免洋地黄中毒。

五、常见护理诊断

1.活动无耐力 与心肌收缩力下降、组织供养不足有关。

2.潜在并发症 心力衰竭、心律失常、心源性休克。

六、护理措施

1.一般护理 无并发症的急性期患儿应卧床休息 1 个月,病情基本恢复正常时逐渐增加活动量。活动期或伴有严重心律失常、心力衰竭者要绝对卧床休息 4 周至 2～3 个月,减少心肌耗氧量,一般总休息时间不少于 6 个月。待症状消失,心肌酶、血清特异性病毒抗体等血生化指标及体征恢复正常后,方可逐渐增加活动量。

2.饮食护理 少量多餐,给予易消化、高热量、富含维生素和优质蛋白质的饮食,尤其是富含维生素 C 的食物,新鲜蔬菜、水果,利于改善心肌代谢与促进心肌修复。

3.严密观察病情,及时发现并处理并发症

(1)心律失常:密切监测血压、呼吸、体温的变化,观察精神状态的变化,密切观察并记录心率、脉搏的强弱和节律,对严重心律失常者可进行持续性心电监护,若发现多源性期前收缩、频发室性期前收缩、心动过速、心动过缓、完全性房室传导阻滞或室颤时应立即通知医生,采取紧急措施。护士备好抢救药物和器械,以便开展抢救。

(2)心力衰竭:严密观察患儿生命体征、意识、皮肤黏膜颜色及尿量等,注意有无呼吸困难、咳嗽、颈静脉怒张、水肿、奔马律、肺部湿啰音等临床表现,应避免呼吸道感染、剧烈运动、情绪激动、饱餐、寒冷、用力排便等,静脉输液时滴速不能太快,避免加重心脏负荷诱发心力衰竭。一旦发现患儿发生心力衰竭应立即通知医生并置患儿于半卧位,使其保持安静,必要时遵医嘱给予镇静剂,给予吸氧,遵医嘱给予洋地黄。因患病毒性心肌炎时心肌敏感性增高,使用洋地黄时剂量应偏小,使用洋地黄前应测心率,并注意观察有无心率过慢、新的心律失常、恶心、呕吐、嗜睡等副作用,如有应暂停用药并及时通知医生,以避免洋地黄中毒。

(3)心源性休克:密切观察患儿呼吸、血压、心率及心律的变化,发生心源性休克时积极抢救,使用血管活性药物和扩张血管药物时要准确控制滴速,最好使用输液泵,可避免血压波动过大。

4.健康教育

(1)该病起病隐匿,疗程较长,且患儿家长对本病认识不足,因此会产生不良心理反应。护士应向患儿家长介绍该病的相关知识,使其家长减少焦虑及恐惧心理,积极配合治疗和护理。

(2)强调患儿休息的重要性及预防呼吸道感染的常识,传染病流行期间尽量不去公共场所。

(3)养成良好卫生习惯,注意饮食卫生,避免暴饮暴食。

(4)心律失常患儿,应使其了解常用抗心律失常药物的名称、剂量、用药时间及副作用。出院后继续休息 3～6 个月,6 个月至 1 年避免重体力劳动等。注意防寒保暖,预防发生病毒性感冒,避免过劳、缺氧、营养不良、呼吸道感染、寒冷、酗酒等诱因使机体抵抗力下降。

(5)强调定期门诊复查,出院后分别在 1 个月、3 个月、6 个月、1 年到医院复诊。

(6)预后:部分患儿各型心律失常尤其是期前收缩持续存在,少部分患儿可发展为扩张型心肌病。

直通护考

在线答题

（罗　梅）

造血系统疾病患儿的护理

扫码看课件　　思政案例

学习目标

【知识目标】 掌握贫血分类；营养性缺铁性贫血、营养性巨幼红细胞贫血患儿的临床表现、辅助检查、治疗要点及护理措施。熟悉小儿贫血的概念、分类；熟悉营养性缺铁性贫血、营养性巨幼红细胞贫血患儿的病因、常见护理诊断。了解小儿造血及血液特点，小儿贫血的病因。

【能力目标】 学会运用所学知识对患儿家长进行健康教育，讲解合理喂养的重要性，降低营养性缺铁性贫血和营养性巨幼红细胞贫血的发病率。能对营养性缺铁性贫血、营养性巨幼红细胞贫血患儿进行整体护理。

【思政目标】 护理贫血患儿时表现出关爱和尊重，体现护士的职业素养。

任务一　小儿造血及血液特点

一、小儿造血特点

造血是指造血干细胞分化成熟为各种外周血细胞的过程。血液又称外周血，是由血浆和血细胞（如红细胞、白细胞和血小板）组成。小儿造血可分为胚胎期造血及出生后造血两个阶段。

（一）胚胎期造血

胚胎期造血开始于卵黄囊的中胚层造血干细胞，然后是肝、脾、胸腺、淋巴结，最后转移到骨髓，故胚胎期造血又分为以下三个阶段。

1. 中胚叶造血期　约从胚胎第 3 周开始，在卵黄囊壁上的中胚叶组织中出现原始造血成分，其中主要是原始的有核红细胞。在胚胎第 6 周后，中胚叶造血开始减退，至 12～15 周时停止。

2. 肝脾造血期　胎儿中期的主要造血器官是肝，在胚胎第 6～8 周时出现活动的造血组织，产生有核红细胞、少量粒细胞和巨噬细胞。妊娠 4～5 个月的胎肝中含有丰富的造血干细胞，至出生时停止造血。胎儿 2 个月左右脾开始参与短暂造血，主要产生粒细胞、红细胞和少量淋巴细胞，胎儿 5 个月后脾造血功能逐渐减退，至出生时成为终生造血淋巴器官。

3. 骨髓造血期　在胚胎第 6 周时开始出现骨髓，至胎儿 7 个月时，红骨髓充满髓腔，骨髓成为主要造血器官并保持终生造血。

（二）出生后造血

1. 骨髓造血　婴儿出生后主要是骨髓造血。婴幼儿期所有的骨髓均为红骨髓，均参与造血。5 岁后长骨中的红骨髓逐渐被脂肪组织（黄骨髓）代替，但黄骨髓仍有潜在的造血功能，年长儿红骨髓仅存于锁骨、颅骨、肋骨、胸骨等短骨及长骨近端。

2. 骨髓外造血　骨髓外造血在正常情况下极少见。特别在婴儿期，由于体内缺少黄骨髓，造血代偿能力低下,当发生感染性贫血或溶血性贫血等需要增加造血时,肝可恢复到胎儿期的造血状态而出现肝大,同时出现脾和淋巴结肿大,外周血中可出现有核红细胞或幼稚中性粒细胞。这是小儿造血器官的一种特殊反应,称为"骨髓外造血"。感染及贫血纠正后即恢复正常。

二、小儿血液特点

1. 红细胞数与血红蛋白量 由于胎儿期处于相对缺氧状态,红细胞生成素合成增加,红细胞数和血红蛋白量较高,故出生时红细胞数为$(5.0\sim7.0)\times10^{12}/L$,血红蛋白量为$150\sim220$ g/L。出生后因红细胞生成素合成减少、循环血量增加、生理性溶血等因素,红细胞数及血红蛋白量逐渐降低,至出生后$2\sim3$个月时,红细胞数降至$3.0\times10^{12}/L$,血红蛋白量降至110 g/L左右,婴儿可出现轻度贫血,称为"生理性贫血"。3个月后,随着红细胞生成素合成增加,红细胞数和血红蛋白量又逐渐上升,约12岁时达到成人水平。

2. 白细胞数与分类 出生时白细胞数为$(15\sim20)\times10^9/L$,出生后$6\sim12$ h达$(21\sim28)\times10^9/L$,以后逐渐下降,出生后1周降至$12\times10^9/L$。婴儿期白细胞数维持在$10\times10^9/L$左右,8岁后接近成人水平。

白细胞分类主要是中性粒细胞与淋巴细胞比例的变化,中性粒细胞和淋巴细胞有两次交叉。出生时中性粒细胞约占0.65,淋巴细胞约占0.30。随着白细胞数下降,中性粒细胞比例也相应下降,出生后$4\sim6$天时两者比例约相等,形成第一次交叉;至$1\sim2$岁时淋巴细胞约占0.60,中性粒细胞约占0.35,中性粒细胞比例逐渐上升,至小儿$4\sim6$岁时两者比例又约相等,即形成第二次交叉;6岁以后白细胞分类逐渐与成人相似。

3. 血小板 血小板数与成人相似,为$(100\sim300)\times10^9/L$。

4. 血容量 小儿血容量相对较成人多,新生儿血容量约占体重的10%,小儿血容量占体重的8%~10%,成人血容量占体重的6%~8%。

任务二 小儿贫血概述

一、概述

贫血是指外周血中单位容积内红细胞数、血红蛋白量或血细胞比容低于正常值。

我国小儿贫血诊断的标准是新生儿期血红蛋白(Hb)<145 g/L、$1\sim3$个月时 Hb<90 g/L、$4\sim6$个月时 Hb<100 g/L。

世界卫生组织提出小儿贫血诊断的标准是血红蛋白(Hb)在6个月至5岁<110 g/L,$5\sim11$岁 Hb<115 g/L,$12\sim14$岁 Hb<120 g/L(海拔每升高1000 m,血红蛋白上升4%)。

根据外周血中血红蛋白量或红细胞数,小儿贫血可分为轻度、中度、重度、极重度4度(表12-1)。

表 12-1 小儿贫血的分度

项 目	轻度贫血	中度贫血	重度贫血	极重度贫血
红细胞数/$(\times10^{12}/L)$	$3.0\sim4.0$	$2.0\sim3.0$	$1.0\sim2.0$	<1.0
血红蛋白量/(g/L)	$90\sim120$	$60\sim89$	$30\sim59$	<30

二、贫血分类

一般采用病因分类和形态分类。

(一)病因分类

可分为红细胞或血红蛋白生成不足、溶血性贫血(红细胞破坏过多)和失血性贫血(红细胞丢失过多)。

1. 红细胞或血红蛋白生成不足

(1)缺乏造血物质:如缺乏铁、维生素B_{12}、叶酸等,是小儿贫血最常见的原因。

(2)骨髓造血功能障碍:如骨髓造血功能衰竭引起的再生障碍性贫血等。

(3)其他:因感染、癌症以及慢性肾病等引起的贫血。

2. 溶血性贫血（红细胞破坏过多） 由红细胞内在异常或外在异常因素引起红细胞破坏过多所致。

（1）红细胞内在异常：红细胞膜缺陷、红细胞酶缺陷、血红蛋白合成与结构异常，如遗传性球形红细胞增多症、丙酮酸激酶缺乏症、地中海贫血、血红蛋白病等。

（2）红细胞外在异常：免疫因素（体内存在有破坏红细胞的抗体，如新生儿溶血病、自身免疫性溶血性贫血等）；非免疫因素，包括感染（疟原虫等感染对红细胞的破坏）、化学物理因素（如苯、铅、砷、蛇毒、烧伤等可直接破坏红细胞）以及脾功能亢进、弥散性血管内凝血等。

3. 失血性贫血（红细胞丢失过多）

（1）急性失血性贫血，如创伤性大出血。

（2）慢性失血性贫血，如溃疡病、肠息肉、钩虫病等。

（二）形态分类

根据平均红细胞体积（MCV）、平均红细胞血红蛋白含量（MCH）和平均红细胞血红蛋白浓度（MCHC）的值，将贫血分为四类（表 12-2）。

表 12-2 贫血的细胞形态分类

类 型	MCV/(fL)	MCH/(pg)	MCHC/(g/L)
正常细胞性贫血	80～100	27～34	320～380
大细胞性贫血	>100	>34	320～380
小细胞低色素性贫血	<80	<27	<320
小细胞性贫血	<80	<27	320～380

任务三　营养性缺铁性贫血患儿的护理

案例引导

患儿，男，6 个月，出生后母乳和牛乳混合喂养，未添加辅食，以"食欲减退、呕吐、腹泻"入院。体格检查：神志清醒、烦躁不安；营养差，头发枯黄，皮肤黏膜苍白，以睑结膜和甲床苍白较明显；心肺无异常。血常规：血红蛋白量 80 g/L，红细胞数 $2.5×10^{12}$/L；临床诊断为营养性缺铁性贫血，遵医嘱开始使用硫酸亚铁治疗。

案例分析

问题：

1. 请为该患儿家长讲解营养性缺铁性贫血的病因并进行健康教育。

2. 作为护士，当该患儿口服铁剂时需要做好哪些护理？

营养性缺铁性贫血是体内铁缺乏导致血红蛋白合成减少，临床以小细胞低色素性贫血、血清铁蛋白减少和铁剂治疗有效为特点。本病遍及全球，易发生于婴幼儿，以 6 个月至 2 岁小儿发病率最高，严重危害小儿健康，是我国重点防治的小儿常见病之一。

一、概述

（一）病因

1. 铁摄入量不足 小儿营养性缺铁性贫血的主要原因。牛奶、乳汁、谷物中含铁量均较低，若未及时添加含铁丰富的辅食，婴幼儿容易发生营养性缺铁性贫血。有偏食、挑食习惯的年长儿也容易发生铁摄入量不足。

2. 先天性储铁不足 胎儿在妊娠最后 3 个月从母体获得的铁最多,可以满足其出生后 4~5 个月所需。所以早产儿、双胎或多胎、胎儿失血、孕母患营养性缺铁性贫血等均可使胎儿储铁不足。

3. 生长发育快 婴儿期生长发育快,对铁的需要量较多,随着体重的增加血容量也增加较快,早产儿和低出生体重儿生长发育更快,对铁的需要量相对更多,若未及时添加含铁丰富的辅食,婴儿容易发生营养性缺铁性贫血。

4. 铁吸收及利用障碍 饮食搭配不合理可影响铁的吸收,如茶、咖啡、牛奶、蛋类等可抑制铁的吸收。胃肠道疾病如慢性腹泻不仅会增加铁的排泄,还可影响铁的吸收,导致利用障碍。

5. 铁丢失过多 正常婴儿每天排铁量相对比成人多。用未经加热的鲜牛奶喂养婴儿可因蛋白过敏出现慢性肠道失血,肠息肉、膈疝、钩虫病等亦可致慢性肠道失血,致使铁丢失过多。

(二)发病机制

1. 铁缺乏对血液系统的影响 铁是合成血红蛋白的原料,缺铁时血红素生成不足,血红蛋白合成减少,导致红细胞内血红蛋白含量不足,细胞质较少,细胞变小;而缺铁对细胞的分裂、增殖影响较小。故红细胞数量减少不如血红蛋白含量减少明显,从而形成小细胞低色素性贫血。

2. 铁缺乏对其他系统的影响 机体缺铁可使多种含铁酶和铁依赖酶(如细胞色素 C 氧化酶、琥珀酸脱氢酶、单胺氧化酶等)活性减低,由于这些含铁酶与生物氧化、组织呼吸、神经递质分解和合成等有关,酶活性降低引起细胞功能紊乱,因而出现一些非血液系统症状,如神经系统和消化系统功能改变、免疫功能低下等。

二、临床表现

该病起病缓慢、隐匿,不少患儿因其他疾病就诊时才发现患有本病,就诊时贫血程度已较重。

1. 一般表现 皮肤黏膜苍白,以口唇、口腔黏膜、睑结膜、甲床最明显。早期常有烦躁不安或精神欠佳,易疲乏无力,学龄前期儿童和学龄期儿童可诉无力、头晕、眼前发黑、耳鸣等。

2. 骨髓外造血的表现 由于骨髓外造血反应,可出现肝、脾、淋巴结轻度肿大。年龄越小,贫血越重,病程越长,肝、脾肿大越明显,但肿大程度一般不超过中度。

3. 非造血系统表现

(1)消化系统表现:常有食欲减退,可有呕吐、腹泻,少数有异食癖(如喜食墙皮、泥土等);可出现口炎、舌炎或舌乳头萎缩、萎缩性胃炎或吸收不良综合征。

(2)神经系统表现:表现为萎靡不振、烦躁不安、容易激惹。年长儿表现为注意力不集中、理解力下降、记忆力减退,智力多低于同龄儿,可出现学习困难和行为异常。

(3)心血管系统表现:严重贫血时心率增快、心脏扩大,甚至出现心力衰竭等临床表现。

(4)其他表现:出现皮肤干燥、角化,毛发无光泽、干枯,反甲等症状。因细胞免疫功能降低,易合并感染。

三、辅助检查

1. 外周血象 红细胞数、血红蛋白量均低于正常,血红蛋白量减少比红细胞数减少更明显,呈小细胞低色素性贫血。外周血涂片可见红细胞体积大小不等,以小细胞多见,中央淡染区扩大。白细胞、血小板一般无改变。

2. 骨髓象 骨髓增生活跃,以中、晚幼红细胞增生为主。各期红细胞体积均较小,胞质少,胞质成熟程度落后于胞核。粒细胞系统和巨核细胞系统一般无明显异常。

3. 有关铁代谢的检查 ①血清铁蛋白(SF):能灵敏反映体内储存铁的情况,是诊断营养性缺铁性贫血的敏感指标,当 SF<12 μg/L,提示铁缺乏。②红细胞游离原卟啉(FEP):当 SF 值降低,FEP 值增高(>0.9 μmol/L 或>500 μg/dL),尚未出现贫血症状时,为红细胞生成缺铁期(IDE)的典型表现。③骨髓铁染色:是反应体内储存铁可靠及敏感的指标,如红细胞中的铁粒幼细胞<15%,提示红细胞内和红细胞外铁减少。④血清铁(SI)<10.7 μmol/L,总铁结合力(TIBC)>62.7 μmol/L,对判断营养性缺铁性贫血有意义。

四、治疗要点

治疗营养性缺铁性贫血的关键是去除病因,补充铁剂,必要时输血。去除病因主要是纠正不良的饮食习惯,及时添加含铁丰富的辅食,积极治疗原发病;口服铁剂首选二价铁盐制剂,如硫酸亚铁、富马酸亚铁、葡萄糖酸亚铁等。铁剂应服至血红蛋白量正常后 2 个月左右再停药,以补足铁的储存量。

五、护理评估

1. 健康史　重点评估患儿的喂养方式及饮食习惯,有无饮食结构不合理或患儿偏食的情况,是否按时添加辅食以及辅食的种类;评估母亲孕期是否有严重的贫血,有无双胎或多胎、早产儿等情况;评估患儿有无肠道寄生虫(钩虫病等)、慢性腹泻、反复感染等疾病。

2. 身体状况　评估患儿是否出现营养性缺铁性贫血的一般表现、骨髓外造血的表现、非造血系统表现和其他表现。

3. 心理社会状况　评估患儿及其家长的心理状态,患儿有无因疾病造成自卑、焦虑或恐惧心理。患儿及其家长对本病的认识情况及对健康的需求和患儿的家庭背景等。

六、常见护理诊断

1. 活动无耐力　与贫血致组织器官缺氧有关。

2. 营养失调:低于机体需要量　与铁摄入不足、吸收不良、丢失过多或消耗增加等有关。

3. 有感染的危险　与长期贫血致机体免疫功能低下有关。

4. 知识缺乏　与患儿家长缺乏预防本病的知识有关。

七、护理目标

(1)患儿活动耐力逐步提高。

(2)患儿食欲逐渐恢复正常,能满足生长发育的需要。

(3)患儿无并发症发生,贫血状况有所改善。

(4)患儿家长能认识到贫血的病因,积极主动配合治疗。

八、护理措施

1. 休息与活动　病室阳光充足适宜,空气流通。根据其活动耐力下降情况制订活动类型、强度及持续时间。轻度贫血患儿,一般不需卧床休息,安排患儿做力所能及的活动,活动间歇应充分休息,但应避免剧烈运动;重度贫血患儿限制其活动,以不感到疲乏为宜,减少耗氧。

2. 饮食护理　提倡母乳喂养,及时添加含铁丰富的辅食,如肝泥、蛋黄、肉末、菜泥等。早产儿和低体重儿自 2 个月左右给予铁剂。积极创造良好的进餐环境,纠正不良的饮食习惯,注意饮食色、香、味、形的调配,合理搭配饮食,增加含铁食物的摄取。

3. 病情观察　密切观察口唇、皮肤黏膜及甲床是否苍白;重症贫血患儿应密切观察呼吸、脉搏、血压及尿量变化,如有异常应及时通知医生;注意观察有无感染,如皮肤及口腔黏膜有无损伤及炎症,呼吸系统及其他系统有无感染等。

4. 铁剂治疗护理

(1)口服铁剂的护理:铁剂首选口服,口服铁剂应注意以下几点。①宜从小剂量开始,在两餐之间服用,可减轻肠道不良反应。②可与维生素 C、果汁、稀盐酸等同服,促进铁的吸收。③牛奶、茶、咖啡、抗酸药物等可抑制铁的吸收,应避免与含铁食物同服。④口服液体铁剂时须使用吸管,用吸管服药后漱口,以防牙齿被染黑。⑤口服铁剂期间,粪便会变成黑色,是铁与肠内硫化氢作用而生成黑色的硫化铁所致,停药后粪便颜色恢复正常,应向患儿家长解释其原因,消除其紧张、焦虑的情绪。

(2)注射铁剂的护理:不能口服铁剂时再选用注射铁剂。注射铁剂较易发生不良反应,应谨慎应用。注射铁剂应精确计算剂量,应深部肌内注射,抽取药液后更换注射针头,每次更换注射部位,注射后勿按揉注射部位,以防局部药液进入皮下组织而引起局部刺激和皮肤染色。不良反应主要有注射部位局部肿痛、硬结形成,皮肤发黑和过敏反应。铁剂过敏反应常表现为脸色潮红、头痛、肌肉关节痛和荨麻疹,严重者可出现过敏性休克,首次注射时严密观察患儿 1 h。

(3)疗效观察:铁剂治疗有效者在给药 12~24 h 后,细胞内含铁酶开始恢复,烦躁不安等精神症状减轻,食欲增加。2~3 天后,网织红细胞数开始上升,5~7 天达高峰,2~3 周下降至正常。治疗 1~2 周后血红蛋白量逐渐上升,通常在治疗 3～4 周血红蛋白量达到正常。如服用铁剂 3～4 周无效,应积极查找原因。

5. 健康教育

(1)做好孕期保健,加强孕妇的营养,摄入富含铁的食物,预防先天储备铁不足。

(2)向患儿及其家长讲解饮食平衡的重要性,提倡母乳喂养,及时添加含铁丰富的辅食。

(3)向患儿及其家长讲解疾病的相关知识,详细告知患儿家长口服铁剂的注意事项、服药时间、服药后不良反应,以取得患儿及其家长的配合与支持。

(4)预防和控制感染,避免到人多的公共场所,避免与感染性疾病的患儿接触,注意预防交叉感染。

(5)定期体检,发现贫血及时治疗。

九、护理评价

(1)患儿活动耐力是否逐步提高?

(2)患儿食欲是否逐渐恢复正常?是否能满足生长发育的需要?

(3)患儿有无并发症发生?贫血状况是否有所改善?

(4)患儿家长是否认识到贫血的病因,能否积极主动配合治疗?

任务四　营养性巨幼细胞贫血患儿的护理

案例引导

患儿,男,18 个月,因"皮肤、毛发发黄,精神差"入院。体格检查:体温 36.5 ℃,脉搏 120 次/分,呼吸 25 次/分。皮肤、毛发发黄,面色蜡黄,口唇、口腔、甲床苍白,食欲下降,伴烦躁不安、易怒、表情呆滞、嗜睡、动作和智力发育出现倒退现象,手足出现震颤。辅助检查:血红蛋白量 70 g/L,红细胞数 3.0×10^{12}/L,红细胞大小不均,以大细胞为主,中央淡染区不明显,血清维生素 B_{12}、叶酸均降低。临床诊断为营养性巨幼细胞贫血。

案例分析

问题:

1. 请列出该患儿的护理诊断。

2. 作为护士,如何对该患儿进行科学合理的护理?

营养性巨幼细胞贫血是由于缺乏维生素 B_{12} 和(或)叶酸所引起的一种大细胞性贫血。主要临床特点是贫血、神经精神症状、红细胞的胞体变大、骨髓中出现巨幼红细胞、用维生素 B_{12} 和(或)叶酸治疗有效。本病多见于 6 个月至 2 岁的婴幼儿。

一、概述

(一)病因

1. 摄入量不足　胎儿从母体获得的维生素 B_{12} 和叶酸储存于肝内,若孕妇缺乏维生素 B_{12},胎儿出生后肝内其储存量会明显减少,若采用单纯母乳、羊乳或其他乳类制品喂养而未及时添加辅食,婴儿易致维生素 B_{12} 和(或)叶酸缺乏。年长儿严重偏食、挑食,由于饮食中缺乏动物肝、肉类、蛋类等,可导致维生素 B_{12} 和叶酸摄入不足。

2. 需要量增加　婴幼儿生长发育较快,对维生素 B_{12} 和叶酸的需要量相对增加。

3. 吸收代谢障碍　叶酸主要在十二指肠和空肠近端吸收,维生素 B_{12} 在肠道吸收,所以慢性腹泻、局限性回肠炎、手术切除回肠或先天性叶酸代谢障碍等均可使维生素 B_{12} 和叶酸缺乏。

4.疾病或药物影响 长期或大量应用广谱抗生素、抗癫痫药、抗叶酸制剂可导致叶酸缺乏;严重感染使维生素 B_{12} 和叶酸消耗量增加,若摄入量不足易导致本病发生。

(二)发病机制

叶酸和维生素 B_{12} 在 DNA 合成和红细胞生成过程中存在相辅作用,但不能相互代替。吸收进入体内的叶酸被还原为四氢叶酸,维生素 B_{12} 在叶酸转变为四氢叶酸过程中起催化作用,并促进 DNA 合成。维生素 B_{12} 和叶酸缺乏,均引起 DNA 合成减少,DNA 合成减少使红细胞的分裂和增殖时间延长,红细胞核发育落后于胞质,形成巨幼红细胞。维生素 B_{12} 与神经髓鞘中脂蛋白的形成有关,它能保持中枢和外周有髓鞘的神经纤维的完整功能,当维生素 B_{12} 缺乏时,可引起神经精神症状。叶酸缺乏可引起情感改变,偶见深度感觉障碍。

二、临床表现

1.一般表现 起病缓慢,多呈虚胖体形或见颜面轻度水肿,毛发稀疏、发黄,严重患儿见皮肤出血点。

2.贫血表现 表现为面色蜡黄,疲乏无力,可有轻度黄疸,睑结膜、口唇、甲床等处明显苍白。常伴有肝、脾、淋巴结肿大。

3.神经精神症状 患儿可出现烦躁不安、易怒等症状。维生素 B_{12} 缺乏者表情呆滞、目光发直、少哭不笑、反应迟钝或嗜睡,智力及动作发育落后,常有倒退现象。神经精神症状为本病患儿特征性表现。

4.消化系统表现 出现较早,可有厌食、恶心、呕吐、腹泻和舌炎等临床表现。

三、辅助检查

1.外周血象 典型的呈大细胞性贫血,MCV、MCH 均升高,红细胞数的减少比血红蛋白量的降低更明显。外周血涂片可见红细胞体积大小不等,以大细胞多见,可见巨幼变的有核红细胞。网织红细胞、血小板、白细胞数常减少。

2.骨髓象 骨髓增生活跃,以红细胞系统增生为主,粒细胞系统、红细胞系统均出现巨幼变,表现为胞体变大,核染色质粗且松,细胞核的发育晚于胞质。

3.血清维生素 B_{12} 和叶酸测定 血清维生素 B_{12} <100 ng/L(正常值 200~800 ng/L),血清叶酸<3 μg/L(正常值 5~6 μg/L)均为缺乏。

四、治疗要点

1.一般治疗 注意营养,及时添加富含维生素 B_{12} 及叶酸的辅食,防治感染。

2.去除病因 有效治疗或根治营养性巨幼细胞贫血的关键,应针对不同原因采取相应的治疗措施,如改变不合理的饮食结构或烹调方式、彻底治疗原发病、因药物引起者酌情停药。

3.维生素 B_{12} 及叶酸治疗 对维生素 B_{12} 缺乏者,可给予维生素 B_{12} 肌内注射,每次 100 μg,每周 2~3次,连用数周,直至临床症状好转,血常规恢复正常为止。叶酸缺乏者,可给予叶酸 5 mg 口服,每天 3 次,连用数周,直至临床症状好转,血常规恢复正常为止。同时口服维生素 C 有助于叶酸的吸收。

五、护理评估

1.健康史 评估患儿是否为早产儿、双胎或多胎,年长儿是否有挑食、偏食情况。评估患儿的喂养方式、辅食添加的情况,是否长期单纯乳类喂养。评估患儿是否有胃肠道疾病,近期是否使用广谱抗生素。

2.身体状况 评估患儿是否出现营养性巨幼细胞贫血的一般表现、贫血表现、神经精神表现及消化系统表现。

3.心理社会状况 注意评估患儿家长对防治营养性巨幼细胞贫血知识的了解程度,是否认识到本病对儿童健康的危害。

六、常见护理诊断

1.活动无耐力 与贫血致组织器官缺氧有关。

2.生长发育改变 与营养摄入不足及维生素 B_{12} 缺乏有关。

3.营养失调:低于机体需要量 与维生素 B_{12} 或叶酸缺乏有关。

4. 有感染的危险　与长期贫血致机体免疫功能低下有关。

5. 有外伤的危险　与肢体或全身震颤及抽搐有关。

七、护理目标

（1）患儿能逐渐增加活动耐力。

（2）患儿的生长发育恢复到正常标准。

（3）患儿维生素 B_{12} 和叶酸缺乏状态得到纠正,恢复正常值。

（4）患儿家长掌握本病的相关知识。

八、护理措施

1. 休息与活动　根据患儿的活动耐受情况安排休息与活动。一般不需严格卧床休息,重度贫血患儿适当限制其活动,协助满足其日常生活所需。烦躁、震颤的患儿应限制活动,防止外伤。

2. 饮食护理　鼓励母乳喂养并加强乳母的营养供给,及时为婴幼儿添加富含维生素 B_{12} 及叶酸的辅食,如瘦肉、动物内脏、海产品、蛋黄、新鲜绿叶蔬菜、谷类等。对年长儿说服教育,纠正其偏食、挑食等不良的饮食习惯。贫血患儿多有厌食,应注意饮食色、香、味、形的搭配,对震颤严重不能吞咽的患儿可用鼻饲喂养。

3. 用药护理　遵医嘱使用维生素 B_{12} 和（或）叶酸:维生素 B_{12} 治疗后患儿 $6\sim7$ h 骨髓内的巨幼红细胞可转为正常红细胞,网织红细胞于 $2\sim4$ 天开始升高,$6\sim7$ 天达高峰,2 周后降至正常,神经精神症状恢复较慢;叶酸治疗后患儿 $1\sim2$ 天食欲好转,骨髓内的巨幼红细胞可转为正常红细胞,网织红细胞于 $2\sim4$ 天开始升高,$4\sim7$ 天达高峰,$2\sim6$ 周红细胞数和血红蛋白量恢复正常。叶酸治疗的同时口服维生素 C 能促进叶酸的吸收。在恢复期须加用铁剂,防止红细胞生成过快造成缺铁。单纯维生素 B_{12} 缺乏时,不宜加用叶酸治疗,以免加剧精神神经症状。

4. 预防外伤　患儿出现全身震颤、抽搐、共济失调等表现时需专人陪护,床旁设护栏,严密观察患儿的病情进展情况,防止发生意外。震颤严重的患儿应按医嘱给予镇静剂,抽搐的患儿可使用牙垫,以防口舌被咬伤。

5. 健康教育

（1）及时向患儿家长介绍本病的相关知识,详细告知本病的病因、临床表现、治疗要点、护理措施和护理目标,强调本病预防的重要性。

（2）指导患儿家长按时添加含维生素 B_{12}、叶酸丰富的辅食。

（3）协助患儿家长制订合适的食谱,改变年长儿挑食、偏食等不良的饮食习惯。

（4）预防和控制感染,避免到人多的公共场所,避免与感染性疾病的患儿接触,注意预防交叉感染。

九、护理评价

（1）患儿是否逐渐增加活动耐力?

（2）患儿的生长发育是否恢复到正常标准?

（3）患儿维生素 B_{12} 和叶酸缺乏状态是否得到纠正?是否恢复正常值?

（4）患儿家长是否掌握本病的相关知识?

→ 直通护考

在线答题

（郭新秀）

泌尿系统疾病患儿的护理

扫码看课件

【知识目标】 掌握儿童正常尿量范围、少尿及无尿判断标准;急性肾小球肾炎的病因、临床表现及护理措施;原发性肾病综合征的临床表现、常见护理诊断及护理措施;熟悉急性肾小球肾炎和原发性肾病综合征的治疗要点;了解急性肾小球肾炎及原发性肾病综合征的病理生理及发病机制。

【能力目标】 能判读儿童尿常规检查结果。能运用护理程序,对急性肾小球肾炎及原发性肾病综合征患儿进行护理评估,制订护理计划,实施护理措施,评价护理效果。能对急性肾小球肾炎及原发性肾病综合征患儿及其家长进行健康教育。

【思政目标】 在护理操作中表现出细心、认真负责的态度,对患儿有爱心、耐心和责任心,尊重患儿并具有良好的护患沟通能力。

泌尿系统疾病是我国儿童的常见病和多发病,常起病隐匿,与成人相比有不同的特点,部分患儿可能出现病程反复或迁延,是成人终末期肾病的高危人群。临床以急性肾小球肾炎和原发性肾病综合征最为多见,其次为泌尿系统感染,近年来泌尿系统畸形发病率有增加的趋势。本项目重点介绍急性肾小球肾炎、原发性肾病综合征患儿的护理。

任务一 儿童泌尿系统解剖生理特点

一、儿童泌尿系统解剖特点

1. 肾 肾位于腹后壁,脊柱两侧。儿童年龄越小,肾相对越重。新生儿两肾重量约为体重的 1/125,而成人两肾重量约为体重的 1/220。婴儿肾位置较低,由于右肾上方有肝,故右肾位置稍低于左肾,下极可低至髂嵴以下第 4 腰椎水平,2 岁以后才达髂嵴以上,由于婴儿肾相对较大,位置又低,腹壁肌肉薄而松弛,故 2 岁以内的健康儿童腹部触诊时容易扪及肾。

2. 输尿管 婴幼儿输尿管长而弯曲,管壁肌肉和弹力纤维发育不良,容易受压及扭曲而导致梗阻,引起尿潴留而诱发感染。

3. 膀胱 婴儿膀胱位置较年长儿高,尿液充盈时,膀胱顶部常在耻骨联合以上,腹部触诊时容易扪及充盈的膀胱,随年龄增长逐渐下降至盆腔内。

4. 尿道 新生女婴尿道长仅 1 cm(性成熟期 3～5 cm),外口暴露且接近肛门,易受细菌污染。男婴尿道长为 5～6 cm,常有包茎和包皮过长,尿垢积聚时也易引起上行性细菌感染。

二、儿童泌尿系统生理特点

肾的生理功能主要包括排泄机体的代谢产物,调节机体水、电解质、酸碱平衡及内分泌功能。肾功能的发育是未成熟逐渐趋向成熟的过程。

1. 肾小球滤过率 指每分钟两侧肾生成的超滤液量(原尿量),是评价肾小球滤过功能的主要指标。新生儿出生时肾小球滤过率比较低,为成人的 1/4,早产儿更低,3～6 个月时为成人的 1/2,6～12 个月时为成人的 3/4,故不能有效排出过多的水分和溶质,2 岁时可达成人水平。血清肌酐常作为反映肾小球滤过功能的常用指标,不同年龄阶段其正常参考值不一样(表 13-1)。

表 13-1　儿童血清肌酐参考值

年　龄	血　清　肌　酐
<2 岁	$35\sim40$ μmol/L($0.4\sim0.5$ mg/dL)
2～8 岁	$40\sim60$ μmol/L($0.5\sim0.7$ mg/dL)
9～18 岁	$50\sim80$ μmol/L($0.6\sim0.9$ mg/dL)

2. 肾小管的重吸收及排泄功能　肾小管对肾小球滤液中的各种溶质选择性吸收,以保持机体内环境稳定。新生儿和婴幼儿肾小管重吸收功能低,对水、钠负荷调节较差,如输入过多钠,容易发生水钠潴留和水肿。新生儿尤其早产儿葡萄糖肾阈较成人低,大量口服或静脉输入葡萄糖时易出现糖尿,新生儿出生后最初 10 天,排钾能力较差,故有高钾血症的倾向。

3. 尿的浓缩和稀释功能　新生儿及婴儿由于髓袢短,尿素形成量少(婴儿蛋白合成代谢旺盛)以及抗利尿激素分泌不足,使浓缩尿液功能不足,在应激状态下保留水分的能力低于年长儿和成人。婴儿每从尿中排出 1 mmol 溶质时,需水分 $1.4\sim2.4$ mL,成人仅需 0.7 mL,在体液丢失或入量不足时易发生脱水,甚至诱发急性肾功能不全。新生儿及婴儿尿稀释功能接近成人,可将尿稀释至 40 mmol/L,但由于肾小球滤过率较低,大量水负荷或输液过快时易出现水肿。

4. 酸碱平衡　婴幼儿易发生酸中毒,主要原因包括:①肾保留 HCO_3^- 的能力差,碳酸氢盐的肾阈低,仅为 $19\sim22$ mmol/L;②肾分泌 NH_3 和 H^+ 的能力低;③从尿中排磷酸盐量少,故机体排酸的能力受限,易出现代谢性酸中毒。

5. 内分泌功能　新生儿的肾已具有内分泌功能,其血浆肾素、血管紧张素和醛固酮均等于或高于成人,出生后数周内逐渐降低。新生儿肾血流量低,因而前列腺素合成速率较低。由于胎儿血氧分压较低,故胎儿时期肾合成促红细胞生成素较多,生后随着血氧分压的增高,促红细胞生成素合成减少。婴儿血清 1,25-$(OH)_2D_3$ 水平高于儿童期。

三、儿童排尿及尿液特点

1. 排尿控制　正常排尿机制在婴儿期由脊髓反射完成,以后由脑干及大脑皮质控制,一般至 3 岁时已能控制排尿。

2. 排尿次数　93% 的新生儿在出生后 24 h 内排尿,99% 在 48 h 内排尿。出生后头几天,因摄入量少,每天排尿仅 4～5 次,1 周后因新陈代谢旺盛,进水量较多而膀胱容量小,排尿突增至每天 20～25 次;1 岁时每天排尿 15～16 次,学龄前期儿童和学龄期儿童每天排尿 6～7 次。

3. 尿量　儿童尿量个体差异较大,新生儿出生后 48 h 正常尿量一般为 $1\sim3$ mL/(kg·h),正常婴儿每天尿量为 400～500 mL,幼儿为 500～600 mL,学龄前期儿童为 600～800 mL,学龄期儿童为 800～1400 mL。若新生儿尿量少于 1.0 mL/(kg·h)为少尿,少于 0.5 mL/(kg·h)为无尿。婴幼儿每天尿量少于 200 mL,学龄前期儿童每天尿量少于 300 mL,学龄期儿童每天尿量少于 400 mL 为少尿;每天尿量少于 50 mL 为无尿。

4. 尿的性质

(1)外观:出生后头 2～3 天尿色较深,稍混浊,放置后有红褐色沉淀,此为尿酸盐结晶,数天后尿色变淡。正常婴幼儿尿液呈淡黄色,透明,但在寒冷季节放置后可有盐类结晶析出而变混浊,尿酸盐结晶加热或加酸后可溶解,尿液变澄清,可与脓尿或乳糜尿鉴别。

(2)酸碱度:出生后头几天因尿内含尿酸盐结晶多而呈酸性,以后接近中性或弱酸性,pH 多为 5～7。

(3)尿渗透压和尿比重:新生儿尿渗透压平均为 240 mmol/L,尿比重为 1.006～1.008,以后随年龄增长逐渐增高;婴儿尿渗透压为 500～600 mmol/L,1 周岁后接近成人水平;儿童尿渗透压通常为 500～800 mmol/L,尿比重为 1.003～1.030,多为 1.011～1.025。

(4)尿蛋白:正常儿童尿中仅含微量蛋白,通常≤100 mg/(m²·24 h),尿蛋白定性试验为阴性。

(5)尿细胞和管型:正常儿童新鲜尿液离心后沉渣显微镜下检查,红细胞<3个/高倍视野(HP),白细胞<5个/HP,偶见透明管型。12 h尿细胞计数(Addis计数):红细胞<50万、白细胞<100万、管型<5000个为正常。

任务二　急性肾小球肾炎患儿的护理

案例引导

男孩,8岁,10天前出现咽痛,今天发现颜面水肿,伴头痛,服中药后呕吐两次,傍晚忽然四肢抽搐,持续7～8 min,就诊时呈昏睡状。体格检查:血压150/100 mmHg,心率110次/分,昏睡状。行实验室检查,尿常规:尿蛋白(＋＋),红细胞数＋＋/HP,白细胞数5～7个/HP,上皮细胞0～5个/HP。血常规:血红蛋白量106 g/L,白细胞数8×10^9/L,中性粒细胞百分数0.62,淋巴细胞百分数0.38。

案例分析

问题:
1.请写出对该患儿的初步诊断。
2.请写出对该患儿的主要护理措施。

急性肾小球肾炎简称急性肾炎,是儿童时期最常见的一种肾疾病,可分为急性链球菌感染后肾小球肾炎和非链球菌感染后肾小球肾炎。以5～14岁儿童多见,2岁以下少见,男女之比约为2∶1。临床表现为急性起病,多有前驱感染,以血尿为主,伴有不同程度蛋白尿,可有水肿、高血压或肾功能不全等特点。

一、疾病概述

1.病因　本病多属A组乙型溶血性链球菌感染后引起的免疫复合物性肾小球肾炎,常继发于上呼吸道感染,如急性化脓性扁桃体炎、咽炎、淋巴结炎、猩红热等;或继发于皮肤感染,如脓疱病、疖肿等。我国以呼吸道感染多见,约占51%,脓皮病或皮肤感染次之,约占25.8%。除A组乙型溶血性链球菌外,其他细菌如金黄色葡萄球菌、肺炎链球菌、伤寒杆菌、流感嗜血杆菌等也可引起急性肾炎。另外,柯萨奇病毒、埃可病毒、麻疹病毒、流行性腮腺炎病毒、乙型肝炎病毒、流行性感冒病毒,肺炎支原体、真菌、钩端螺旋体等也可导致急性肾炎。

2.发病机制　主要与A组乙型溶血性链球菌中的致肾炎菌株感染有关,因致肾炎菌株具有致肾炎抗原性,故发病机制主要为抗原-抗体免疫复合物引起的肾小球毛细血管炎性病变,免疫复合物可沉积于肾小球并激活补体系统。免疫炎性损伤使肾小球基底膜完整性受损,血液成分漏出,出现血尿、蛋白尿和管型尿;炎症刺激肾小球内皮细胞肿胀和系膜细胞增生,使肾小球毛细血管的管腔变窄甚至闭塞,导致肾小球滤过率下降,球管失衡,体内水钠潴留,出现水肿、少尿甚至无尿、高血压、急性循环充血,严重病例可发生严重循环充血、高血压脑病和氮质血症(图13-1)。

二、临床表现

急性肾炎临床表现轻重差异较大,轻症患儿无临床表现,仅见镜下血尿,重症患儿可呈急进性肾炎,短期内出现肾功能不全。

1.前驱感染　90%的病例有链球菌的前驱感染,以呼吸道感染及皮肤感染为主。在前驱感染后经1～3周无症状的间歇期而急性起病。呼吸道感染(如咽炎)引起的患儿其间歇期为6～12天(平均10天),皮肤感染引起的患儿其间歇期为14～28天(平均20天)。

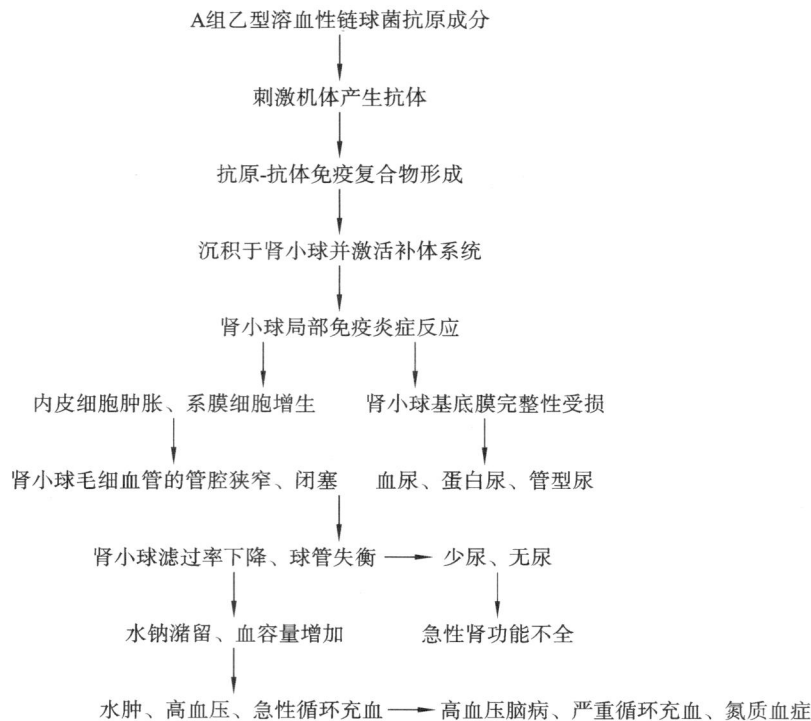

```
A组乙型溶血性链球菌抗原成分
        ↓
    刺激机体产生抗体
        ↓
  抗原-抗体免疫复合物形成
        ↓
 沉积于肾小球并激活补体系统
        ↓
  肾小球局部免疫炎症反应
        ↓
内皮细胞肿胀、系膜细胞增生        肾小球基底膜完整性受损
        ↓                           ↓
肾小球毛细血管的管腔狭窄、闭塞      血尿、蛋白尿、管型尿
        ↓
肾小球滤过率下降、球管失衡  →  少尿、无尿
        ↓                        ↓
  水钠潴留、血容量增加         急性肾功能不全
        ↓
水肿、高血压、急性循环充血  →  高血压脑病、严重循环充血、氮质血症
```

图 13-1　A 组乙型溶血性链球菌感染后急性肾炎发病机制示意图

2. 典型表现　急性期常有全身不适、乏力、食欲减退、恶心、呕吐、发热、头痛、头晕、咳嗽、气急、腹部钝痛等非特异症状。部分患儿尚可见呼吸道感染或皮肤感染病灶。

（1）水肿：最常见，70%患儿有水肿，多为眼睑及颜面部水肿（图 13-2），逐渐波及躯干、四肢，重症患儿水肿遍及全身，常呈非凹陷性。

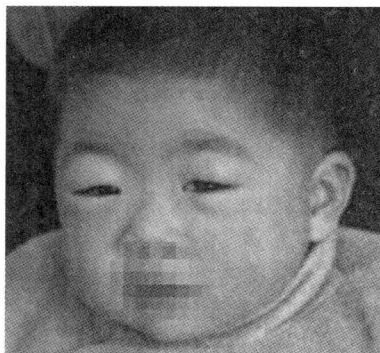

图 13-2　眼睑及颜面部水肿

（2）少尿：患儿水肿的同时常伴尿量减少，严重患儿可出现无尿。

（3）血尿：50%～70%的患儿有肉眼血尿，呈茶褐色或烟灰水样（酸性尿），也可呈鲜红色或洗肉水样（中性或弱碱性尿）（图 13-3），一般 1～2 周后转为镜下血尿。镜下血尿可持续 1～3 个月或更长时间，运动后或并发感染时血尿可暂时加剧。

（4）蛋白尿：程度不等，约有 20%的患儿蛋白尿达原发性肾病综合征水平。

（5）高血压：30%～80%的患儿可有血压增高，学龄前期儿童血压≥120/80 mmHg，学龄期儿童血压≥130/90 mmHg，一般血压在 1～2 周随尿量增多而恢复正常。

3. 严重表现　少数患儿在疾病早期（2 周内）可出现下列严重表现。

（1）严重循环充血：常发生在起病 1 周内，由于水钠潴留，血容量增加而出现急性循环充血。轻症患儿仅

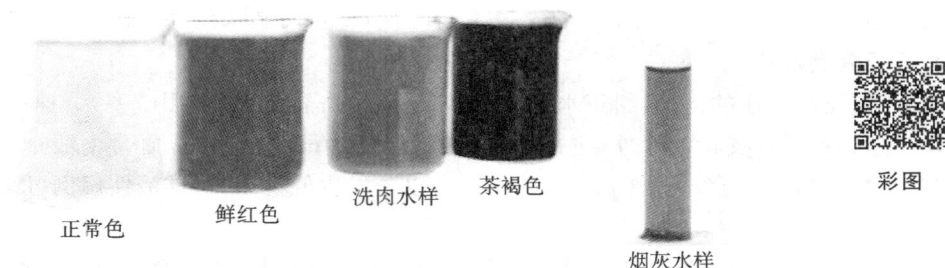

图 13-3 不同颜色尿标本

正常色　鲜红色　洗肉水样　茶褐色　烟灰水样　彩图

有呼吸增快和肺部湿啰音,重症患儿表现为呼吸困难、端坐呼吸、颈静脉怒张、频繁咳嗽且咳粉红色泡沫痰、两肺满布湿啰音、心脏扩大、心率增快,甚至出现奔马律、肝大而硬。极少数患儿可因急性肺水肿而死亡。

(2)高血压脑病:由于脑血管痉挛,导致缺血、缺氧、血管渗透性增高而发生脑水肿。常发生在疾病早期,血压可达(150～160)/(100～110)mmHg 及以上。年长儿诉剧烈头痛、呕吐、复视或一过性失明,重症患儿突然出现惊厥、昏迷。

(3)急性肾功能不全:常发生于疾病初期,是急性肾炎患儿死亡的主要原因,可出现少尿、无尿等症状,引起暂时性氮质血症、电解质紊乱和代谢性酸中毒,常持续 3～5 天,一般不超过 10 天。

4. 非典型表现

(1)无症状性急性肾炎:患儿仅有镜下血尿或仅有血清补体 C3 水平降低而无其他临床表现。

(2)肾外症状性急性肾炎:患儿水肿、高血压明显,甚至有严重循环充血及高血压脑病,但尿改变轻微或尿常规检查正常,可有链球菌前驱感染和血清补体 C3 水平明显降低。

(3)以原发性肾病综合征为表现的急性肾炎:少数患儿以急性肾炎起病,但水肿和蛋白尿明显,伴低蛋白血症和高胆固醇血症,临床表现与原发性肾病综合征相似。

三、辅助检查

1. 尿液检查 尿蛋白(＋～＋＋＋),与血尿的程度平行。尿液镜下检查可见较多红细胞,疾病早期可见较多的白细胞(并非感染所致),有透明管型、颗粒管型、红细胞管型等。

2. 血液检查

(1)血常规:轻度贫血,血沉增快。

(2)血清补体测定:血清补体 C3 在疾病早期显著下降,多在第 8 周恢复正常。

(3)血清抗链球菌溶血素 O(ASO)增高,提示近期有链球菌感染。

(4)肾功能检查:少尿期有血尿素氮、肌酐的升高。

3. 肾穿刺活检 对可能为急进性肾炎、临床实验室检查不典型或病情反复或迁延的患儿应进行肾穿刺活检以明确诊断。

四、治疗要点

本病无特异性治疗,以休息、对症支持治疗、抗感染治疗为主。

1. 一般治疗 急性期卧床休息 2～3 周,给予低盐饮食,严重水肿或高血压的患儿需给予无盐饮食。有氮质血症的患儿应限制蛋白质的摄入,有严重循环充血时应限制水的摄入。

2. 抗感染 对仍有呼吸道感染(如咽部)、皮肤感染病灶的患儿,应给予青霉素治疗 10～14 天,青霉素过敏的患儿改用红霉素,以清除病灶中的链球菌,避免使用肾毒性药物。

3. 对症支持治疗

(1)利尿:经限制水、盐的摄入量后仍有水肿、少尿的患儿可用氢氯噻嗪 1～2 mg/(kg·d),分 2～3 次口服。无效时需用呋塞米(速尿),口服剂量为 2～5 mg/(kg·d),静脉注射剂量为每次 1～2 mg/kg,每天 1～2 次,静脉注射剂量过大时可有一过性中毒。

(2)降血压：经休息、限制水、钠的摄入及利尿处理而血压仍高的患儿应给予降压药。常用硝苯地平，开始剂量为 0.25 mg/(kg·d)，最大剂量为 1 mg/(kg·d)，分 3 次口服；或给予卡托普利，初始剂量为 0.30～5 mg/(kg·d)，最大剂量为 5～6 mg/(kg·d)，分 3 次口服，与硝苯地平交替使用其降压效果更佳。

4. 严重病例治疗

(1)严重循环充血的治疗：纠正水钠潴留，恢复正常血容量，可使用呋塞米(速尿)静脉注射；有急性肺水肿表现时除一般对症支持治疗外，可加用硝普钠，5～20 mg 加入 5% 葡萄糖液 100 mL 中，以 1 μg/(kg·min)速度静脉滴注，不宜超过 8 μg/(kg·min)，以防发生低血压；对难治性病例可采用连续血液净化治疗或透析治疗。

(2)高血压脑病的治疗：宜选用降血压作用强而迅速的药物，首选硝普钠缓慢静脉滴注，方法同上，并严密监测血压；有惊厥的患儿应及时止痉，持续抽搐者首选地西泮，剂量为每次 0.3 mg/kg，总量不超过 10 mg，缓慢静脉注射。

(3)急性肾衰竭的治疗：控制液体出入量，维持水、电解质平衡，注意高钾血症和低钠血症的处理，必要时行透析治疗。

5. 预后　急性肾炎预后较好。95% 的急性链球菌感染后肾小球肾炎病例能完全恢复，小于 5% 的病例可持续出现尿异常，死亡病例在 1% 以下。主要死亡原因为急性肾衰竭。

五、护理评估

1. 健康史　了解患儿发病前 1～3 周有无上呼吸道感染或皮肤感染史，目前有无全身不适、乏力、食欲减退、发热、头痛、头晕、呕吐等全身症状；若主要症状为水肿或血尿，应了解水肿开始时间、持续时间、发生部位、发展顺序及水肿程度；了解患儿排尿次数及尿量、尿色。询问目前药物治疗情况，用药的种类、剂量、疗效及副作用等。

2. 身体状况

(1)评估患儿目前的体征，包括一般状态，如神志、呼吸、脉搏、血压、体位及体重等。检查水肿发生的部位、水肿的程度及性质，有无颈静脉怒张及肝大，肺部有无湿啰音，心率是否增快及有无奔马律等。

(2)分析辅助检查结果，注意有无血尿、蛋白尿；有无低补体血症及血清抗链球菌溶血素 O 增高；有无血尿素氮、肌酐的升高等。

3. 心理社会状况　从患儿及其家长两方面进行评估，了解患儿家长是否知晓急性肾炎的诱发因素、急性期休息和饮食的重要性、急性肾炎的预后及是否积极配合治疗和护理等情况；了解家庭结构，如经济状况、社会支持及应对方式等，评估家庭成员对急性肾炎的认识程度及有无焦虑和失望等心理；了解患儿对治疗和休息的配合情况，了解年长儿是否因住院打乱了日常生活习惯而出现烦躁不安或因不能上学而担心学习成绩下降等，评估患儿对疾病的认识程度及是否有紧张、忧虑及情绪低落等心理状况。

六、常见护理诊断

1. 体液过多　与肾小球滤过率下降有关。

2. 活动无耐力　与水肿、血压升高有关。

3. 潜在并发症　急性肾功能不全、高血压脑病、严重循环充血。

4. 焦虑　与病程长、知识缺乏等有关。

七、护理目标

(1)患儿尿量逐渐增加、水肿消退，血压降至正常。

(2)患儿乏力症状有所减轻，活动耐力逐渐增强。

(3)患儿未出现并发症，或出现并发症能得到及时发现和处理。

(4)患儿及其家长情绪稳定，能积极配合治疗和护理。

八、护理措施

1. 一般护理　向患儿及其家长强调休息的重要性。一般起病急性期应卧床休息 2～3 周，出现高血压和心力衰竭的患儿,要绝对卧床休息,待水肿消退、血压下降至正常、肉眼血尿消失后,可下床轻微活动或户外散步;1～2个月活动量宜加以限制,3个月内避免剧烈活动;尿内红细胞＜10个/HP、血沉正常可上学,但需避免体育活动;Addis计数正常后可恢复正常生活。

2. 饮食 给予高糖、高维生素、适量蛋白质和脂肪的低盐饮食。

水肿、少尿时,限制钠盐的摄入(1～2 g/d),同时加强饮食色、香、味、形的调配,利用糖、醋及其他调料来满足味觉需要,增强食欲。氮质血症的患儿,应限制蛋白质的摄入,给予优质动物蛋白0.5 g/d。水肿消退、血压恢复正常后,逐渐由低盐饮食过渡到普通饮食。由于小儿生长发育快,不宜过久限制钠盐及蛋白质的摄入。水的摄入量在前一天排出量的基础上加500 mL。

3. 用药护理

(1)经限制水和盐摄入后仍有水肿、少尿的患儿,应遵医嘱给予利尿剂,应用利尿剂前后,要注意尿量、水肿及体重的变化并随时记录;静脉注射呋塞米(速尿)后要注意有无脱水、电解质紊乱等临床表现。

(2)经休息、限制水和盐及应用利尿剂后血压仍高的患儿,应遵医嘱给予降压药,应用降压药后应监测血压的变化,并避免患儿突然站立,以防直立性低血压的发生。

(3)患儿出现高血压脑病时,应遵医嘱给予硝普钠治疗,应用硝普钠时要现用现配,整个输液系统要避光,以免药物遇光分解,严格控制输液速度,严密监测血压、心率变化;应用硝普钠后应观察有无恶心、呕吐、头痛、情绪不稳定和肌肉痉挛等副作用。

4. 密切观察病情,防治并发症

(1)观察患儿有无咳嗽及咳粉红色泡沫痰,观察呼吸、心律、心率或脉率变化,警惕严重循环充血的发生。若发生严重循环充血,应将患儿置于半卧位,给予吸氧,并遵医嘱给予药物治疗。

(2)观察患儿血压变化,如果突然出现血压增高、剧烈头痛、呕吐、复视或一过性失明等,提示高血压脑病,立即通知医生并配合抢救,遵医嘱给予镇静剂、脱水剂等药物治疗。

(3)观察患儿水肿有无减轻或消退,每天观察患儿体重有无减轻、腹围有无缩小;观察尿量、尿色,准确记录24 h液体出入量,遵医嘱留尿标本送检。患儿尿量增加、肉眼血尿消失,提示病情好转;如果尿量持续减少、血尿素氮或肌酐升高,出现头痛、恶心、呕吐等,要警惕急性肾衰竭的发生,应及时纠正水、电解质紊乱和酸碱平衡失调。

5. 心理护理 了解患儿及其家长对疾病的心理反应及认识程度,给患儿家长讲解本病的相关知识以及如何配合治疗,告诉患儿及其家长本病是一种自限性疾病,绝大多数预后良好,创造良好的休养环境,提供适合患儿的床上娱乐、学习用品,消除父母和患儿的顾虑。

6. 健康教育

(1)疾病知识指导:向患儿家长介绍本病的相关知识,介绍饮食调整的目的和必要性,强调限制患儿活动(尤其是前2周)是控制病情进展的重要措施;向患儿及其家长宣传本病是一种自限性疾病,痊愈率为90％～95％,出院后定期随访以确保患儿彻底痊愈。

(2)恢复期复查:出院后应定期到医院复查,2个月内每周复查尿常规一次,以后每月复查一次,并在出院后2～3个月复查血沉,6个月前后复查Addis计数,一般随访6个月,若患儿未恢复正常,则延长随访时间。

(3)保健知识指导:预防上呼吸道感染是预防本病的关键,注意季节交替时气温的变化,及时增减衣服,锻炼身体、增强体质,均衡营养,提高机体抵抗力。一旦发生了上呼吸道或皮肤感染,应及早彻底治疗。

九、护理评价

(1)患儿尿量是否逐渐增加,水肿是否逐渐消退,血压是否降至正常。

(2)患儿乏力症状是否逐渐减轻,活动耐力是否逐渐增强。

(3)患儿并发症是否得到有效预防,已出现的并发症是否得到及时发现和处理。

(4)患儿及其家长是否了解急性肾炎的相关知识,积极配合治疗和护理。

任务三　原发性肾病综合征患儿的护理

　　患儿,男,5岁,7天前无明显诱因出现眼睑水肿,4天前水肿逐渐加重并出现双下肢水肿,近2天出现阴囊肿大。尿量较前减少,无肉眼血尿,无尿急、尿频,无头晕、头痛。体格检查:体温36.5 ℃,脉搏100次/分,呼吸30次/分,血压90/60 mmHg,患儿神志清楚,眼睑、颜面水肿,双肺未闻及啰音,心率100次/分,心律齐、无杂音。腹稍胀,肝脾肋下未触及,无移动性浊音,双下肢有凹陷性水肿,阴囊中度水肿。辅助检查:尿蛋白(＋＋＋＋),血清总蛋白及白蛋白明显减少,血清胆固醇明显升高,血清补体C3水平正常。初步诊断为原发性肾病综合征。

案例分析

　　问题:

　　1. 作为护士,如何对该患儿的水肿做出正确的护理?

　　2. 作为护士,如何指导该患儿家长给其进行饮食护理?

　　肾病综合征(nephrotic syndrome,NS),是由多种原因引起的肾小球滤过膜通透性增高,大量血浆蛋白从尿中丢失引起的一种临床症候群。以大量蛋白尿、低蛋白血症、不同程度的水肿和高脂血症为主要特征。肾病综合征按病因分为原发性、继发性和先天性三大类。原发性肾病综合征又分为单纯性肾病综合征和肾炎性肾病综合征,以单纯性肾病综合征多见;继发性肾病综合征是指在诊断明确的原发病基础上出现肾病综合征表现,多见于过敏性紫癜、系统性红斑狼疮和乙型肝炎病毒相关性肾炎等疾病;先天性肾病综合征我国少见,多数在新生儿或出生后6个月内起病。儿童时期绝大多数(90％)的肾病综合征都是原发性的,本节重点介绍原发性肾病综合征。

一、疾病概述

1. 病因及发病机制　原发性肾病综合征的病因及发病机制目前尚未完全明确,目前认为单纯性肾病综合征与 T 淋巴细胞免疫功能紊乱有关;肾炎性肾病综合征患儿的肾病变中常可发现免疫球蛋白和补体成分沉积,提示与免疫病理损伤肾小球滤过膜有关。

2. 病理生理　肾小球滤过膜因免疫因素或其他因素损伤后,通透性增高,大量血浆蛋白从尿中丢失形成蛋白尿;大量血浆蛋白从尿中丢失造成低蛋白血症;一方面,低蛋白血症使血浆胶体渗透压降低,血浆中水分由血管进入组织间隙引起水肿,另一方面,低蛋白血症又导致有效循环血量减少,通过渗透压和容量感受器促使体内抗利尿激素和肾素-血管紧张素-醛固酮分泌等,引起水钠潴留而导致全身水肿;低蛋白血症促使肝脏代偿性合成脂蛋白增多,出现高脂血症(图 13-4)。

二、临床表现

1. 单纯性肾病综合征　儿童肾病综合征最常见的类型,发病年龄多为2～7岁,男孩发病率明显高于女孩[(2～4):1]。起病隐匿,常无明显诱因,水肿最常见,开始于眼睑、面部,逐渐遍及全身,男孩常有显著的阴囊水肿(图 13-5),重症患儿可出现腹水、胸水、心包积液。水肿呈凹陷性(图 13-6)。水肿严重的患儿可有少尿,一般无血尿及高血压。疾病初期患儿一般状况尚好,继之出现面色苍白、倦怠乏力、食欲减退等。

2. 肾炎性肾病综合征　除具备肾病综合征的四大特征外,凡具有以下 4 项之一或多项者属于肾炎性肾病综合征。

　　(1)2周内分别3次以上新鲜尿液离心后检查红细胞≥10 个/HP,并证实为肾小球性血尿者。

肾小球滤过膜通透性增高

大量血浆蛋白从尿中丢失 ——→ 蛋白尿

低蛋白血症 ——→ 血浆胶体渗透压降低 ——→ 血浆水分由血管进入组织间隙 ——→ 水肿

肝脏代偿性合成脂蛋白增多　　　　　　　有效循环血量减少

高脂血症　　　肾素–血管紧张素–醛固酮系统激活

水钠潴留 ——→ 全身水肿

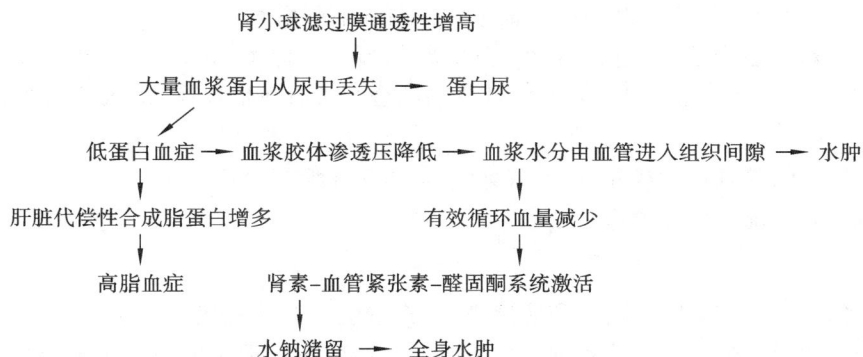

图 13-4　原发性肾病综合征病理生理

彩图

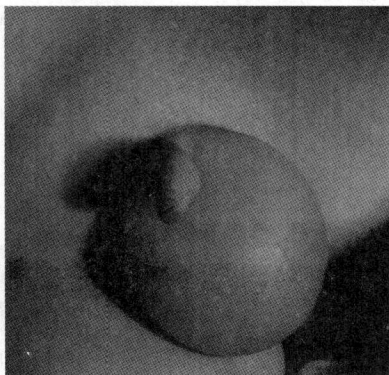

图 13-5　阴囊水肿

彩图

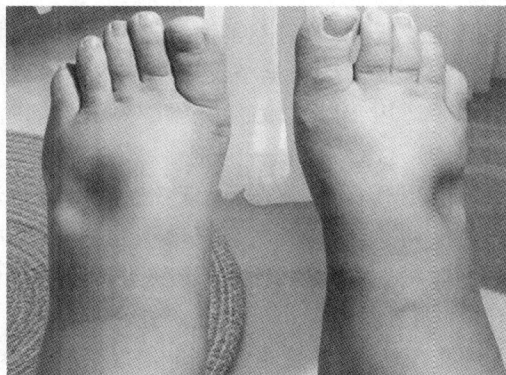

图 13-6　凹陷性水肿

（2）反复或持续高血压，并排除由糖皮质激素等原因所致。

（3）肾功能不全，并排除由血容量不足等所致。

（4）持续低补体血症。

3. 并发症

（1）感染：原发性肾病综合征患儿最常见的并发症。由于免疫力低下、蛋白质丢失、水肿局部循环不良以及肾上腺皮质激素和免疫抑制剂的应用等，原发性肾病综合征患儿易患各种感染，以呼吸道感染最多见，还可见皮肤感染、尿路感染和腹膜炎等，而各种感染又是病情反复和加重的诱因。

（2）电解质紊乱：常见低钠血症、低钾血症和低钙血症。由于利尿剂、肾上腺皮质激素的应用以及饮食限制等，可引起低钠血症、低钾血症。由于钙在血中与白蛋白结合，随白蛋白从尿中丢失，以及患原发性肾病综合征时维生素 D 降低以及服用肾上腺皮质激素导致肠道钙吸收不良等因素，原发性肾病综合征患儿可产生低钙血症。

（3）血栓和栓塞：患高脂血症时血液黏稠、利尿剂的应用使血液浓缩以及尿中丢失抗凝物质和患低蛋白血症时肝合成凝血因子增加等因素，使血液为高凝状态，易发生血栓。临床以肾静脉血栓最常见，表现为突发腰痛、血尿或血尿加重、少尿，严重患儿可发生急性肾衰竭。此外，可见下肢深静脉血栓、下肢动脉血栓、肺栓塞和脑栓塞等。

（4）急性肾衰竭：多数为血容量不足所致的肾前性急性肾衰竭，部分与原因不明的滤过系数降低有关，少数为肾组织严重的增生性病变。

（5）生长发育延迟：主要见于频繁复发和长期接受大剂量肾上腺皮质激素治疗的患儿。多数患儿在原发性肾病综合征好转后可有生长追赶现象。

三、辅助检查

1. 尿液检查　尿蛋白定性为（＋＋＋～＋＋＋＋），24 h 尿蛋白定量＞50 mg/kg，尿蛋白/肌酐（mg/mg）

≥2.0(正常儿童上限为0.2),肾炎性肾病综合征患儿尿内红细胞增多。

2. 血液检查 血清总蛋白及血清白蛋白明显降低,白蛋白常低于25 g/L,白蛋白/球蛋白倒置;血沉增快;血清胆固醇明显增高(>5.7 mmol/L);肾炎性肾病综合征常有血清补体C3水平降低和不同程度的氮质血症。

3. 肾功能 肌酐清除率可正常或降低,血尿素氮、肌酐可正常或升高。

4. 肾穿刺活检 可以确定病理类型。

四、治疗要点

1. 一般治疗 包括休息、合理的饮食、预防感染、补充维生素D和钙剂等方法。

2. 利尿 对糖皮质激素耐药或未使用糖皮质激素而水肿较重伴尿少的患儿可配合使用利尿剂,但需密切观察液体出入量,体重变化及电解质紊乱临床表现。

3. 糖皮质激素 原发性肾病综合征的首选药物,初治病例诊断确定后应尽早使用泼尼松治疗,常用治疗方案有:短程疗法(全疗程8周)、中程疗法(全疗程6个月)和长程疗法(全疗程9个月)。复发和糖皮质激素依赖型原发性肾病综合征需要根据情况调整糖皮质激素的剂量和疗程或更换糖皮质激素。

4. 免疫抑制剂 适用于激素敏感、耐药、依赖及复发的病例,在小剂量糖皮质激素隔天使用的同时可选用环磷酰胺(CTX)、环孢素等免疫抑制剂。

5. 抗凝治疗 应用肝素钠、尿激酶、双嘧达莫等可防治血栓。

6. 其他 如免疫调节剂、血管紧张素转换酶抑制剂、中医药治疗等。

7. 预后 原发性肾病综合征的预后转归与其病理变化和对糖皮质激素治疗的反应关系密切。微小病变型患儿预后最好,局灶节段性肾小球硬化患儿预后最差。90%～95%的微小病变型患儿首次应用糖皮质激素有效,其中85%可有复发,复发在第1年比以后更常见。3～4年未复发者,其后有95%的机会不复发。微小病变型患儿预后较好,但要注意防治严重感染或应用糖皮质激素的严重副作用,局灶节段性肾小球硬化患儿如对糖皮质激素敏感,则预后可改善。

五、护理评估

1. 健康史 评估患儿起病的急缓,有无明显诱因如感染、劳累等;患儿是否为过敏体质;既往有无相同病史,是初发还是复发;近期有无进行预防接种;水肿开始时间、持续时间、发生部位、发展顺序及水肿程度;发病后是否用药治疗及用药后反应等。

2. 身体状况 评估患儿目前的体征,包括一般状态,如神志、呼吸、脉搏、血压、体位及体重等。检查单纯性肾病综合征水肿的发生部位、水肿程度及性质,有无胸水、腹水,水肿患儿是否出现少尿、血尿及高血压;检查肾炎性肾病综合征患儿除具备肾病综合征的四大特征外,是否还具有以下4项之一或多项者:①2周内分别3次以上新鲜尿液离心后检查红细胞≥10个/HP,并证实为肾小球性血尿者;②反复或持续高血压,并排除糖皮质激素等原因所致;③肾功能不全,并排除由血容量不足等所致;④持续低补体血症。是否出现感染、电解质紊乱、血栓和栓塞、急性肾衰竭、生长发育延迟等并发症。分析辅助检查结果,注意尿蛋白定性、24 h尿蛋白定量、尿蛋白/肌酐有无升高等,尿内有无红细胞增多。有无血清总蛋白及白蛋白明显降低、白蛋白/球蛋白比例倒置、血沉增快及血清胆固醇明显增高,是否常有血清补体C3水平降低和不同程度的氮质血症。

3. 心理社会状况 由于本病病程长,易复发,长期反复住院治疗对患儿的学习、生活和患儿家长的生活、工作以及家庭的经济状况均可造成不同程度的影响,使患儿及其家长产生担忧、害怕甚至烦躁等情绪。由于长期应用糖皮质激素治疗引起的库欣综合征(满月脸、向心性肥胖、水牛背、多毛)等形象改变使患儿产生自卑心理(图13-7、图13-8)。免疫抑制剂的应用对血液系统、肝、性腺的损伤等均可造成患儿及其家长的焦虑。疾病的反复或复发常使患儿及其家长对治疗失去信心。

六、常见护理诊断

1. 体液过多 与蛋白尿引起低蛋白血症导致血浆胶体渗透压降低有关。

2. 营养失调:低于机体需要量 与大量血浆蛋白从尿中丢失有关。

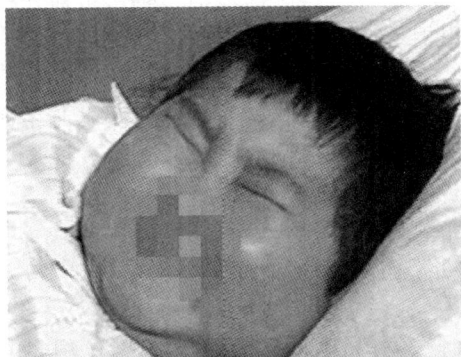

图 13-7 库欣综合征外貌特征

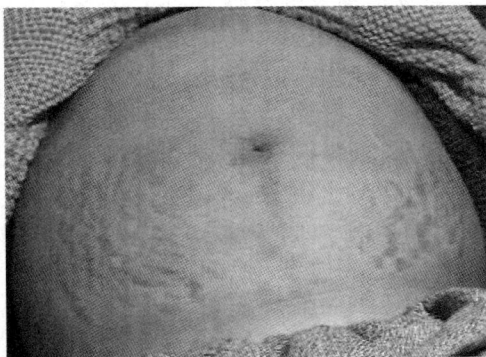

图 13-8 皮肤紫纹

3.有感染的危险 与机体免疫功能低下有关。

4.潜在并发症 电解质紊乱、血栓形成、药物副作用。

5.焦虑 与病情反复、病程长或担心预后有关。

七、护理目标

(1)患儿水肿减轻或消退,体重及尿量恢复正常。

(2)患儿营养状况达到正常,血清白蛋白测定在正常范围内。

(3)患儿皮肤无破损。

(4)患儿住院期间不发生感染、电解质紊乱、静脉血栓、严重药物不良反应等或发生时能被及时发现和处理。

(5)消除或减轻患儿及其家长的焦虑情绪,积极配合治疗和护理。

八、护理措施

1.适当休息 一般不需要严格限制活动,无严重水肿、低血容量及感染的患儿不需卧床休息,严重水肿、高血压及低血容量患儿需卧床休息,以减轻心脏和肾的负荷,卧床休息时应在床上经常变换体位,以防治血管栓塞等并发症,病情缓解后可逐渐增加其活动量,但不要过度劳累,以免加重病情。学龄期儿童肾病活动期应休学。

2.调整饮食 一般患儿不需要特别限制饮食,但因消化道黏膜水肿使消化能力减弱,应注意减轻消化道负担,给予易消化的饮食,如优质动物蛋白质(乳类、蛋类、鱼类、家禽等)、少量脂肪、足量糖类及高维生素饮食;糖皮质激素治疗过程中食欲增加的患儿应适当控制食量。

(1)热量:总热量依年龄不同而不同。其中糖类占 40%～60%,一般为多糖和纤维,可增加富含可溶性纤维的饮食如燕麦、米汤及豆类等。

(2)蛋白质:大量蛋白质尿期间蛋白质摄入量不宜过多,高蛋白质膳食虽然使体内合成蛋白质增加,但其分解及尿中排出也增加,可能使肾小球硬化,患儿蛋白质供给 1.5～2.0 g/(kg·d)为宜,三餐中蛋白质的分配宜重点放在晚餐。蛋白尿消失后长期应用糖皮质激素治疗期间应多补充蛋白质,因糖皮质激素可使机体蛋白质分解代谢增强,易出现负氮平衡。

(3)脂肪:为减轻高脂血症应少食动物性脂肪,以植物性脂肪为宜,脂肪一般 2～4 g/(kg·d),植物油占 50%。

(4)水和钠:一般不必限制水的摄入,但水肿时应限制钠的摄入,一般为 1～2 g/d,严重水肿时则应< 1 g/d,待水肿明显好转应逐渐恢复正常盐的摄入。

(5)维生素 D 和钙剂:足量糖皮质激素治疗期间每天给予维生素 D 400 U 及钙剂 800～1200 mg。

3.预防感染

(1)做好保护性隔离:原发性肾病综合征患儿与感染性疾病患儿应分室收治,病房每天进行空气消毒,减少探视人数。

(2)加强皮肤护理:由于严重水肿导致皮肤张力增加,皮下血循环不良,加之营养不良及使用糖皮质激素等,皮肤容易破损及继发感染,应注意保持皮肤清洁、干燥,及时更换内衣;保持床铺清洁、整齐,被褥松软,经常翻身;严重水肿时,臀部和四肢受压部位垫软垫或用气垫床;可用棉垫或吊带托起患儿水肿的阴囊,皮肤破损处可涂碘伏预防感染。

(3)患儿由于免疫功能低下易继发感染,而感染常使病情加重或复发,严重感染甚至可危及患儿生命,应向患儿及其家长解释预防感染的重要性,尽量避免到人多的公共场所,注意预防交叉感染。

(4)做好会阴部清洁,每天用 3% 硼酸坐浴 1～2 次,以预防尿路感染。

(5)严重水肿时应尽量避免肌内注射,以防药液外渗,导致局部潮湿、糜烂或感染。

(6)注意监测体温、血常规等,及时发现感染灶,发生感染的患儿给予抗生素治疗。

4. 用药护理

(1)激素治疗:治疗期间观察每天尿量、尿蛋白变化及血浆蛋白恢复等情况,观察激素的副作用,如库欣综合征,高血压,消化道溃疡,骨质疏松等。遵医嘱及时补充维生素 D 及钙剂,以免发生手足搐搦症。

(2)使用免疫抑制剂(如环磷酰胺):注意有无白细胞数下降、脱发、胃肠道反应及出血性膀胱炎等,用药期间多饮水,定期复查血常规。

(3)应用利尿剂:注意观察尿量及尿常规,定期复查血钾、血钠,尿量过多时应及时与医生联系,因大量利尿剂使用时可加重血容量不足,有出现低血容量性休克或静脉血栓形成的危险。

(4)抗凝和溶栓治疗:能改善原发性肾病综合征的临床表现,改变患儿对激素的效应,减少血栓形成。在使用此类药物过程中应监测凝血时间及凝血酶原时间,以预防出血。

5. 健康教育

(1)关心、爱护患儿,多与患儿及其家长交谈,鼓励其说出内心的真实感受,如害怕、忧虑等,指导患儿家长多给予患儿心理支持,使其保持良好情绪;在恢复期可组织一些轻松的娱乐活动,适当安排学习,以增强患儿信心,积极配合治疗;活动时注意安全,避免奔跑、打闹等,以防摔伤或骨折;教会患儿家长及年长儿学会用试纸测尿蛋白的变化;预防接种需在病情完全缓解且停用糖皮质激素 6 个月后进行。

(2)讲解糖皮质激素治疗对本病的重要性,使患儿及其家长主动配合与坚持按计划用药;指导患儿家长做好出院后的家庭护理,尽可能达到理想的预后。

(3)让患儿及其家长了解感染是本病最常见的并发症及复发的诱因,使患儿及其家长积极预防感染,尽可能减少复发,缩短病程,提高治疗效果。

九、护理评价

(1)患儿水肿是否减轻或消退,尿蛋白是否转阴。

(2)患儿的营养是否能满足生长发育的需要。

(3)患儿是否有感染、电解质紊乱、静脉血栓形成、严重药物不良反应等情况发生,发生时是否能及时发现与处理。

(4)患儿及其家长的情绪是否稳定,是否积极配合治疗和护理。

> **直通护考**

在线答题

(张儒蓉)

神经系统疾病患儿的护理

学习目标

　　【知识目标】　掌握儿童神经系统疾病的临床表现、辅助检查、治疗要点及护理措施；熟悉儿童神经系统解剖生理特点；了解儿童神经系统疾病的临床特点。

　　【能力目标】　能说出急性细菌性脑膜炎的定义，为神经系统疾病患儿及其家长进行护理指导及健康教育。

　　【思政目标】　在护理操作中表现出细心、认真负责的态度，对患儿有爱心、耐心和责任心，尊重患儿并具有良好的护患沟通能力。

任务一　儿童神经系统解剖生理特点

　　神经系统包括中枢神经系统、周围神经系统和自主神经系统。中枢神经系统由脑和脊髓组成；周围神经系统由颅神经、脊神经、自主神经组成；自主神经系统包括交感神经系统和副交感神经系统。儿童神经系统发育最早，发育速度快，且不同年龄阶段有其特殊的解剖生理特点。

一、儿童脑和脊髓发育特点

　　1. 脑　中枢神经系统的核心是脑，脑的发育是一个连续动态的成熟过程。胎儿期，神经系统发育最早，尤其脑的发育最为迅速。新生儿脑的重量占出生时体重的 $10\%\sim12\%$，大脑的外观与成人相似，表面已有较浅而宽的沟回，但脑发育不完善，细胞分化不成熟，脑皮质较薄。出生 3 个月后，神经纤维髓鞘逐渐形成，神经活动不稳定，皮层下中枢兴奋性较高，对外界刺激的反应较慢且易于泛化，表现为肌张力高。遇到强烈刺激时，婴幼儿容易发生昏迷或者惊厥。基础代谢状态下，婴幼儿脑耗氧量占机体总耗氧量的 50%，而成人为 20%，所以婴幼儿对缺氧的耐受性较成人差。

　　2. 脊髓　脑部神经冲动上下传递的重要通道是脊髓。婴儿出生时脊髓重 $2\sim6$ g，结构基本完善，功能基本成熟，随着年龄的增长，脊髓逐渐增重、加长，2 岁时接近成人。婴儿脊髓结构发育与脊柱的发育相对不平衡，胎儿 3 个月时两者等长，出生时脊髓末端位于第 $3\sim4$ 腰椎下缘，4 岁时上移至第 1 腰椎上缘，所以婴幼儿行腰椎穿刺时进针位置较成人低，以免损伤脊髓，以第 $4\sim5$ 腰椎间隙为宜，4 岁以后以 $3\sim4$ 腰椎间隙为宜。

　　3. 脑脊液　脑脊液为无色透明的液体，充满于各脑室、中脑水管、蛛网膜下腔和脊髓中央管内。新生儿脑脊液量较少，压力较低，随着年龄的增长，量逐渐增多，压力逐渐升高。不同年龄期儿童脑脊液各项指标的正常值均不同（表 14-1）。

表 14-1　儿童脑脊液测定正常值

年　龄	指　　　标					
	总量 /mL	压力 /kPa	细胞数 /(×10⁶/L)	蛋白质 /(g/L)	糖类 /(mmol/L)	氯化物 /(mmol/L)
新生儿	50	0.29~0.78	0~34	0.2~1.2	—	—
婴儿	—	—	0~20	—	3.9~5.0	110~122
儿童	100~150	0.69~1.96	0~10	0.2~0.4	2.8~4.5	117~127

二、神经反射特点

1.生理反射

(1)出生时即存在的永久反射:如角膜反射、结膜反射、瞳孔对光反射、吞咽反射及咽反射等,出生时已存在,终生不会消失。

(2)出生时存在,以后逐渐消失的反射:如拥抱反射、吸吮反射、觅食反射、握持反射及颈肢反射等,出生时已存在,于出生后 3~6 个月消失,吸吮反射于 1 岁左右完全消失 。

(3)出生时不存在,以后逐渐出现的永久反射:如腹壁反射、提睾反射和各种腱反射(如膝反射、踝反射等)等,这些反射在新生儿期不易引出,到 1 岁时才比较稳定。

2.病理反射　病理反射是在正常情况下不出现,仅在中枢神经系统损害时才发生的异常反射。3~4 个月的婴儿由于屈肌紧张,可出现颈项强直、Kernig 征及 Brudzinski 征阳性,一般无病理意义。

任务二　化脓性脑膜炎患儿的护理

案例引导

患儿,男,8 个月,因"发热,呕吐 2 天"入院。院后患儿出现呕吐,伴抽搐,临床表现为意识丧失、双眼上翻、四肢强直,持续 3 min。体格检查:体温 38 ℃,脉搏 120 次/分,呼吸 35 次/分,前囟 1.0 cm×1.0 cm,隆起,神志清楚,精神差,双侧瞳孔等大等圆,瞳孔对光反射迟钝,颈项强直。双肺呼吸音粗,心律齐无杂音,腹软。四肢肌张力增高,腱反射活跃。辅助检查:脑脊液压力 31.33 kPa,外观混浊;白细胞数 1330×10⁶/L,多核细胞 0.85,单核细胞 0.15;蛋白质 0.13 g/L,糖 1.02 mmol/L,氯化物 95 mmol/L。血常规:白细胞数 16×10⁶/L。胸片未见异常。

案例分析

问题:

1.该患儿最有可能的临床诊断是什么?

2.该患儿存在哪些主要的护理诊断?

3.作为护士,应对该患儿采取哪些护理措施?

化脓性脑膜炎也称为急性细菌性脑膜炎,是由各种化脓性细菌感染引起的急性脑膜炎症。本病是儿童时期常见的中枢神经系统感染性疾病,临床上以急性发热、惊厥、意识障碍、颅内压增高、脑膜刺激征阳性及脑脊液脓性改变为特征,该病死亡率较高,如不及时治疗可留有各种神经系统后遗症。

一、病因与发病机制

1.病因

（1）致病菌的侵袭：多种化脓性细菌均可引起化脓性脑膜炎，而且致病菌的类型与患儿年龄密切相关。3个月以下的婴儿以肠道内革兰氏阴性杆菌（如大肠埃希菌）和金黄色葡萄球菌多见；3个月至3岁的婴幼儿以流感嗜血杆菌、肺炎链球菌和脑膜炎球菌多见；学龄前期儿童和学龄期儿童以脑膜炎球菌、肺炎链球菌、流感嗜血杆菌和金黄色葡萄球菌多见。

（2）机体免疫状态：新生儿、婴幼儿血清中 SIgA 含量较低，因此易患呼吸道和胃肠道感染，易导致化脓性脑膜炎；IgM 是革兰氏阴性杆菌的主要抗体，因新生儿血清中含量低，故新生儿易患革兰氏阴性杆菌感染；儿童免疫功能低下，血脑屏障功能差，致病菌容易侵入机体引起化脓性脑膜炎。

2.发病机制

主要是致病菌侵入脑膜，在细菌毒素和多种炎症相关细胞因子作用下，形成以蛛网膜、软脑膜和表层脑组织为主的炎症反应，引起感染中毒、非创伤性急性脑功能障碍、颅内压增高和脑膜刺激征等一系列病理生理反应。

二、临床表现

急性起病，部分患儿起病前有上呼吸道感染症状。

1.典型表现

（1）感染中毒症状：临床表现为发热、烦躁不安、精神萎靡、昏迷、惊厥。脑膜炎球菌感染的患儿可表现为皮肤出血点或瘀斑和进行性休克等，若不及时治疗24 h内死亡。

（2）颅内压增高：头痛、呕吐，婴儿前囟饱满且张力增高，头围增大。严重的患儿出现瞳孔先扩大后缩小，瞳孔对光反射消失，眼球固定，昏迷，呼吸节律不齐，提示发生脑疝。

（3）脑膜刺激征：颈项强直、Brudzinski 征及 Kernig 征阳性，其中以颈项强直最常见。

2.非典型表现

新生儿与3个月以下婴儿常缺乏典型表现，以全身中毒症状为主。临床表现为体温升高或降低、面色青灰、吸吮力差、拒乳、呕吐及惊厥发作不典型等。由于颅缝及囟门的缓冲作用，颅内压增高和脑膜刺激征常不明显。

3.并发症

常见的并发症有硬脑膜下积液、室管膜炎及脑积水等。若脑神经受累可出现失明、失聪等；若脑实质病变可出现肢体瘫痪、眼球运动障碍、智能低下及癫痫等。

三、辅助检查

1.脑脊液检查

确诊本病的重要依据，典型表现为压力增高，外观浑浊或呈脓性，多数患儿白细胞数增高（$1000 \times 10^6/L$ 以上），蛋白质含量升高，糖和氯化物含量下降。脑脊液细菌涂片或细菌培养呈阳性。

2.血液检查

白细胞数增高，可达（$20\sim40$）$\times 10^9/L$，以中性粒细胞为主。

3.头颅影像学检查

病情早期头颅 CT 或头颅 MRI 检查结果正常。随病情进展，头颅影像学表现逐渐明显，可发现脑实质病变和并发症。

四、治疗要点

1.抗生素治疗

选用对致病菌敏感、易透过血脑屏障、毒性低的抗生素，早期、足量、足疗程静脉给药，力求用药24 h内杀灭脑脊液中的致病菌。致病菌未明确前，选用第三代头孢菌素，如头孢曲松钠每天100 mg/kg 或头孢噻肟钠每天200 mg/kg。肺炎链球菌、流感嗜血杆菌所致的化脓性脑膜炎，应持续给药10～14天，金黄色葡萄球菌和革兰氏阴性杆菌所致的化脓性脑膜炎，应持续用药21天以上，伴有并发症的患儿适当延长给药时间。

2.肾上腺皮质激素治疗

肾上腺皮质激素能够降低血管通透性、减轻脑水肿及颅内压增高症状，通常选用地塞米松每天 $0.2\sim0.6$ mg/kg 静脉给药，连用2～3天。

3.并发症治疗

硬脑膜下积液多时可采用硬膜下反复穿刺放液，放液量每次、每侧15 mL 以内；室管膜炎可采用侧脑室穿刺引流，以缓解症状；脑积水可采用手术治疗（如正中孔粘连松解、导水管扩张等）。

4.对症支持治疗

密切监测生命体征、意识、瞳孔等变化；及时处理高热、惊厥和休克，降低颅内压、降低体温和控制惊厥；保证机体能量摄入，维持水、电解质及酸碱平衡。

五、护理评估

1.健康史 评估患儿的年龄、营养及生长发育情况。评估患儿的生产史,患病前有无呼吸道、消化道和皮肤感染。评估患儿有无颅外伤及先天性神经或皮肤缺陷。评估患儿有无造成机体免疫功能低下的情况。

2.身体状况 评估患儿是否出现感染中毒、非创伤性急性脑功能障碍、颅内压增高和脑膜刺激征等症状。

3.心理社会状况 评估患儿及其家长对本病的认识程度,对治疗及护理知识的了解程度,对患儿疾病的预后期望;评估患儿及其家长的心理情况,有无焦虑、无助等心理反应;评估家庭环境、经济状况和社会支持情况等。

六、常见护理诊断

1.体温过高 与细菌感染有关。

2.潜在并发症 颅内压增高、硬脑膜下积液、室管膜炎。

3.有受伤的危险 与惊厥、抽搐有关。

4.营养失调:低于机体需要量 与摄入不足、消耗增多有关。

5.焦虑(患儿家长) 与担心疾病预后不良有关。

七、护理目标

(1)患儿体温恢复正常。

(2)患儿颅内压恢复正常。

(3)患儿无受伤的情况发生。

(4)患儿能得到充足的营养,满足机体需要量。

(5)患儿家长认识疾病,主动配合治疗和护理。

八、护理措施

1.维持正常体温 保持病室空气新鲜流通,每天开窗通风 3～4 次,维持病室温度 18～22 ℃,相对湿度 50％～60％。密切观察患儿体温变化,发热患儿每 4 h 测体温一次,当体温超过 38.5 ℃时,给予物理降温或药物降温,以减少大脑耗氧,防止发生惊厥。及时更换被汗液浸湿的衣被,保持皮肤的清洁、干燥。鼓励患儿多饮水,必要时静脉补液。

2.密切观察病情变化 密切监测生命体征,观察患儿意识状态、面色、瞳孔等变化。若患儿出现意识障碍、囟门隆起、烦躁不安、频繁呕吐、四肢肌张力增高等惊厥发作先兆,提示有脑水肿,应及时给予处理。若患儿出现呼吸节律不规则、瞳孔忽大忽小或双侧不等大、瞳孔对光反射迟钝或消失、血压升高,应警惕脑疝的发生。若患儿经 48～72 h 治疗发热仍不退或退而复升,前囟饱满,颅缝裂开,首先考虑硬脑膜下积液的可能。及时发现异常情况,并随时做好各种急救药品及物品的准备工作,配合急救处理。

3.防止外伤、意外 减少探视的人数及探视次数,绝对卧床休息,治疗及护理工作应相对集中,减少不必要的干扰。惊厥发作时,将患儿头转向一侧,头肩部抬高 15°～30°,给予口腔保护,防止口舌咬伤,放置床挡避免患儿坠床。及时清理患儿呕吐物,防止误吸及窒息。协助患儿采取舒适体位,并定时翻身,促进患儿维持皮肤完整性。

4.保证充足营养 根据患儿年龄、体重及营养状况,供给机体所需的营养物质。给予高热量、高蛋白质、高维生素、易消化的流质或半流质清淡饮食,少量多餐。频繁呕吐的患儿,可采取静脉补液的方法维持液体量及能量的摄入,维持机体水、电解质及酸碱平衡。

5.健康教育 为患儿及其家长讲解本病的病因、治疗和预后,给予充分的关心和爱护,鼓励其战胜疾病,舒缓患儿家长的负面情绪。对恢复期和有神经系统后遗症的患儿,给予相应的肢体运动功能锻炼的指导,讲解护理注意事项,以促进患儿康复。

九、护理评价

(1)患儿体温控制在正常范围。

(2)颅内压维持在正常范围。

(3)惊厥发作时无外伤、无误吸等情况。

(4)患儿所需营养物质得到满足,体重维持在正常范围。

(5)患儿家长能正确认识疾病,且情绪稳定,主动配合治疗和护理。

任务三 病毒性脑炎和脑膜炎患儿的护理

案例引导

患儿,男,5 岁,因"发热,头痛 2 天,意识模糊 1 天,呕吐 1 h"入院。体格检查:体温 39.2 ℃,脉搏 96 次/分,呼吸 25 次/分,精神差,神志清楚,呼吸音粗,前囟已闭,双侧瞳孔等大等圆,瞳孔对光反射迟钝,颈无抵抗,口唇无疱疹,Kernig 征、Brudzinski 征均阴性。辅助检查:脑脊液检查显示外观清亮,压力正常,白细胞数 $250 \times 10^6 / L$,糖和氯化物含量正常。临床诊断为病毒性脑膜炎。

案例分析

问题:

1.该患儿目前主要的护理诊断是什么?

2.作为护士,应对该患儿采取哪些护理措施?

病毒性脑炎和脑膜炎是由多种病毒感染引起的中枢神经系统的急性炎症。若病变主要累及脑膜,临床表现为病毒性脑膜炎。若病变主要累及脑实质,临床表现为病毒性脑炎。若脑膜和脑实质同时受累,临床表现为病毒性脑膜炎。本病发病急、病情重、进展快,轻症患儿病程多呈自限性,预后较好,多无并发症,危重症患儿可留有后遗症甚至导致死亡。

一、病因与发病机制

引起病毒性脑炎的病毒较多,80%以上的患儿是由肠道病毒(如柯萨奇病毒、埃可病毒)所致,其次为虫媒病毒(如乙型脑炎病毒)、疱疹病毒科病毒(如单纯疱疹病毒)、副黏病毒科病毒(如麻疹病毒、流行性腮腺炎病毒)。病毒自呼吸道、消化道侵入人体,在淋巴系统内繁殖后经血循环形成病毒血症,患儿可出现发热等全身中毒症状。病毒也可在侵入人体后直接侵犯中枢神经系统。病毒亦可通过感染嗅神经或其他周围神经进入中枢神经系统。主要的病理改变为脑实质和脑膜组织弥漫性充血、水肿及坏死。此外免疫反应可造成神经脱髓鞘、血管及血管周围脑组织损伤。

二、临床表现

起病急,临床表现与病变累及脑实质的部位、严重程度有关。一般情况下,病毒性脑炎的临床表现较病毒性脑膜炎严重,重症脑炎更易在急性期留有后遗症或导致死亡。

(一)病毒性脑炎

起病急,病程一般 2~3 周,多数患儿可完全恢复,但少数留有癫痫、肢体瘫痪、智力倒退等后遗症。

1. 前驱症状 急性全身感染症状,如发热、头痛、呕吐、腹泻等。

2. 中枢神经系统症状

(1)惊厥:多数患儿临床表现为全身性发作,严重的患儿可呈持续惊厥状态。

(2)意识障碍:轻症患儿反应淡漠、迟钝、嗜睡或烦躁不安,重症患儿可有昏睡、昏迷、深度昏迷,甚至去皮质状态等不同程度的意识改变。

(3)颅内压增高:头痛、呕吐,婴儿前囟饱满,重症患儿出现呼吸节律不规则或瞳孔忽大忽小或双侧不等大的脑疝症状。

(4)运动功能障碍：根据受损部位不同，可出现偏瘫、不自主运动、面瘫、吞咽障碍等。

(5)神经情绪异常：病变累及额叶底部、颞叶边缘系统，可出现躁狂、幻觉、失语，以及定向力、计算力与记忆力障碍等症状。

(二)病毒性脑膜炎

起病前多先有上呼吸道或消化道感染病史，临床表现为发热、恶心、呕吐。继而婴幼儿出现烦躁不安，易激惹；年长儿临床表现为头痛、颈背疼痛，脑膜刺激征阳性。很少发生严重意识障碍和惊厥，无局限性神经系统体征。病程大多 1～2 周。

三、辅助检查

1.脑脊液检查　压力正常或增高，外观清亮，白细胞数正常或轻度升高，一般在 $(25～250)×10^6/L$，病情早期以中性粒细胞为主，后期以淋巴细胞为主；蛋白质含量大多正常或轻度升高，糖和氯化物含量一般在正常范围。

2.病毒学检查　部分患儿取脑脊液进行病毒分离及特异性抗体检测呈阳性；恢复期患儿血清特异性抗体滴度高于急性期 4 倍以上时具有诊断意义。

3.脑电图　病情早期脑电图特征为弥漫性或局限性异常慢波背景活动，少数患儿伴有棘波、棘慢复合波，慢波背景活动只能提示脑功能异常。部分患儿脑电图可正常。

4.血常规　周围白细胞数正常或轻度升高。

四、治疗要点

本病无特异性治疗方法，急性期以对症支持治疗为主。

1.对症支持治疗　卧床休息，维持体温正常，保持水、电解质和酸碱平衡。给予充足的营养，营养状况不良的患儿可给予静脉营养或白蛋白。严格限制液体入量，必要时遵医嘱用药减轻脑水肿和降低颅内高压。退热、控制惊厥发作。

2.药物治疗　单纯疱疹病毒脑炎和水痘-带状疱疹病毒脑炎患儿首选阿昔洛韦治疗。干扰素、利巴韦林、免疫球蛋白对控制病毒感染有一定效果。重症或合并细菌感染患儿酌情给予广谱抗生素治疗。

五、护理评估

1.健康史　评估患儿近期患感染性疾病史。评估患儿动物接触史或虫媒叮咬史。了解患儿预防接种史以及生活和接触环境是否为疫源地。评估患儿的年龄、营养状况及生长发育史。

2.身体状况　评估患儿是否出现病毒性脑炎、病毒性脑膜炎症状。

3.心理社会状况　注意评估患儿家长对疾病的了解程度、有无焦虑或恐惧等心理反应。评估患儿生病后对家庭的影响，是否得到社会支持。了解可能导致该病的环境因素。

六、常见护理诊断

1.体温过高　与病毒血症有关。

2.营养失调：低于机体需要量　与摄入不足、消耗增多有关。

3.躯体活动障碍　与昏迷、肢体瘫痪有关。

4.潜在并发症　颅内压增高、脑疝等。

七、护理目标

(1)患儿体温恢复正常。

(2)患儿能得到充足的营养，满足机体需要量。

(3)患儿意识障碍情况逐渐恢复正常。

(4)患儿肢体功能逐渐恢复。

(5)患儿颅内压增高等并发症得到及时救治。

八、护理措施

1. 维持体温稳定 保持病室安静,温、湿度适宜,避免光线过强。定时监测患儿体温,当体温在 38.5 ℃以上时给予物理降温或药物降温。保证患儿摄入足够的液体量及营养物质,以维持水、电解质和酸碱平衡。

2. 促进脑功能恢复 减少对患儿的刺激,使其保持安静,减少烦躁与哭闹,必要时给予氧气吸入,减轻脑缺氧。遵医嘱使用脱水剂及镇静剂,减轻脑水肿及控制惊厥发作。遵医嘱使用有助于脑细胞代谢药物,促进脑功能恢复。

3. 促进肢体功能恢复 保持肢体呈功能位置,患儿病情稳定后及早进行肢体的被动或主动功能锻炼,注意循序渐进。

4. 密切观察病情变化 密切观察患儿生命体征、意识状态、面色、瞳孔、前囟等变化。及时发现惊厥发作先兆,如意识障碍、囟门隆起、躁动不安、频繁呕吐、四肢肌张力增高,应立即给予处理。警惕脑疝、呼吸衰竭等危象出现。密切监测硬脑膜下积液、脑积水等并发症的发生,并随时做好各种急救药品及物品的准备工作,配合急救处理。

5. 健康教育 向患儿家长介绍本病的病情发展及预后情况,减轻其焦虑与不安,提供心理支持。指导患儿家长为患儿做好智力训练和肢体瘫痪的功能训练。提供日常生活护理和保护患儿的一般知识,指导患儿家长为患儿翻身及皮肤护理的方法。

九、护理评价

(1)患儿体温恢复,维持正常。
(2)患儿得到充足的营养,满足机体需要量。
(3)患儿意识和精神状态逐渐恢复正常。
(4)患儿肢体功能逐渐恢复,肌肉未见萎缩。
(5)能维持正常的颅内压,无并发症发生或并发症得到及时救治。

→ 直通护考

在线答题

(郭新秀)

内分泌系统疾病患儿的护理

扫码看课件

学习目标

【知识目标】 掌握儿童糖尿病、先天性甲状腺功能减退症的常见护理诊断、护理措施。熟悉儿童糖尿病、先天性甲状腺功能减退症的病因、治疗要点。了解儿童糖尿病、先天性甲状腺功能减退症的发病机制。

【能力目标】 能说出糖尿病、先天性甲状腺功能减退症的定义,能学会糖尿病的分型、胰岛素的使用,能运用护理程序为患儿实施整体护理。

【思政目标】 具有慈母般爱心、细心、耐心,理解、关心患儿病痛,具备慎独的职业道德素质。

儿童内分泌系统疾病的种类与成人不同,内分泌系统疾病的临床特征、发病机制、治疗手段也与成人有较大区别,而且儿童内分泌系统疾病在不同的年龄阶段也各有特点。下丘脑-垂体是机体最重要的内分泌器官,是内分泌系统的中枢,可以分泌多种激素,控制甲状腺、肾上腺、性腺(卵巢、睾丸)等内分泌器官的活动。在正常生理状态时,各种激素凭借下丘脑-垂体-靶腺轴的各种反馈机制及其细胞间的相互调节作用而处于动平衡状态,促进细胞的增殖、分化和凋亡,促进器官的成熟和胚胎的发育。若下丘脑-垂体功能障碍,则会造成生长激素、促甲状腺素(TSH)、促肾上腺皮质激素、促性腺激素的分泌失常,从而引起相应症状。任何因素引起内分泌激素、受体的结构和功能异常均可造成临床内分泌系统疾病。

任务一 糖尿病患儿的护理

案例引导

患儿,男,7岁,因"近4个月多食、多饮、多尿"入院,经检查,尿糖阳性,非空腹时血糖12.5 mmol/L,空腹时血糖8.0 mmol/L,临床诊断为糖尿病。

问题:

1. 如何对糖尿病患儿的饮食进行指导?

2. 糖尿病患儿的健康教育有哪些内容?

案例分析

一、定义及分类

1. 糖尿病的定义 糖尿病是由于胰岛素分泌不足引起的糖类、脂肪、蛋白质代谢紊乱的全身性代谢疾病。

2. 糖尿病的分型

(1)胰岛素依赖型糖尿病:又称1型糖尿病,98%的儿童糖尿病属于这种类型,必须使用胰岛素治疗。

（2）非胰岛素依赖型糖尿病：又称 2 型糖尿病，儿童比较少见，但近些年随儿童肥胖症的增多，15 岁前发病的患儿有增加的趋势。

（3）其他类型：青少年期起病的成人型糖尿病、继发性糖尿病等。

本节主要介绍 1 型糖尿病，即胰岛素依赖型糖尿病。

二、病因

1 型糖尿病的发病机制迄今尚未完全阐明，目前认为是在遗传易感基因的基础上由外界环境因素的作用引起的自身免疫反应导致了胰岛细胞的损伤和破坏，当胰岛素分泌减少至正常的 10% 时即出现临床表现。

三、临床表现

儿童 1 型糖尿病起病较急，多数患儿常因感染、饮食不当或情绪激惹而诱发。典型症状为多饮、多尿、多食和体重下降，即"三多一少"。但婴儿多饮、多尿的症状不易被察觉，可很快发生脱水和酮症酸中毒。学龄期儿童可因遗尿或夜尿增多而就诊。年长儿可表现为精神不振、疲乏无力、体重逐渐下降等。

约有 40% 的患儿首次就诊即表现为糖尿病酮症酸中毒，常由于急性感染、过食、诊断延误或突然中断胰岛素治疗等而诱发，且年龄越小，发病率越高。酮症酸中毒患儿除多饮、多尿、体重下降外，还有恶心、呕吐、腹痛、食欲不振，并迅速出现脱水和酮症酸中毒征象：皮肤黏膜干燥、呼吸深长、呼气中有酮味、脉搏细速、血压下降，随即可出现嗜睡、昏迷甚至死亡。

体格检查除发现患儿体重下降、消瘦外，一般无其他阳性体征。酮症酸中毒时可出现呼吸深长、脱水征象和神志改变。病程长、血糖控制不佳时，则可出现生长发育落后、智力发育迟缓、肝大，称为 Mauriac 综合征。晚期可出现蛋白尿、高血压等糖尿病肾病表现，最后致肾衰竭，还可导致白内障和视网膜病变，甚至失明。

四、治疗要点

采用胰岛素治疗、饮食控制、运动和精神心理相结合的综合治疗方案。

1. 胰岛素治疗 胰岛素是治疗 1 型糖尿病最主要的药物。新确诊的患儿，开始治疗一般选用短效胰岛素（RI），轻症患儿 RI 用量为每天 $0.5 \sim 1.0$ U/kg，于早、中、晚餐前 30 min 皮下注射，临睡前再注射 1 次（早餐前用量占 30%～40%，中餐前用量占 20%～30%，晚餐前用量占 30%，临睡前用量占 10%），以后可过渡到短效、中效胰岛素配合使用，根据血糖或尿糖结果调整胰岛素用量。

2. 饮食控制 患儿饮食应基于个人口味和嗜好，且必须与胰岛素治疗同步进行，以维持正常血糖和保持理想体重。

3. 运动治疗 通过运动增加葡萄糖的利用，利于血糖的控制。运动是儿童正常生长发育所必需的，不要限制糖尿病患儿参加任何形式的运动锻炼，包括竞技运动等。在运动量较大时应注意进食，防止发生低血糖。

4. 糖尿病酮症酸中毒处理

（1）液体疗法：纠正脱水、酮症酸中毒和电解质紊乱。酮症酸中毒时脱水量约为 100 mL/kg，可按此计算输液量，再加继续损失量后为 24 h 总液量。补液开始先给予生理盐水 20 mL/kg 快速静脉滴注，以扩充血容量，改善微循环，以后根据血钠浓度决定给予 1/2 张或 1/3 张不含葡萄糖的液体。要求在补液开始 8 h 输入总液量的一半，余量在此后的 16 h 输入，同时见尿补钾。只有当 pH<7.1 时，才用碱性液来纠正酸中毒。

（2）胰岛素应用：采用小剂量胰岛素持续静脉滴注，儿童胰岛素用量为每小时 0.1 U/kg。每小时检测一次血糖，防止血糖下降过快，血清渗透压下降过快而引起脑水肿。

（3）控制感染：控制酮症酸中毒时并发的感染，可采用有效抗生素进行治疗。

五、常见护理诊断

1. 营养失调：低于机体需要量 与胰岛素缺乏致代谢紊乱有关。

2. 潜在并发症 酮症酸中毒、低血糖。

3.有感染的危险 与蛋白质代谢紊乱致免疫功能下降有关。

4.知识缺乏 与患儿及其家长缺乏控制糖尿病的相关知识和技能有关。

六、护理措施

一旦确诊为糖尿病,它的治疗将是终身性的,护士应帮助患儿及其家长学会饮食护理、胰岛素的使用和运动锻炼等方法。

(一)饮食护理

饮食控制是本病护理工作的重要部分。要以既能满足患儿生长发育及活动需要,又能维持正常的血糖为原则,每周定期测一次体重。

1.总能量 每天所需总能量(kcal)=1000+[年龄×(80～100)],对于年幼儿每天所需总能量应稍偏高。

2.能量分配 糖类50％～55％、脂肪30％、蛋白质15％～20％,可适当增加含纤维素丰富的食物(如玉米或糙米)。每天的总能量分三餐,早餐占1/5、中餐占2/5、晚餐占2/5,每餐应留少量食物作为两餐间的点心,患儿运动量增加时可少量加餐或适当减少胰岛素的用量。每天进餐应定时、定量,勿吃额外的食物。

(二)胰岛素的使用

1.胰岛素的注射 目前胰岛素的注射方式已有较大的改进,如注射针、注射笔等,较多患儿采用胰岛素泵进行治疗。每次注射时,尽量使用同一型号的注射器,以保证注射剂量的准确。应有计划地在上臂外侧、腹壁、股前部等部位轮流注射,进针点之间需留1～2 cm的间隔,避免一个月内在同一部位注射,以免注射部位皮下组织发生萎缩硬化,而影响胰岛素的吸收。

2.血糖监测 指导患儿或其家长使用纸片法监测血糖值并根据血糖或尿糖检测结果,每2～3天调整一次胰岛素剂量,直到尿糖检测结果不超过“＋＋”。

3.注意事项

(1)胰岛素宜在室温下使用,剩余的胰岛素需储存于冰箱内。若注射部位有红、痒或出现血管神经性水肿及荨麻疹,一般不需要停药,以上症状可自行消退。

(2)长期使用胰岛素治疗应防止胰岛素过量或胰岛素用量不足。胰岛素过量,即Somogyi现象,是因为长期使用胰岛素过量导致低血糖,反调节激素分泌增加,使血糖升高,导致清晨出现血糖、尿糖异常升高,减少胰岛素用量便可自行消除。胰岛素用量不足时可发生黎明现象,患儿在清晨5—9时出现血糖、尿糖异常升高,是因为晚间胰岛素用量不足所致,加大晚间胰岛素注射量或将注射时间稍往后延迟便可自行消除。

(3)注意是否有胰岛素耐药。在无酮症酸中毒的情况下,患儿使用一定剂量胰岛素却不能控制高血糖,在排除其他情况时,应考虑为胰岛素耐药,可更换使用纯度更高的胰岛素。

(三)防治并发症

1.糖尿病酮症酸中毒 密切观察患儿病情变化,监测血气分析、电解质、血糖、尿糖和酮体的变化;建立两条静脉通道,一条用来输液纠正脱水和酮症酸中毒,一条用来输入小剂量胰岛素,使血糖降低,可采用微量输液泵;寻找病因,若发现感染源,可遵医嘱合理使用有效的抗生素。

2.低血糖 胰岛素用量过大或注射后没有及时定量进食或增加活动量等均可引起低血糖。患儿可表现为突发饥饿感、心慌、手抖、脉速等,严重的患儿可发生昏迷、休克甚至死亡。因此,一旦发生低血糖应立即平卧,进食糖水或糖块,必要时静脉注射50％葡萄糖40 mL。

(四)运动锻炼

运动可增加机体对葡萄糖的利用,有利于控制血糖。糖尿病患儿应坚持每天做适量运动,一般运动时间在餐后1 h,不宜在空腹时运动。应根据患儿的年龄、体力合理安排每天运动的种类和强度。

(五)预防感染

患儿应养成良好的卫生习惯,每天做好口腔、皮肤和足部的护理,避免损伤,定期进行身体检查,保持会阴部清洁,避免泌尿系统感染。

（六）心理护理

应帮助患儿及其家长树立信心，强调坚持终身、正确服药的重要性，指导患儿学会自我保护，保持良好的营养状态，定时适量的运动，减轻患儿及其家长的心理压力。

任务二 先天性甲状腺功能减退症患儿的护理

案例引导

患儿，女，2岁，因吃奶少，常腹胀、便秘近1年就诊。该患儿出生后不久就表现出喂养困难，少哭、少动，至今不会说话、走路。体格检查：患儿皮肤粗糙，表情呆滞，声音嘶哑。两眼眼距较宽，鼻梁宽平，舌头伸出口外，眼睑水肿，四肢肌张力低，双肺无明显异常，腹部膨隆。体格检查：体温 35.6 ℃，心率 64 次/分，呼吸 21 次/分。

案例分析

问题：

1. 该患儿最可能的临床诊断是什么？

2. 该患儿的主要护理措施有哪些？

一、概述及分类

1. 先天性甲状腺功能减退症的定义 先天性甲状腺功能减退症简称先天性甲低，是因先天性缺陷或遗传因素引起甲状腺发育障碍，甲状腺激素合成障碍、分泌减少，导致患儿生长发育落后、智力发育迟缓，此病又称为呆小病或克汀病，是儿童最常见的内分泌系统疾病。

2. 先天性甲低分类 根据病因不同可分为两类：①散发性先天性甲低：因先天性甲状腺不发育、发育不良、异位或甲状腺激素合成、分泌途径中酶缺陷所致，临床较常见，发病率为 1/5000～1/3000；②地方性先天性甲低：多见于甲状腺肿流行的地区，由于该地区水、土和饮食中缺碘所致，随着新生儿疾病筛查的推广和碘化食盐在我国的广泛使用，其发病率已下降很多。

二、病因与发病机制

（一）病因

1. 散发性先天性甲低

（1）甲状腺不发育、发育不良或异位：导致散发性先天性甲低的主要原因，约占 90%，患儿在孕母子宫内生长发育阶段出现不明原因的甲状腺发育不良或形成异位甲状腺，这类甲状腺因发育不良，会部分或完全丧失分泌甲状腺激素的功能，患儿在出生时就出现甲状腺激素缺乏。具体原因不明，可能与遗传和免疫机制有关。

（2）甲状腺激素合成障碍：多由于甲状腺激素合成、分泌途径中酶缺陷，导致甲状腺激素合成不足，可发生在碘的转运和氧化，碘的结合，甲状腺球蛋白的合成、水解，甲状腺脱碘等任一过程，多数为常染色体隐性遗传疾病。

（3）TSH 缺乏：由于垂体分泌 TSH 障碍而使甲状腺功能低下，较常见于特发性垂体功能低下或垂体、下丘脑发育缺陷。

（4）甲状腺或靶器官反应低下：由于甲状腺组织细胞膜上的 GSa 蛋白缺陷，使 cAMP 在生成时出现障碍，从而对 TSH 不反应；或是由于末梢组织 β-甲状腺受体缺陷，导致对血清中 T3、T4 不反应，均较为罕见。

（5）母体因素：母亲在妊娠时若服用抗甲状腺药物或母亲本身存在甲状腺抗体，可通过胎盘屏障，对胎儿产生影响，造成暂时性甲状腺功能低下。

2.地方性先天性甲低　孕妇妊娠期间饮食中缺碘，使胎儿在子宫内因缺乏碘而造成甲状腺功能低下，从而导致不可逆的神经系统损害。近年来，随着碘化食盐在我国的广泛使用，其发病率已下降很多。

（二）发病机制

甲状腺激素具有以下生理作用：加快细胞内氧化，促进新陈代谢；促进蛋白质的合成，增加酶的活性；提高糖类的吸收、利用；加速脂肪的分解、氧化；促进细胞、组织的分化和成熟；促进中枢神经系统的生长发育，特别是胎儿期、婴儿期，若缺乏甲状腺激素易造成脑组织不可逆的损害。所以，当甲状腺功能低下时，容易引起生理功能低下、基础代谢率降低、生长发育落后、智力发育迟缓等。

三、临床表现

主要临床表现为生长发育落后、智力发育迟缓、基础代谢率降低。

1.新生儿先天性甲低　生理性黄疸时间延长达 2 周以上，同时伴有反应迟钝、喂养困难、哭声低、腹胀、便秘、声音嘶哑、脐疝、体温低、前囟较大、后囟未闭、末梢循环差、四肢凉、皮肤出现斑纹或硬肿现象等。

2.婴幼儿先天性甲低　多数先天性甲低患儿常在出生半年后出现典型症状。

（1）特殊面容：头大，颈短，皮肤苍黄、干燥，毛发稀少，面部黏液水肿，眼睑水肿，眼距宽，眼裂小，鼻梁宽平，唇厚舌大，舌常伸出口外。

（2）生长发育落后：骨龄发育落后，身材矮小，躯干长而四肢短，上部量/下部量＞1.5，囟门关闭迟，出牙迟。

（3）心血管功能低下：脉搏弱，心音低钝，心脏扩大，可伴有心包积液、胸腔积液，心电图呈低电压，P-R 间期延长，传导阻滞等。

（4）消化道功能紊乱：食欲缺乏、腹胀、便秘且大便干燥、胃酸减少，易被误诊为先天性巨结肠。

（5）神经系统功能障碍：智力发育迟缓，运动发育障碍，动作发育迟缓，记忆力和注意力降低，表情呆板、淡漠等。

3.地方性先天性甲低　因胎儿期缺碘而造成甲状腺功能低下，不能合成、分泌足量的甲状腺激素，以致影响神经系统的发育。临床表现为两组不同的症候群，有时会有交叉重叠。

（1）"神经性"综合征：以共济失调、痉挛性瘫痪、聋哑和智力发育迟缓为特征，但身材正常且甲状腺功能正常或仅轻度低下。

（2）"黏液水肿性"综合征：以显著的生长发育落后、性发育落后、面部黏液水肿、智力发育迟缓为特征，血清 T4 降低、TSH 增高。约 25% 患儿甲状腺肿大。

四、治疗要点

因为先天性甲低在早期就对脑发育造成损害，不论何种原因导致，本病应早诊断、早治疗，一旦确诊，应坚持终身服药。常用药物：左甲状腺素钠，肠道吸收效果较好，且作用稳定，是目前临床常用药物。一般从小剂量开始，每天 5～10 μg/kg，年龄越小剂量越大。该病的药物治疗应个体化，应根据患儿的甲状腺功能情况和临床表现对用药剂量随时进行适当调整。基础代谢率测定结果必须由医生结合各方面的情况进行综合分析。

五、常见护理诊断

1.体温过低　与基础代谢率降低有关。

2.营养失调：低于机体需要量　与喂养困难、食欲缺乏有关。

3.便秘　与肌张力低下、活动量少有关。

4.生长发育落后　与甲状腺激素合成、分泌不足有关。

5.知识缺乏　与患儿家长缺乏疾病的知识有关。

六、护理措施

1.保暖　注意室内温度，适时增减衣服，避免受凉，加强皮肤护理。

2. 保证营养供给 指导喂养方法,供给高蛋白质、高维生素、富含钙剂及铁剂的易消化食物。对吸吮困难、吞咽缓慢的患儿要耐心喂养,提供充足的进餐时间,必要时用滴管喂养或鼻饲喂养,以保证生长发育所需的营养。

3. 保持大便通畅 指导防治便秘的措施,如提供充足液体入量;多吃水果、蔬菜;适当增加活动量;每天顺肠蠕动方向按摩数次;养成定时排便的习惯;必要时采用大便缓泻剂、软化剂或灌肠。

4. 提高自理能力 通过各种方法加强智力、行为训练,以促进患儿的生长发育,使其掌握基本生活技能。加强患儿日常生活护理,防止意外伤害发生。

5. 指导用药 使患儿及其家长了解终身用药的重要性和必要性,掌握药物服用方法及疗效观察。甲状腺制剂作用缓慢,用药 1 周左右方达最佳效力。服药后要密切观察患儿生长发育情况,如智力、骨龄,以及血清中 T3、T4 和 TSH 等的变化,随时调整用药剂量。用药剂量过小,影响患儿的智力及体格发育;用药剂量过大,则可引起患儿烦躁不安、多汗、消瘦、腹痛和腹泻等症状。因此,在治疗过程中应注意随访,治疗开始时,每 2 周随访 1 次;血清 TSH 和 T4 正常后,每 3 个月随访 1 次;服药 1~2 年后,每 6 个月随访 1 次。

▶ 直通护考

在线答题

(卢丹艳)

传染病患儿的护理

扫码看课件　　思政案例

学习目标

【知识目标】　掌握麻疹、水痘、流行性腮腺炎、手足口病、猩红热、中毒性细菌性痢疾、结核病患儿的病原与流行病学特点、临床表现、常见护理诊断、护理措施。了解麻疹、水痘、流行性腮腺炎、手足口病、猩红热、中毒性细菌性痢疾、结核病患儿的治疗要点。

【能力目标】　能运用所学知识对麻疹、水痘、流行性腮腺炎、手足口病、猩红热、中毒性细菌性痢疾、结核病患儿进行整体护理。具有对麻疹、水痘、流行性腮腺炎、手足口病、猩红热、中毒性细菌性痢疾、结核病患儿健康状况做出评估,对个体、家庭、社区进行儿童健康与卫生教育的能力。

【思政目标】　树立崇高的职业道德,全心全意为患儿服务。具有良好的学习态度,刻苦勤奋学习本专业知识,为从事临床护理工作奠定扎实的基础。以求实、创新、科学、严谨的态度,促进儿科护理事业的发展。

任务一　麻疹患儿的护理

案例引导

患儿,男,4岁,因"发热、咳嗽、畏光流泪3天,皮疹1天"就诊。体格检查:体温40.2 ℃,一般情况可,结膜充血明显,分泌物较多,眼睑水肿,全身皮肤布满红色斑丘疹,部分融合,疹间皮肤正常,双肺无干湿啰音,心脏无杂音。血常规:白细胞数 4.0×10^9/L、中性粒细胞百分数0.32、淋巴细胞百分数0.68。

案例分析

问题:

1. 该患儿的临床诊断是什么?

2. 该患儿首要的护理问题是什么?

3. 该患儿的主要护理措施有哪些?

麻疹是由麻疹病毒引起的急性呼吸道传染病。临床上以发热、咳嗽、流涕、结膜炎、口腔麻疹黏膜斑(又称科氏斑,Koplik's斑)、全身皮肤斑丘疹及疹退后遗留色素沉着为主要特征。本病传染性很强易并发肺炎。

一、病原与流行病学

麻疹病毒不耐热,对紫外线和消毒剂均敏感,日光照射20 min即可失去致病力。麻疹患儿为唯一的传染源。主要通过呼吸道飞沫传播,密切接触者可经污染麻疹病毒的手传播。麻疹患儿出疹前5天至出疹后

5 天均有传染性,并发肺炎或喉炎的患儿传染性可延长到出疹后 10 天。未接种过麻疹疫苗的患儿普遍易感,好发于 6 个月至 5 岁儿童,母亲未接种过麻疹疫苗及未患过麻疹,则 6 个月以下儿童也有可能患病。

二、发病机制

麻疹病毒通过呼吸道进入人体,在呼吸道上皮细胞和局部淋巴组织中繁殖并进入血液;继而在单核巨噬细胞系统中增殖,并再次入血,侵犯脾、胸腺、肺、肝、肾、消化道黏膜、结膜和皮肤等,引起广泛损伤而出现一系列临床表现。

三、临床表现

(一)分期

典型麻疹分为四期:潜伏期、前驱期(出疹前期)、出疹期和恢复期。

1.潜伏期 一般 6～18 天,平均 10 天,潜伏期末可有低热、全身不适。

2.前驱期(出疹前期) 从发热至出疹一般需 3～4 天,以发热、上呼吸道感染和口腔麻疹黏膜斑为主要特征。患儿体温可高达 39～40 ℃,伴有流涕、咳嗽、流泪等卡他症状,结膜充血、畏光流泪及眼睑水肿是本病特点。90％以上的患儿于出疹前 24～48 h 出现口腔麻疹黏膜斑,在第一白齿对应的颊黏膜处,1 mm 左右,灰白色,周围有红晕,出疹后 1～2 天消退,具有早期诊断价值。

3.出疹期 多在发热后 3～4 天出现皮疹,初见于耳后、发际、颈部,渐至面部、躯干、四肢,最后达手心与足底,为淡红色充血性斑丘疹,大小不等,压之褪色,可融合呈暗红色,疹间皮肤正常,3～5 天出齐。出疹时全身中毒症状加重,易并发肺炎、喉炎等。

4.恢复期 出疹 3～4 天后,皮疹按出疹的先后顺序消退,疹退处可有麦麸样脱屑及浅褐色沉着,7～10 天消退。体温随之下降,其他症状也随之好转。

(二)常见并发症

肺炎、喉炎、心肌炎、麻疹脑炎等,并能使结核病恶化。

四、辅助检查

1.血常规 白细胞总数减少,淋巴细胞相对增多。淋巴细胞严重减少,提示预后不良;中性粒细胞增多,提示继发细菌感染。

2.血清学检查 出疹 1～2 天即可从血中检出特异性 IgM 抗体,具有早期诊断价值。

3.病原学检查 从呼吸道分泌物中分离出麻疹病毒即可做出特异性诊断。

五、治疗要点

补充维生素 A 可减少并发症的发生。麻疹无特异性治疗方法,以加强护理、对症支持治疗、预防感染为治疗要点。

六、常见护理诊断

1.体温过高 与病毒血症、继发感染有关。

2.皮肤完整性受损 与皮疹有关。

3.有感染的危险 与机体免疫功能低下有关。

4.潜在并发症 肺炎、喉炎、心肌炎、麻疹脑炎等。

七、护理措施

1.维持正常体温 卧床休息至皮疹消退、体温正常,处理麻疹高热时需兼顾透疹,不宜用药物或物理方法强行降温,尤其禁用乙醇擦浴、冷敷。体温超过 40 ℃时可用小量的退热剂,以免发生高热惊厥。

2.保持皮肤黏膜的完整性 保持皮肤清洁和衣被清洁、干燥,勤剪指甲,婴幼儿可戴并指手套,防止抓伤皮肤导致继发感染。及时评估出疹情况。保持口腔、眼、耳、鼻部的清洁,用生理盐水清洗双眼,再滴入抗生素眼液水或涂抹抗生素眼膏;加强口腔护理,多喂白开水;防止呕吐物或眼泪流入耳道引起中耳炎;及时清除鼻痂。

3.保证营养 摄入清淡、易消化的流质、半流质饮食,少量多餐。鼓励患儿多饮水,以利于排毒、退热、透疹。恢复期应添加高蛋白质、高维生素的食物,无须忌口。

4.观察病情 麻疹并发症多且重,为及早发现,应密切观察病情,一旦出现并发症相关的临床表现,应及时通知医生并予以相应处理。

5.预防感染的传播

(1)隔离患儿:采取呼吸道隔离至出疹后5天,有并发症的患儿延长至出疹后10天。密切接触的易感儿隔离观察21天。

(2)切断传播途径:病室通风换气,定时进行空气消毒,患儿衣被及玩具等在阳光下曝晒2 h,减少不必要的探视。医务人员接触患儿后,须在阳光下或流动空气中停留30 min以上,才能再接触其他患儿或健康易感儿。

(3)保护易感人群:①主动免疫:未接种过麻疹疫苗的儿童均应接种麻疹减毒活疫苗,我国计划免疫定于8个月时初种,7岁时复种,各年龄剂量相同。②被动免疫:年幼、体弱的易感儿接触麻疹患儿后,可采用被动免疫,在接触患儿后5天内注射人血丙种球蛋白3 mL(或每次0.25 mL/kg)可防止发病。在接触患儿6天后注射丙种球蛋白,可减轻症状,免疫有效期3~8周。

八、健康教育

向患儿家长介绍麻疹的病程、隔离时间、并发症和预后,使其有充分的心理准备,积极配合治疗。无并发症的患儿可在家中治疗和护理,指导其家长做好消毒隔离、皮肤护理及病情观察,防止继发感染。教育患儿家长麻疹等传染病流行期间不带易感儿去公共场所。因该病的传染性很强,患儿必须隔离治疗,故由于活动受限制、被小朋友孤立及知识缺乏等,可产生较大的心理压力;患儿家长因缺乏麻疹的相关知识、担心疾病对孩子生命的影响等,会产生焦虑、怨恨或自责等心理反应;因麻疹为传染病,社会公众可有不同程度的恐惧心理,对待患儿及其家长多表现为躲避和怜悯,给患儿及其家长造成较大的心理压力。

任务二　水痘患儿的护理

水痘是水痘-带状疱疹病毒引起的急性传染病,是儿科常见传染病,一年四季均可发病,以冬、春季节高发。临床特点是皮肤黏膜出现瘙痒性水疱疹,分批出现的斑疹、丘疹、疱疹和结痂并存,全身中毒症状轻微。

一、病原与流行病学

病毒存在于患儿上呼吸道鼻咽分泌物及疱疹液中,经呼吸道飞沫或直接接触传播,出疹前1~2天至疱疹结痂为止均具有传染性。人群普遍易感,主要见于儿童,以2~6岁为高峰。一年四季均可发病,冬、春季节高发。患儿感染一次水痘,可获得终身免疫,但可发生带状疱疹。

二、发病机制

病毒经口、鼻进入人体后在呼吸道黏膜细胞中复制,而后进入血,形成病毒血症。若患儿的免疫力不能清除病毒,在单核吞噬细胞系统内再次增殖后释放入血,形成第二次病毒血症。由于病毒入血是间歇性的,故临床表现为皮疹连续分批出现,且各类皮疹同时存在。皮肤病变仅限于表皮棘细胞层,愈后不留瘢痕。

三、临床表现

1.典型水痘 潜伏期约2周,前驱期仅1天左右。在皮疹出现前24 h可有发热、头痛、不适、厌食等前驱症状,临床表现类似于上呼吸道感染,婴幼儿可无此临床表现。常在起病当天或次日出现皮疹,特点如下。

(1)皮疹连续分批出现,初始为红色斑疹或丘疹,迅速发展为清亮、椭圆形小水疱,周围伴有红晕,疱疹液先透明后混浊,疱疹易破溃,常伴瘙痒。2~3天开始干枯结痂。在疾病高峰期可见到丘疹、新旧水疱和结痂同时存在,不同性状的皮疹同时存在是水痘患儿皮疹的重要特征。

(2)皮疹为向心性分布,躯干最多,其次为面部,四肢远端较少,手心、足底更少。

(3)黏膜疱疹可出现在口腔、咽、结膜和生殖器等处,易破溃形成溃疡。

(4)水痘是自限性疾病,一般 10 天左右自愈。

2. 重症水痘 多发生于恶性病或免疫功能受抑制(如应用肾上腺皮质激素等)的患儿,病死率高。

3. 并发症 水痘患儿可并发皮肤感染、血小板减少、水痘肺炎、脑炎等。

四、辅助检查

白细胞数正常或稍低,血清特异性抗体滴度增高 4 倍以上时可确诊,新鲜水疱底部刮取物检查可见多核巨细胞及细胞核内包涵体。

五、治疗要点

水痘是自限性疾病,无并发症时以一般治疗和对症支持治疗为主。

1. 抗病毒治疗 阿昔洛韦是目前首选药物,在水痘发病(皮疹出现)后 48 h 内应用才有效。

2. 对症支持治疗 皮肤瘙痒可局部应用炉甘石洗剂或口服抗组胺药,高热时给予退热剂,但禁用阿司匹林,其可诱发 Reye 综合征,有并发症时进行相应对症支持治疗。肾上腺皮质激素可导致水痘-带状疱疹病毒播散,一般不宜使用。

六、常见护理诊断

1. 有传播感染的危险 与患儿排出可致病的病毒有关。

2. 皮肤完整性受损 与水痘-带状疱疹病毒感染引起的皮肤损害有关。

3. 体温过高 与病毒血症有关。

4. 潜在并发症 皮肤感染、血小板减少、水痘肺炎、脑炎等。

七、护理措施

1. 加强隔离和消毒 保持室内空气新鲜流通,定时进行空气消毒,预防感染传播。将住院患儿收治在传染病隔离病室,无并发症的患儿多在家隔离治疗,隔离至疱疹全部结痂或出疹后 7 天。易感儿接触后应隔离观察 21 天。

2. 加强皮肤护理,保护皮肤黏膜的完整性 室温适宜,衣被不宜过厚,以免造成患儿不适,增加皮肤瘙痒。衣被清洁、干燥,勤剪指甲,婴幼儿可戴并指手套,防止抓伤皮肤导致继发感染或留下瘢痕。保持皮肤清洁,每天用温水洗浴并更换衣服,但忌用肥皂。皮肤瘙痒难忍时,可分散其注意力,或用温水洗浴、局部涂 0.25% 冰片炉甘石洗剂或 5% 碳酸氢钠溶液,亦可遵医嘱口服抗组胺药。疱疹破溃、有继发感染的患儿局部可涂 1% 甲紫(龙胆紫),或遵医嘱口服抗生素控制感染。也可全身紫外线照射,有止痒、防感染、加速疱疹干涸、结痂及脱落的效果。遵医嘱用维生素 B_{12} 500~1000 μg 肌内注射,每天 1 次,连用 3 天,可促进皮疹干燥、结痂。

3. 降低体温 可用物理降温,禁用阿司匹林,以免增加 Reye 综合征的危险。卧床休息,饮食清淡,多饮水。

4. 病情观察 水痘是自限性疾病,但需注意观察患儿病情变化,及早发现异常通知医生,给予相应的治疗。

八、健康教育

加强预防传染病的知识教育,如水痘等传染病流行期间不带易感儿去公共场所。向患儿家长介绍水痘的隔离时间,使其有思想准备,以免引起焦虑。指导患儿家长给予患儿充足的营养和水分,饮食宜清淡。为其示范皮肤护理方法,防止继发感染。

任务三 流行性腮腺炎患儿的护理

流行性腮腺炎是由流行性腮腺炎病毒引起的急性呼吸道传染病,以腮腺肿大、疼痛为特征,多伴发热和咀嚼受限,可累及其他腺体组织和器官。

一、病原与流行病学

人是流行性腮腺炎病毒的唯一宿主,患儿和隐性感染者为本病传染源。自腮腺肿大前 1 天至消肿后 3 天均具有传染性。病毒存在于患儿唾液、血液、尿液及脑脊液中,主要通过呼吸道飞沫或直接接触传播,亦可经唾液污染的食具、玩具等途径传播。好发于 5～15 岁的儿童及青少年,无免疫力的成人亦可发病。在集体儿童机构中容易造成流行。感染后可获得终身免疫。全年均可发病,以冬、春季节为主。

二、发病机制

病毒经口、鼻侵入人体后,在局部黏膜上皮细胞中增殖,引起局部炎症和免疫反应,然后入血产生病毒血症,进而扩散到腮腺和全身各器官,由于病毒对腺体组织和神经组织均具有高度亲和性,可使多种腺体如腮腺、颌下腺、舌下腺、胰腺、性腺等发生炎症改变。临床呈现不同器官相继出现病变的症状。因此流行性腮腺炎是一种系统的、多器官受累的疾病。

三、临床表现

1.典型病例 以腮腺炎为主要表现。潜伏期 14～25 天,平均 18 天。前驱期很短,可有低热、头痛、乏力、纳差等症状。腮腺肿大常是该病的首发体征。通常先起于一侧,2～3 天波及对侧,也有双侧同时肿大或始终限于一侧者。腮腺肿大以耳垂为中心,向前、后、下发展,边缘不清,皮肤表面发热但不红,有疼痛及触痛,张口、咀嚼特别是食酸性食物时疼痛加剧。腮腺管口(上颌第二磨牙的颊黏膜处)可见红肿,颌下腺、舌下腺、颈淋巴结也可同时受累,但无分泌物。腮腺肿大 3～5 天达高峰,1 周左右逐渐消退。

2.流行性腮腺炎病毒侵入神经系统、其他腺体组织或器官导致的病变

(1)脑膜脑炎:常在腮腺肿大前、后或同时发生,表现为发热、头痛、呕吐、颈项强直等症状。脑脊液检查呈无菌性脑膜炎样改变。大多患儿预后良好,重症患儿可留有后遗症甚至导致死亡。

(2)睾丸炎:男孩最常见的并发症,多为单侧受累,睾丸肿胀疼痛,约半数病例可发生睾丸萎缩,双侧萎缩的患儿可导致不育症。

(3)急性胰腺炎:较少见。常发生于腮腺肿胀数天后,临床表现为上腹疼痛,有压痛,伴发热、寒战、呕吐等症状。

(4)其他:可有心肌炎、肾炎等。

四、辅助检查

1.血常规 白细胞数正常或稍低,淋巴细胞相对增多。

2.血清、尿淀粉酶 90％患儿血清、尿淀粉酶增高,并与腮腺肿大平行,2 周左右恢复正常,血清脂肪酶增高有助于急性胰腺炎的诊断。

3.血清抗体检测 血清特异性 IgM 抗体阳性,提示近期感染。

4.病毒分离 患儿的唾液、尿液、脑脊液、血液中可分离出流行性腮腺炎病毒即可做出特异性诊断。

五、治疗要点

本病是自限性疾病,无特殊疗法,主要是对症支持治疗。可采用中医中药内外治疗。

六、常见护理诊断

1.疼痛 与腮腺非化脓性炎症有关。

2.体温过高 与病毒感染有关。

3.有传播感染的危险 与患儿排出可致病的病毒有关。

4.潜在并发症 脑膜脑炎、睾丸炎、急性胰腺炎等。

七、护理措施

1.减轻疼痛

(1)局部冷敷可减轻炎症充血和疼痛。腮腺肿胀处可局部冷敷,以减轻炎症充血和疼痛。亦可用中药湿敷。睾丸炎可用丁字带托起阴囊消肿或局部间歇冷敷以减轻疼痛。

(2)进食后用生理盐水或 4％硼酸溶液漱口,保持口腔清洁,鼓励患儿多饮水、勤漱口,防止继发感染。

（3）给予清淡、易消化的半流质饮食或软食。忌酸、辣、硬而干燥（干硬）的食物，以免引起唾液分泌增多，疼痛加剧。

2.控制体温 保证休息，防止过劳，减少并发症的发生。发热伴有并发症的患儿应卧床休息至退热。高热的患儿给予物理降温或药物降温。

3.预防感染传播

（1）管理传染源：按呼吸道传染病隔离患儿至腮腺肿大完全消退后 5 天。易感儿接触传染源后应隔离观察 21 天。

（2）切断传播途径：病室定时通风换气并进行空气消毒；物品暴晒消毒；限制探视；接触患儿前后均应洗手；流行性腮腺炎流行期间不带易感儿去人多密集的公共场所；发生疫情的学校、托幼机构暂不接纳新生。

（3）保护易感人群：易感儿可接种腮腺炎减毒活疫苗，接种麻疹-流行性腮腺炎-风疹减毒活疫苗也具有良好的保护作用。流行性腮腺炎流行期间应加强托幼机构的晨检。

4.观察病情变化 注意有无脑膜脑炎、睾丸炎、急性胰腺炎等临床征象，及时发现并给予相应治疗和护理。

八、健康教育

向患儿家长讲解流行性腮腺炎的护理和隔离知识，指导其做好隔离、用药、饮食、退热等护理，并学会观察病情。流行性腮腺炎流行期间应加强托幼机构与学校的晨检，及时发现并隔离患儿。

任务四 手足口病患儿的护理

案例引导

患儿，男，3 岁，因"发热、皮疹 5 天"入院。体格检查：皮疹、小疱疹及溃疡，周围有红晕，手、足和臀部出现小米粒大小的白色或红色丘疹，疱疹内液体较少，不痒、不痛。

问题：

该患儿的主要护理措施是什么？

案例分析

手足口病又名发疹性水疱性口腔炎，是由肠道病毒引起的传染性病毒性皮肤病，多发生于 3 岁以下的儿童，可引起手、足、口腔黏膜等部位的斑丘疹和疱疹，少数患儿可引起心肌炎、肺水肿、无菌性脑膜炎等并发症。个别重症患儿如果病情发展快，可导致死亡。

一、病原与流行病学

以柯萨奇病毒 A16 型（CV-A16）和肠道病毒 71 型（EV71）最为常见。易感人群对肠道病毒普遍易感，显性感染和隐性感染后的患儿均可获得特异性免疫力，但持续时间尚不明确。病毒的各型间无交叉免疫。本病多发生于学龄前期儿童，3 岁以下儿童发病率最高。人群密切接触是重要的传播方式，儿童通过接触被病毒污染的手、毛巾、手绢、牙杯、玩具、食具、奶具及床上用品、内衣等引起感染。患儿咽喉分泌物及唾液中的病毒可通过空气（飞沫）传播，故与患儿近距离接触可造成感染。饮用或食入被病毒污染的水、食物，也可发生感染。

二、发病机制

发病机制目前尚不清楚。

三、临床表现

该病主要发生在 3 岁以下儿童,潜伏期多为 2～10 天,平均为 3～5 天。

（一）主要表现

1. 发热　多发生在出疹前 1～2 天,多在 38 ℃左右,部分患儿可出现高热,可有热性惊厥。

2. 皮疹　多见于手心、足心、口、肘、膝、臀部和外生殖器等部位,手、足、口和臀部出现小米粒或绿豆大小、周围发红的灰白色小疱疹或红色斑丘疹,疱疹内有液体,但液体较少。皮疹呈现"四不像":不像蚊虫叮咬、不像药物疹、不像口唇牙龈疱疹、不像水痘。临床上不痒、不痛、不结痂、不结疤,水疱及皮疹通常会在 1 周内消退。

3. 口腔黏膜损害　多见于口腔内颊黏膜、舌、软腭、硬腭、口唇内侧,也可波及牙龈、扁桃体和咽部,表现为口腔黏膜充血,出现粟粒样斑丘疹、小疱疹及溃疡,周围有红晕,口腔内的疱疹破溃后即可出现溃疡,患儿常常流口水,不能吃东西。

（二）重症病例表现

1. 并发中枢神经系统疾病时的表现　精神差、嗜睡、易惊、头痛、呕吐、谵妄甚至昏迷;肢体抖动、肌阵挛、眼球震颤、共济失调、眼球运动障碍、肌无力或急性弛缓性麻痹,热性惊厥。体格检查可见脑膜刺激征阳性、腱反射减弱或消失、Kernig 征阳性,合并有中枢神经系统症状,以 2 岁以内患儿多见。

2. 并发肺水肿的表现　呼吸浅促、呼吸困难或呼吸节律改变,口唇发绀,咳嗽,咳白色、粉红色或血性泡沫样痰,肺部可闻及湿啰音或痰鸣音。

3. 并发心肌炎的表现　面色苍灰、皮肤花纹、四肢发凉、指（趾）发绀,出冷汗,毛细血管再充盈时间延长,心率增快或减慢,脉搏减弱甚至消失,血压升高或下降。

四、辅助检查

白细胞数正常或偏低,中性粒细胞减少,淋巴细胞计数相对增高;病原学检查和血清学检查可明确病原体。

五、治疗要点

轻症患儿可给予抗病毒、抗感染、全身对症支持治疗;重症患儿应密切监测病情变化,尤其是脑、肺、心等重要器官功能;危重患儿要特别注意监测血压、血气分析及胸片。

六、常见护理诊断

1. 体温过高　与病毒感染有关。

2. 皮肤、口腔黏膜完整性受损　与手足皮疹破损及口腔黏膜受损有关。

3. 营养失调:低于机体需要量　与病毒感染引起高热、消耗增多和口腔黏膜皮疹引起饮食减少有关。

4. 有传播感染的危险　与病原体排出有关。

5. 潜在并发症　病毒性脑炎、脑膜炎,迟缓性麻痹等。

七、护理措施

1. 体温监测　按发热患儿护理常规进行护理。患儿体温超过 38.5 ℃时,应遵医嘱给予物理降温或药物降温,注意观察降温效果及患儿末梢循环情况。禁忌衣物、包被过厚影响散热,当出现末梢循环不良时应注意四肢保暖。

2. 皮肤疱疹护理　疱疹较小的患儿,应注意保持皮肤清洁,避免破损。出现疱疹破溃的患儿可先用 0.25% 安尔碘进行消毒,而后涂抹利巴韦林软膏预防感染,也可清洁皮肤后,使用炉甘石洗剂直接涂抹。静脉穿刺时,应注意避开手足有疱疹的部位。

3. 口腔护理　勤喂水,以使口腔保持清洁、湿润,并达到清洗口腔的目的。出现口腔溃疡可涂抹碘甘油、维生素 AD 滴剂,使用西瓜霜喷剂、利巴韦林喷剂等药物;合并细菌感染的患儿,可用 3% 双氧水和生理盐水清洗后,局部涂抹上述药物,以减轻患儿痛苦,促进溃疡面愈合。

4. 饮食护理　给予清淡、易消化的流质或半流质饮食,禁食生冷、辛辣等刺激性食物,食物温度不宜过高,避免过热食物刺激口腔破溃处引起疼痛。患儿因疼痛拒绝进食时,可用利多卡因稀释液(0.1%利多卡因 5 mL+生理盐水 10 mL)涂抹患处。

5.预防感染的传播 患病后一般需要隔离 2 周。患儿使用过的物品要彻底消毒,患儿大便及呕吐物用含氯消毒液处理 2 h 后倾倒,不宜浸泡的物品可在阳光下暴晒。

6.病情观察

(1)重点观察生命体征、精神状态、神经系统症状、末梢循环、疱疹、大小便情况。

(2)若患儿出现持续高热、精神萎靡、面色发灰、呕吐、肢体抖动、肌阵挛、抽搐、呼吸节律改变、咳血性泡沫样痰、皮肤潮湿、出冷汗、末梢循环不良、尿量少、血压升高或下降、对各种刺激反应低下等表现,应立即通知医生,给予相应处理,同时做好相关记录。

八、健康教育

(1)指导患儿及其家长养成良好的饮食及卫生习惯。

(2)向患儿家长讲解疾病的相关预防和护理知识。

任务五 猩红热患儿的护理

猩红热是由 A 组 β 型溶血性链球菌引起的急性呼吸道传染病,临床以发热、咽峡炎、全身弥漫性猩红色皮疹和疹退后皮肤片状脱落为特征。

一、病原与流行病学

A 组 β 型溶血性链球菌是本病的致病菌,具有较强的侵袭力,能产生致热性外毒素,又称红疹毒素。该菌外界生命力较强,在痰和渗出物中可存活数周,加热至 56 ℃ 30 min 及一般消毒剂均可将其杀灭。患儿及带菌者为本病传染源,自发病前 24 h 至疾病高峰传染性最强。主要通过空气(飞沫)直接传播,亦可由带菌的食物、玩具、衣服等物品间接传播。人群普遍易感,以 3~7 岁儿童发病率高。四季皆可发病,以春季多见。

二、发病机制

链球菌及其外毒素侵入机体后,主要产生 3 种病变:①化脓性病变:引起咽峡炎、化脓性扁桃体炎等。②中毒性病变:引起发热等全身中毒症状及出现典型猩红热皮疹。③变态反应性病变:感染后 2~4 周,少数患儿出现心脏、肾及关节的非化脓性病变。

三、临床表现

(一)临床分期

1.潜伏期 一般为 2~5 天。

2.前驱期 起病急,畏寒、高热,伴头痛,恶心呕吐,全身不适,咽峡炎,扁桃体充血、肿胀,表面有脓性渗出物。

3.出疹期 皮疹多在发热后第 2 天出现,始于耳后、颈部及上胸部,24 h 左右迅速波及全身。皮疹特点为针尖大小的充血性皮疹,压之褪色,触之有砂纸感,疹间无正常皮肤,伴有痒感。肘窝、腹股沟等处皮疹密集,易摩擦出血呈紫红色线状,称为"帕氏线"。面部仅有充血而无皮疹,口鼻周围充血不明显,相比之下略显苍白,称为"口周苍白圈"。病初舌被覆白苔,称为"草莓舌";2~3 天后白苔脱落,舌乳头红肿突起,称为"杨梅舌"。皮疹于 48 h 达高峰,持续 1 周左右,按出疹顺序消退伴脱皮。

4.脱屑期 常在病后 1 周末,按出疹顺序开始脱屑,躯干为糠皮样脱屑,手掌和足底可见大片状脱皮,呈"手套""袜套"状。脱皮一般持续 1~2 周,无色素沉着。

(二)常见并发症

变态反应性疾病,主要有急性肾炎、风湿热等。

四、辅助检查

白细胞数增高,中性粒细胞比例占 80% 以上,取咽拭子或其他病灶分泌物培养,可检测到 A 组 β 型溶血性链球菌。

五、治疗要点

1.一般治疗　急性期卧床休息,按呼吸道传染病隔离患儿。供给充分的营养、水分、热量。高热的患儿,可采用药物降温。

2.抗菌治疗　青霉素是治疗猩红热的首选药物,早期应用可缩短病程,减少并发症的发生,疗程为 5～7 天。青霉素过敏的患儿可改用红霉素。

六、常见护理诊断

1.体温过高　与感染、毒血症有关。

2.皮肤完整性受损　与细菌产生的外毒素有关。

3.潜在并发症　急性肾炎、风湿热等。

七、护理措施

1.维持体温正常　监测体温变化,必要时遵医嘱使用退热剂,及时更换汗湿衣物。保持病室内空气流通,温、湿度适宜。

2.皮肤护理　保持皮肤黏膜完整,保持口腔清洁,可用生理盐水漱口。避免进食干硬、辛辣的食物。勤换内衣,温水洗浴(禁用肥皂,以免刺激皮肤),保持皮肤清洁。勤剪指甲,避免抓破皮肤。脱皮时可涂凡士林或液状石蜡,有大片脱皮时嘱患儿不要用手强行撕脱,须用消毒剪刀剪掉,以防感染。

3.病情观察　密切观察患儿尿量、尿色变化,警惕急性肾炎的发生;观察患儿有无关节肿痛等风湿热的征象,发现异常及时通知医生给予相应治疗。

4.预防感染的传播　明确诊断后及时隔离患儿,隔离期限至少为其临床表现消失后 1 周至连续咽拭子培养 3 次阴性。病情不需住院的患儿,行居家隔离治疗。对密切接触的易感儿需检疫 1 周,有条件可做咽拭子培养。对可疑病例,应及时采取隔离措施。

八、健康教育

向患儿家长讲解猩红热的治疗和护理知识,指导其做好隔离、用药、饮食、皮肤等护理,学会观察病情。本病流行时避免带易感儿去人多密集的公共场所。

任务六　中毒性细菌性痢疾患儿的护理

细菌性痢疾是由志贺菌属引起的急性肠道传染病。中毒性细菌性痢疾(简称中毒性菌痢)是急性细菌性痢疾的危重型,起病急骤,临床以突起高热、烦躁、谵妄、反复惊厥、迅速发生中毒性休克和昏迷为特征,病死率高。

一、病原与流行病学

细菌性痢疾的致病菌为痢疾杆菌,属于志贺菌属,我国以福氏志贺菌多见。对外界抵抗力较强,耐寒、耐湿,但不耐热和阳光,常用的各种消毒剂均可将其杀灭。患者和带菌者是本病的主要传染源,主要通过消化道传播。多见于平素体格健壮、营养状况好的 2～7 岁儿童。发病以夏、秋季节多见。

二、发病机制

中毒性菌痢的发病机制尚不完全清楚,可能和机体对细菌毒素产生异常强烈的过敏反应(全身炎症反应综合征)有关。中毒性菌痢肠道病变轻微,但全身病变严重。病变在脑组织中最为显著,可发生脑水肿甚至脑疝,出现昏迷、抽搐和呼吸衰竭,是导致患儿死亡的主要原因。

三、临床表现

潜伏期 1～2 天,短则数小时,长至 8 天。起病急骤,突然高热,可达 40 ℃ 及以上,在肠道症状出现前即反复惊厥,短期内即可出现呼吸衰竭、中毒性休克症状。肠道症状往往在数小时或数十小时后出现,常被误诊为其他热性疾病。临床表现分为以下 4 型。

1. 休克型(皮肤、内脏微循环障碍型) 主要表现为感染性休克。患儿面色苍白、四肢厥冷、脉搏细速、血压下降,后期伴心、肺、肾等多器官功能障碍。

2. 脑型(脑微循环障碍型) 以颅内压增高、脑水肿、脑疝和呼吸衰竭为主要症状。患儿剧烈头痛、呕吐、血压增高、反复惊厥及昏迷,严重患儿可出现呼吸节律不规则、双侧瞳孔不等大、瞳孔对光反射迟钝或消失。此型死亡率高。

3. 肺型(肺微循环障碍型) 主要表现为呼吸窘迫综合征。

4. 混合型 同时或先后出现以上 2 型或 3 型的临床表现,病情极为凶险,死亡率更高。

四、辅助检查

1. 血常规 白细胞数和中性粒细胞比例增高。

2. 大便常规 黏液脓血便,镜检可见大量脓细胞、红细胞及巨噬细胞。

3. 大便培养 分离出痢疾杆菌是本病确诊的最直接证据。送检标本应做到尽早、新鲜,选取黏液脓血部分多次送检,以提高检出率。如患儿当时尚无腹泻,可用冷盐水灌肠取大便,必要时重复进行灌肠。

五、治疗要点

包括降温止惊,治疗循环、呼吸衰竭,防止脑水肿,应用抗生素控制感染。通常选用对痢疾杆菌敏感的阿米卡星、头孢噻肟钠、头孢曲松钠等静脉滴注,病情好转后改口服。

六、常见护理诊断

1. 体温过高 与毒血症有关。

2. 组织灌注无效 与微循环障碍有关。

3. 潜在并发症 脑水肿、呼吸衰竭等。

4. 焦虑(患儿家长) 与患儿病情危重有关。

七、护理措施

1. 维持正常体温 监测体温,综合使用物理降温和药物降温,必要时采用亚冬眠疗法,控制体温在 37 ℃ 左右。惊厥不止的患儿可用地西泮肌内注射或静脉滴注,或用水合氯醛保留灌肠,或肌内注射苯巴比妥钠。

2. 维持有效血液循环 对休克患儿适当保暖以改善周围循环。迅速建立并维持静脉通道,遵医嘱进行抗休克治疗。扩充血容量,纠正酸中毒,维持水、电解质平衡;在充分扩容的基础上应用血管活性药物,并及早使用肾上腺皮质激素。

3. 密切观察病情变化 监测患儿生命体征,密切观察神志、面色、瞳孔、尿量的变化,准确记录 24 h 液体出入量。观察患儿排便次数及大便性状。准确采集大便标本送检。

4. 遵医嘱用药 给予抗生素、镇静剂、脱水剂、利尿剂等,控制惊厥,降低颅内压,保持呼吸道通畅,准备好各种抢救药品和物品。常选用两种痢疾杆菌敏感的抗生素静脉滴注,如阿米卡星、头孢噻肟钠或头孢曲松钠等。首选 20% 甘露醇降低颅内压,或与利尿剂交替使用,可短期静脉推注地塞米松。若出现呼吸衰竭应及早使用呼吸机。

5. 提供心理支持 减轻患儿家长焦虑情绪。

6. 预防疾病的传播 对患儿采取肠道隔离至临床表现消失后 1 周或连续 3 次大便培养阴性为止。

八、健康教育

对患儿家长讲解本病的相关知识,指导患儿及其家长养成饭前便后勤洗手的良好卫生习惯,注意饮食卫生,不吃生冷、不洁、变质的食物等。

任务七　结核病患儿的护理

案例引导

患儿，女，5 岁，1 个月来消瘦，乏力，饮食少，烦躁易哭，时有低热。体格检查：体温 38 ℃，脉搏 90 次/分，呼吸 26 次/分，面色黄，精神萎靡，颈部淋巴结肿大，肺部听诊无啰音，肝大，结核菌素试验（＋＋），胸部 X 线片检查可见哑铃状阴影。

案例分析

问题：

1. 该患儿的临床诊断是什么？

2. 对该患儿的主要护理措施有哪些？

结核病是结核分枝杆菌引起的肺部慢性传染性疾病。结核分枝杆菌可累及全身多个器官，但以肺部最为常见。排菌结核病患儿为本病重要传染源。

一、病原与流行病学

结核病的致病菌为结核分枝杆菌，属于分枝杆菌属，染色具有抗酸性，又称抗酸杆菌。引起人类结核病的主要是人型菌，其次是牛型菌。此菌对外界抵抗力较强，在阴湿处能生存 5 个月以上，但在烈日暴晒下 2 h 或在 100 ℃ 水中煮沸 5 min 能被杀死，70％乙醇接触 2 min，亦可被杀死。主要经呼吸道飞沫传播，也可通过污染的食物或食具引起感染。

二、发病机制

人体感染结核病后是否发病，取决于人体的免疫状态、变态反应和感染细菌的数量、毒力。结核分枝杆菌侵入人体后 4～8 周，身体组织对结核分枝杆菌及其代谢产物所发生的反应称为变态反应。人体的免疫功能低下时，受到大量毒力强的结核分枝杆菌入侵才会发病。

三、辅助检查

（一）结核分枝杆菌检查

从痰、胃液、脑脊液、浆膜腔积液中找到结核分枝杆菌即可确诊。痰结核分枝杆菌检查是确诊结核病最特异的方法。痰结核分枝杆菌阳性，说明病灶是开放的，具有传染性。

（二）影像学检查

胸部 X 线检查是早期诊断肺结核的主要方法。肺部 CT 检查可发现微小或隐蔽性病灶，了解病变范围，帮助鉴别肺部病变。

（三）结核菌素试验

1. 原理　用结核分枝杆菌的菌体蛋白来测试机体对结核分枝杆菌有无变态反应，从而了解受试者是否曾被结核分枝杆菌感染的一种皮肤变态反应实验。常用的结核菌素试验为皮内注射 0.1 mL 含 5 个结核菌素单位的纯蛋白衍化物（purified protein derivative，PPD）。一般在左前臂掌侧中下 1/3 交界处行皮内注射，使之形成直径为 6～10 mm 的皮丘。注射后 48～72 h 测量皮肤硬结的平均直径。小于 5 mm 为阴性，5～9 mm 为一般阳性，10～19 mm 为中度阳性，≥20 mm 为强阳性，出现水疱、破溃、淋巴管炎及双圈反应等为极强阳性。

2. 结果判定

（1）阳性反应：①接种卡介苗后；②年长儿无明显临床表现而呈一般阳性反应，表示曾感染过结核分枝杆菌;③2 岁以下尤其是 1 岁以内未接种卡介苗,阳性反应多表示体内有新的结核病灶,年龄越小,活动性结核病可能性越大;④强阳性反应,表示体内有活动性结核病;⑤近期由阴性反应转为阳性反应,或反应强度从原来<10 mm 增至>10 mm,且增加的幅度>6 mm 时,表示有新近感染。

(2)阴性反应:①未感染过结核分枝杆菌;②初次感染结核分枝杆菌后 4～8 周;③假阴性反应,机体免疫功能低下或受抑制所致,如重症结核病,急性传染病(麻疹、水痘等);体质极度衰弱如重度营养不良、重度脱水等;糖皮质激素或其他免疫抑制剂使用期间;④技术误差或结核菌素失效。

(四)纤维支气管镜检查

对本病的诊断和鉴别诊断有重要参考价值。

(五)免疫学诊断及分子生物学基因诊断

用酶联免疫吸附试验检测结核分枝杆菌抗体,用聚合酶链反应快速检测结核分枝杆菌核酸。

四、治疗要点

(一)一般治疗

注意营养,选用富含蛋白质和维生素的食物。有明显结核中毒症状及体质高度衰弱的患儿应卧床休息。避免传染麻疹、百日咳等疾病。

(二)抗结核药物治疗

主要目的是杀灭病灶中的结核分枝杆菌,防止血行播散。治疗原则:早期治疗,剂量适宜,联合用药,规律用药,坚持全程、分段治疗。

1. 常用抗结核药物

(1)杀菌药物:全杀菌药物,如异烟肼(INH)、利福平(RFP);半杀菌药物,如链霉素(SM)、吡嗪酰胺(PZA)。

(2)抑菌药物:有乙胺丁醇(EMB)和乙硫异烟胺(ETH)。

2. 针对耐药菌株的几种新型抗结核药物

(1)老药的复合剂型:如利福平和异烟肼合剂(rifamate,内含 RFP 300 mg 和 INH 150 mg);利福平＋吡嗪酰胺＋异烟肼合剂(rifater,内含 RFP、PZA 和 INH)。

(2)老药的衍生物:如利福喷汀(rifapentine)。

(3)氟喹诺酮类药物:莫西沙星、高剂量左氧氟沙星、氧氟沙星等。

(4)新的化学制剂:如力排肺疾(dipasic)。

3. 抗结核治疗方案

(1)标准化疗法:一般用于无明显自觉症状的原发型肺结核。每天服用 INH、RFP 和(或)EMB,连续用药 9～12 个月。

(2)两阶段疗法:用于活动性原发性肺结核、急性粟粒性结核病及结核性脑膜炎。① 强化治疗阶段:联用 3～4 种杀菌药物,长程化疗时连续用药 3～4 个月,短程化疗时连续用药 2 个月;②巩固治疗阶段:联用 2 种抗结核药物,长程化疗时连续用药 12～18 个月,短程化疗时连续用药 4 个月。

(3)短程疗法:6 个月短程化疗方案有 2 HRZ/4 HR(数字为月数,下同)、2 SHRZ/4 HR 和 2 EHRZ/4 HR,若无 PZA 则将疗程延长至 9 个月。

五、不同类型结核病的护理

(一)原发性肺结核患儿的护理

原发性肺结核为结核分枝杆菌初次侵入肺部后发生的原发感染,是小儿结核病的主要类型,包括原发复合征与支气管淋巴结结核。原发复合征由肺部原发病灶、局部淋巴结病变和两者相连的淋巴管炎组成,支气管淋巴结结核以胸腔内肿大的淋巴结为主。结核分枝杆菌初次侵入肺部,形成原发灶,多位于右侧肺上叶底部和肺下叶上部,近胸膜处。

1.临床表现

(1)婴幼儿多急性起病,突发高热,伴盗汗,食欲不振等全身中毒症状。

(2)呼吸系统表现:咳嗽、气促、呼吸困难、面色苍白、发绀,肺部湿啰音,易误诊为肺炎。

(3)少数患儿高热不退或呈弛张热,伴肝、脾、淋巴结肿大,易误诊为伤寒、败血症。

(4)50%以上患儿疾病初期即出现结核性脑膜炎的征象。

(5)少数婴儿主要表现为一般中毒症状:发热、食欲不振、消瘦、倦怠,易被误诊为营养不良。

(6)全身粟粒性结核患儿眼底检查可见视网膜脉络膜粟粒结核结节。

2.辅助检查

(1)X线检查:诊断小儿结核病的主要方法。局部炎性淋巴结相对较大而肺部原发病灶相对较小是原发性肺结核的特征。原发复合征在胸部X线上呈现典型哑铃状"双极影"。支气管淋巴结结核在胸部X线表现为肺门淋巴结肿大。

(2)结核菌素试验:呈强阳性或由阴性转为阳性。

3.治疗要点　无明显症状的原发性肺结核,宜采用标准化疗法,INH+RFP+EMB或INH+EMB,连续用药9~12个月。活动性原发性肺结核,宜使用短程疗法,常用方案2 HRZ/4 HR。

4.常见护理诊断

(1)营养失调,低于机体需要量:与纳差、疾病消耗增多有关。

(2)活动无耐力:与结核分枝杆菌感染有关。

5.护理措施

(1)保证营养供应:应给予高能量、高蛋白质、高维生素的食物。

(2)建立合理的生活制度:保持居室空气流通,阳光充足。适当休息,劳逸结合,使患儿逐渐恢复体力。积极防治各种传染病,避免着凉感冒。

(3)合理用药:抗结核药物大多有胃肠道反应,要注意患儿食欲变化;有些药物有肝、肾损害,要定期复查肝功能、尿常规;使用链霉素的患儿要注意有无发呆等听神经损害的现象。

(4)预防感染传播:结核病患儿活动期应实行呼吸道隔离措施,对患儿呼吸道分泌物、痰杯、餐具等进行消毒处理。

(5)健康教育:指导患儿家长对居室、痰液、玩具、食具等消毒处理。告诉患儿家长早治疗和全程正规化治疗是治愈结核病的关键,应坚持正规服药。积极预防各种传染病、营养不良、佝偻病等,以免加重病情。指导患儿家长观察抗结核药物的副作用,一旦发生毒副反应立即就诊。指导患儿家长做好患儿的日常生活护理和饮食护理,注意定期复查。

(二)结核性脑膜炎患儿的护理

结核性脑膜炎是结核分枝杆菌侵犯脑膜所引起的炎症,是儿童结核病中最严重的类型。多见于3岁以内的婴幼儿。由于小儿血脑屏障功能不完善,免疫功能低下,入侵的结核分枝杆菌易通过血行播散而引起结核性脑膜炎。

1.临床表现　典型结核性脑膜炎起病缓慢,临床可分为3期。

(1)早期(前驱期):1~2周。主要症状为性情改变,精神呆滞,易疲倦或易激惹,可有低热、盗汗、消瘦及不明原因的呕吐。

(2)中期(脑膜刺激期):1~2周。主要表现为剧烈头痛、喷射性呕吐、嗜睡,体温增高,热性惊厥。脑膜刺激征(颈项强直、Kernig征和Brudzinski征阳性)是结核性脑膜炎最主要和常见的体征。婴幼儿以前囟饱满为主。此期还可出现面神经瘫痪等脑神经障碍。

(3)晚期(昏迷期):1~3周。症状逐渐加重,意识蒙眬、半昏迷甚至昏迷。惊厥频繁发作。患儿极度消瘦,最终因颅内压急剧增高导致脑疝而死亡。

2.辅助检查

(1)脑脊液检查:压力增高,外观透明或呈毛玻璃状;白细胞总数增高,分类以淋巴细胞为主;蛋白定量增加;糖和氯化物含量均降低是结核性脑膜炎的典型改变。脑脊液中找到结核分枝杆菌可确诊。

（2）胸部 X 线检查：胸部 X 线证实有血行播散，对确诊结核性脑膜炎有意义。

（3）结核菌素试验：阳性对诊断有帮助。

3. 治疗要点 主要抓住两个重点环节，一是抗结核治疗，二是降低颅内高压。降低颅内高压常用 20% 甘露醇。

4. 常见护理诊断

（1）潜在并发症：颅内高压、脑疝等。

（2）营养失调，低于机体需要量：与摄入不足及疾病消耗增多有关。

（3）有皮肤完整性受损的危险：与长期卧床有关。

（4）焦虑（患儿家长）：与患儿病情重、预后差有关。

5. 护理措施

（1）密切观察病情变化：观察患儿生命体征、神志和瞳孔，及早发现颅内压增高或脑疝。患儿应卧床休息，保持室内安静，护理操作尽量集中进行，减少对患儿的刺激。

（2）惊厥发作时齿间应置牙垫，防止口舌被咬伤。

（3）遵医嘱给予脱水剂、利尿剂、抗结核药物等，注意液体输注的速度和药物的副作用。

（4）配合医生做腰椎穿刺、侧脑室引流等，做好术后护理。

（5）给予患儿营养丰富、易消化的饮食，保证足够能量以增强机体的抵抗力。昏迷、不能吞咽的患儿，可给予鼻饲喂养和静脉补液。

（6）保持皮肤的清洁、干燥和床铺的清洁、平整，及时清除呕吐物和大小便。眼睑不能闭合的患儿，可涂抹眼膏或用纱布覆盖，保护角膜。每天进行口腔护理。

（7）采取呼吸道隔离措施。

（8）加强与患儿家长的沟通，给予耐心解释和心理上的支持，使其减轻焦虑，配合治疗和护理。

六、健康教育

指导患儿家长坚持全程、合理用药，做好病情及药物毒副反应的观察，定期门诊复查。对留有后遗症的患儿，指导其家长掌握对患儿进行康复锻炼的方法，如对肢体瘫痪患儿进行被动活动与按摩，失语患儿进行语言训练等。

➡ 直通护考

在线答题

（徐　丹）

急危重症患儿的护理

学习目标

【知识目标】 掌握小儿惊厥的急救措施,急性呼吸衰竭患儿的护理,充血性心力衰竭的判断和护理,心搏呼吸骤停的判断,急性颅内压增高患儿的护理。熟悉急性呼吸衰竭的分类,应用强心苷(洋地黄)类药物的注意事项,心肺复苏术的步骤。了解小儿惊厥的判断,高热惊厥的特点,心肺复苏成功的标志。

【能力目标】 能运用护理程序对惊厥、急性颅内压增高、急性呼吸衰竭、充血性心力衰竭、心搏呼吸骤停的患儿进行整体护理。

【思政目标】 对待患儿态度要和蔼可亲,关爱患儿。

任务一 儿童重症监护病房

儿童重症监护病房(PICU)是儿童重症医学的实践基地和客观主体;其工作效果直接关系儿童死亡率和致残率,是儿童重症医学整体实力和水平的客观标志,在国家儿童医学发展战略中居重要的地位。PICU 集中了病情危重患儿和高科技含量的先进设备,依靠多学科协作的精英团队和严谨、优化的运作方案来实现全时、整体、有效的监护与治疗,最需要按系统、科学、标准的原则来规范化建设。

一、PICU 的基本要求

1. 管理模式 根据医院实际需要和区域卫生规划,PICU 管理模式可以是属于儿科领导的儿童重症病区或属于医院直接领导的儿童重症医学科,但其病房形式都应为设有独立护理站的医疗护理单元。

2. 分类级别 依据 PICU 本身提供体外生命支持的条件与能力,包括器官功能监测、维护和替代技术的条件与能力和所在医院提供系统的诊断、治疗技术支撑的条件与能力,PICU 分为以下 3 个级别。

Ⅰ级:初级 PICU,各地(州、市)级区域内至少应有 1 家医疗单位设有不低于Ⅰ级的 PICU。

Ⅱ级:高级 PICU,省(自治区、直辖市)级区域内至少应有 1 家医疗单位设有不低于Ⅱ级的 PICU。

Ⅲ级:特级 PICU,国家级中心城市至少应有 1 家医疗单位设有Ⅲ级的 PICU。

二、PICU 的业务管理

1. 建立质量控制小组 负责本学科(病区)的业务运行、发展和全过程质量控制、持续改进工作。并结合实际情况建立健全与各级 PICU 工作特征相符合的各类人员的工作职责、疾病诊断、治疗规范、专科医疗护理工作程序和医院感染控制常规等专科业务规章制度和各种组织管理、经济管理、卫生和保安等专科行政规章制度。

2. PICU 的收治范围

(1)急性、可逆、已经危及生命的器官功能不全,经过 PICU 的严密监护和加强治疗短期内可能得到康复的患儿。

(2)存在各种高危因素,具有潜在生命危险,经过 PICU 的严密监护和及时有效的治疗可能减少死亡风险的患儿。

（3）在慢性器官功能不全的基础上，出现急性加重且危及生命，经过 PICU 的严密监护和治疗可能恢复到原来状态的患儿。

（4）慢性消耗性疾病的终末状态、不可逆性疾病和不能从 PICU 的监护和治疗中获得益处的患儿，一般不是 PICU 的收治范围。

3. 承担儿童重症救治网络枢纽的功能　各级 PICU 均应严格按照其定义的技术条件与能力开展区域性重症儿童转诊救治工作，以保证每例重症儿童都能够得到最及时和最适当的监护和治疗，获得最佳预后。

4. 结合临床实践开展科学技术研究工作　各级 PICU 均应结合临床实践开展科学技术研究工作，特别是应该积极参与国内、国际多中心研究，并承担相应的教学培训工作，以推动儿童重症医学（PCCM）的不断进步。

三、PICU 的基础设施建设

1. 位置设置　应设置在方便患儿转运、检查和治疗的区域并考虑以下因素：接近急诊科、儿科病区、手术室、影像学科、化验室和血库等，在横向无法实现"接近"时，应该考虑楼上、楼下的纵向"接近"。

2. 内部环境　病室建筑装饰必须遵循不产尘、不积尘、耐腐蚀、防潮防霉、防静电、容易清洁和符合防火要求的总原则。应具备良好的通风、采光条件，实现独立控制室内的温度和湿度，医疗区域内的温度应维持在 (24 ± 1.5) ℃。有条件者可装配空气调节及净化系统，每个单间的空气调节及净化系统应该独立控制。

3. 噪声控制　PICU 的地面覆盖物、墙壁和天花板应该尽量采用高吸音的建筑材料。根据国际噪声控制工程委员会的建议，最好白天不超过 45 dB，傍晚不超过 40 dB，夜晚不超过 20 dB。

4. 辅助用房　基本辅助用房包括医生办公室、主任办公室、工作人员休息室、中央工作站、治疗室、配药室、仪器室、更衣室、清洁室、污废物处理室、值班室、盥洗室等。有条件的 PICU 可配置其他辅助用房，包括示教室、患儿家长接待室、实验室、营养准备室等。辅助用房与病房面积之比应达到 1.5∶1 以上。

5. 通道设置　工作人员、住院患儿、保障物资、污物废物的流向应设置合理，最好通过不同的进出通道实现，以最大限度减少各种干扰和交叉感染。应该提供便于医护人员观察和在必要时尽快接触患儿的通道。

6. 功能分区　整体布局应该使放置病床的医疗区域、医疗辅助用房区域、污物处理区域和医护人员生活辅助用房区域等有相对的独立性，以减少彼此之间的互相干扰并有利于感染的控制。

7. 床位设置　病床数量根据其等级和实际收治患儿的需要，应达所在医院儿童病床数的 5% 以上。从医疗运作角度考虑，PICU 的每个管理单元以 8～12 张床位为宜；床位使用率以 80%～85% 为宜，超过 85% 则表明 PICU 的床位数不能满足临床需要，应该扩大规模。每张病床的占地面积为 15～18 m²。鼓励在人力资源充足的条件下，多设立单床病房，单床病房面积为 20～25 m²。其中正压和负压隔离病房的数量应根据患儿专科来源和卫生行政部门的要求决定。

8. 消毒装置　每个病房应至少安装 1 套感应式洗手设施和手部消毒装置，每个病床边应备有消毒凝胶类洁手装置。洗手槽设计应保证洗手时不溅水、不积水，上方应贴有关于洗手说明的指示图。水龙头旁不能有通风设备，与洗手装置相连的墙壁不得疏松多孔，还应设有放置洗手液、纸巾及垃圾回收桶的空间。

四、PICU 的医护人员

（一）人员配备

1. 治疗管理　PICU 实行半开放式管理，即患儿由 PICU 医生负责管理，PICU 患儿的其他专科相关情况，PICU 医生不能独立解决时，应该与专科医生共同协商处理。

2. 医护比例　PICU 医生组成应包括高级、中级和初级医生，人数与监护床位数之比为 0.8∶1 以上，PICU 护士的人数与监护床位数之比为 2.5∶1 以上。

3. 辅助管理　PICU 可以根据需要配备适当数量的医疗辅助人员，有条件的医院可配备相关的专业医生以及技术与维修人员，如呼吸治疗师、临床药师、临床营养师、心理咨询师等。

（二）PICU 医生应具备的条件

PICU 专科医生应经过相关理论和技术的规范化培训，以确保具有对重症患儿进行各项监测与治疗的全面能力。

1. 必须具备重症医学相关理论知识 掌握相关生理学、病理学、病理生理学、系统功能监测和支持以及临床药理学、伦理学的基础理论知识,主要内容包括:儿童整体及系统器官发育规律;心搏骤停;休克;呼吸功能衰竭;心功能不全;肺动脉高压;严重心律失常;急性肾功能不全;中枢神经系统功能障碍;严重肝功能障碍;胃肠功能障碍与消化道大出血;急性凝血功能障碍;严重内分泌与代谢紊乱;水、电解质紊乱与酸碱平衡失调;肠内与肠外营养支持;镇静与镇痛;脓毒症和多器官功能障碍综合征;免疫功能紊乱;院内感染控制;儿科疾病危重程度评估。

2. 具备以下监测与支持操作技术的基本知识

(1)心肺复苏术,获得基础生命支持(BLS)和儿科高级生命支持(PALS)证书。

(2)人工气道的建立与管理。

(3)氧疗和机械通气。

(4)深静脉及动脉置管技术。

(5)血流动力学监测技术。

(6)电复律与心脏除颤术。

(7)腹膜透析和持续血液净化技术。

(8)床边B超检查技术。

(9)心包穿刺术及胸腔闭式引流术。

(10)侧脑室穿刺术及脑脊液引流术。

(11)纤维支气管镜技术。

(12)体外膜氧合(ECMO)治疗技术。

Ⅰ级PICU的专科医生应当具备独立完成第(1)至(4)项监测与支持技术的能力,Ⅱ、Ⅲ级PICU的专科医生应当具备独立完成上述第(1)至(7)项监测与支持技术的能力。PICU医生每年至少参加1次省级或省级医学相关继续教育培训项目的学习,不断加强知识更新。

PICU护士必须经过严格的专业培训,熟练掌握重症护理基本理论和技能,经过专科考核合格后,才能独立上岗。

PICU所在医院应建立必要的会诊机制,保证PICU以外各专业医护人员在需要时按要求的时限到达PICU履行职责。

五、PICU的仪器设备

1. 完善设备 PICU应配备完善的设备,提供电、氧气、压缩空气和负压吸引等功能支持。每张监护病床装配电源插座12个以上,氧气接口2个以上,压缩空气接口2个和负压吸引接口2个以上。

2. 病床设置 应配备适合PICU使用的病床,配备防压疮床垫。至少配备一定数量具有保温功能的辐射台。

3. 床旁监护 每床配备床旁监护系统,进行心率、血压、脉搏、血氧饱和度、有创压力监测等监护。为安全转运患儿,每个PICU单元至少配备便携式监护仪1台。

4. 供氧装置 每床配备1个简易呼吸器(复苏呼吸气囊),每3张监护床配备不少于2台常频呼吸机、1台持续气道正压通气(CPAP)或双水平气道正压通气(BiPAP)给氧仪,根据PICU级别和实际需要配备适当数量的高频呼吸机,为便于安全转运患儿,每个PICU单元至少配备1台便携式呼吸机。

5. 输液仪器 每床均应配备输液泵和微量注射泵3套以上,有条件可配备一定数量的肠内营养输注泵及加压输液泵。

6. 监护设备 应按要求配备下列设备:床边B超、便携式X光机、心电图机、血气分析仪、除颤仪、血液净化仪、ECMO、连续性血流动力学监护仪、呼气末二氧化碳与氧代谢监测设备、心肺复苏抢救装备车(车上备有喉镜、气管导管、各种接头、急救药品以及其他抢救用具等)、起搏器、纤维支气管镜、电子升降温仪、胸部排痰仪等。

7. 其他 除上述必配设备外,有条件者,视需要可选配以下设备:简易生化仪、闭路电视探视系统(每床一个成像探头)、输液加温设备、床边脑电图和颅内压监测设备。

任务二　小儿惊厥患儿的护理

案例引导

患儿,男,1岁。因"感冒1天,伴发热,体温39.3 ℃"来院就诊。在就诊过程中突然发生双眼上翻,四肢强直,面色苍白,口周发绀。

问题:

该患儿可能患了何种疾病?该如何处理?

案例分析

惊厥俗称"抽风",是指由于神经元发生异常放电引起全身或局部肌群发生不自主的强直性或阵挛性抽动,同时伴有不同程度意识障碍的一种神经系统功能暂时紊乱的状态,如果持续时间较长或反复发作可导致脑组织缺氧性损害。本病可由多种因素引起,见于任何年龄,以6个月至3岁的婴幼儿最多见,是儿科常见的急症。

一、护理评估

(一)健康史

1.出生史　主要询问患儿出生时有无窒息、产伤,缺血、缺氧史。窒息可致缺氧缺血性脑病或颅内出血。

2.喂养史　新生儿喂养不及时易发生低血糖;婴儿阳光照射不足、维生素D摄入不足均可引起低钙血症。

3.感染及传染病史　感染是小儿惊厥最常见的原因,多见于呼吸系统、消化系统及神经系统感染。传染病多有季节性,夏、秋季节多为细菌性痢疾、流行性乙型脑炎及其他肠道传染病的好发季节;秋、冬季节多为流行性脑脊髓膜炎及其他呼吸道传染病的好发季节。

4.其他　如中毒史(如食物或药物中毒及一氧化碳中毒史等),心或肾疾病史(如先天性心脏病、急性肾炎病史等),颅内疾病史(如颅脑损伤、畸形,颅内出血或肿瘤病史等),既往发作史(如癫痫、高热惊厥发作史等),家族中有无惊厥病史等。

5.诱因　部分小儿惊厥发作有明显的诱因,如高血压脑病在紧张及过度劳累时,原发性癫痫在突然停药或感染时均易诱发惊厥。

(二)身体状况

1.抽搐　典型表现为突然发生全身或局部肌群不自主地强直性或阵挛性抽动,眼球上翻、凝视或斜视,多伴有意识障碍,持续数秒至数分钟自行停止,发作时患儿处于过度兴奋状态。

根据抽搐临床表现分为以下3种类型。

(1)全身性强直阵挛性抽搐:临床表现为躯干及四肢对称性抽动,眼球上斜固定,呼吸暂停,面色苍白或发绀,意识丧失。

(2)强直性抽搐:临床表现为全身及四肢张力增高,上、下肢伸直,前臂旋前,足跖屈,有时呈角弓反张状。

(3)局限性抽搐:临床表现多样,一侧眼轮匝肌、面肌或口轮匝肌抽动;或一侧肢体抽动;或手指、脚趾抽动;或眼球转动、眼球震颤或凝视;或呼吸肌痉挛抽搐以致呼吸运动减慢、呼吸节律不规则或呼吸停止,出现阵发性苍白或发绀,多见于新生儿或婴儿。若发作持续超过30 min或两次发作间歇期意识不能恢复时,称为惊厥持续状态。处于此状态时可引起体内氧的消耗过多,脑组织缺氧又可导致脑水肿及脑损伤,出现颅内压增高及脑损伤等临床表现。

2.其他状况 患儿发作时可造成机体受伤,如已出牙患儿的咀嚼肌痉挛抽搐可发生口舌咬伤;部分患儿可出现喉痉挛或呼吸道分泌物阻塞,而发生窒息;抽搐时双手握拳,指甲可将手心皮肤损伤;肢体抽动摩擦可造成腋下等处皮肤损伤;也可在因意识丧失而发生摔伤或抽搐的情况下造成骨折或脱臼及各种意外事件。抽搐持续时间长时可因体内氧的消耗过多而造成机体缺氧。发作时由于神经系统功能紊乱可出现大小便失禁等。

(三)辅助检查

(1)血常规、尿常规、大便常规检查,血生化检查如血糖、血钙、血钠、血尿素氮等,脑脊液检查主要用于鉴别有无颅内感染。

(2)眼底检查:如视网膜出血提示颅内出血,视盘水肿提示颅内压增高。

(3)其他检查:脑电图、颅脑 B 型超声检查、颅脑 CT 检查、颅脑 MRI 检查等,以明确原发病因。

二、常见护理诊断

1.急性意识障碍 与惊厥发作有关。

2.有窒息的危险 与惊厥发作时呼吸道分泌物增多有关。

3.有受伤的危险 与惊厥发作时突然意识丧失而引起跌倒摔伤有关。

三、治疗要点

对高热惊厥患儿采取的首要处理措施是迅速控制惊厥,应用抗惊厥药(如地西泮、苯巴比妥、10％水合氯醛等)或立即针刺或指掐急救要穴(如人中、百会、十宣等穴),并针对病因及伴随的症状进行处理。其中,去除病因是控制惊厥的根本措施。

四、护理措施

1.急救护理

(1)就地抢救:无论何种原因引起的惊厥,患儿多处于高度兴奋状态,轻微刺激即可使其惊厥加重或延长抽搐时间,故患儿发作时应就地抢救,不要搬运,避免各种刺激,保持安静,切勿大声喊叫或摇晃患儿。

(2)保持呼吸道通畅:立即松解衣扣,以防衣服对颈部、胸部的束缚影响呼吸;将舌轻轻向外牵拉,防止舌后坠阻塞呼吸道引起呼吸不畅;让患儿去枕仰卧,头偏向一侧,以防误吸呕吐物而发生窒息,及时清除呕吐物及呼吸道分泌物,保持呼吸道通畅;备好吸痰器及急救药品。

(3)防止受伤:若患儿发作时倒在地上,应就地将患儿平放,及时将周围可能伤害患儿的物品移开;若在有床挡的儿童床上发作时,应在床挡处放置棉垫,防止患儿抽搐时碰在床挡上,同时注意将床上的一切硬物移开,以免造成损伤;切勿用力强行牵拉或按压患儿肢体,以免造成骨折或脱臼;对有可能发生皮肤损伤的患儿应在其手中或腋下垫上纱布,防止皮肤摩擦受损;对已出牙的患儿应注意用纱布包裹压舌板置于其上、下磨牙之间,防止口舌被咬伤。

(4)药物:遵医嘱应用抗惊厥药,如地西泮、苯巴比妥、10％水合氯醛等,以解除肌肉痉挛,并观察患儿用药后的表现,详细记录。

2.病情观察 密切观察患儿的生命体征、瞳孔和神志的变化,了解患儿是局部还是全身性抽搐、持续的时间及伴随症状等。

(1)对发热的患儿应每 1～2 h 测体温一次,如体温高于 38.5 ℃,应遵医嘱给予退热处理。

(2)惊厥较重或持续时间长的患儿,除遵医嘱给予抗惊厥药外,还应及时吸氧,避免惊厥时间过长引起脑组织缺氧导致脑水肿或脑损伤。观察患儿有无发生频繁呕吐、呼吸节律不规则或频率慢且深、脉率减慢、血压升高、意识及瞳孔发生改变等提示颅内压增高的表现,如果出现,应立即通知医生,并遵医嘱使用脱水剂,首选 20％甘露醇,必要时加用地塞米松、呋塞米等降低颅内压的药物,以防脑疝发生。

五、健康教育

(1)介绍惊厥发生的病因、诱因,教会患儿家长应对惊厥发作的方法。

(2)提供预防惊厥发作应采取的措施,如高热惊厥患儿在以后发热时,可能还会发生惊厥;指导患儿家长平时注意加强患儿体格锻炼,防止受凉,预防上呼吸道感染。在患儿发热时,及时用物理降温等方法控制体温,预防惊厥再发作。

(3)演示惊厥发作时的急救方法,如就地抢救、针刺或指掐人中穴等,保持安静,不能摇晃、大声喊叫或抱着患儿往医院跑,以免加重惊厥或造成机体损伤。惊厥发作缓解时迅速将患儿送往医院查明病因,防止再发作。

(4)同时强调定期门诊随访的重要性,根据病情及时调整药物。关心、体贴患儿,并对患儿及其家长进行心理辅导,解除其焦虑和自卑的心理。

任务三 急性颅内压增高患儿的护理

案例引导

患儿,2岁,化脓性胸膜炎。入院后出现意识模糊,呼吸节律不规则,瞳孔不等大且对光反射迟钝。

问题:

该患儿可能出现的并发症是什么?

案例分析

急性颅内压增高简称颅内高压,是由于多种原因引起脑实质和(或)颅内液体量增加所致的一种临床综合征。重症患儿迅速发展成脑疝而危及生命。

一、护理评估

(一)健康史

询问有无引起颅内压增高的相关病史,如感染(如脑炎、脑膜炎、中毒性菌痢、重症肺炎等)、脑缺氧缺血(如各种原因引起的窒息、休克、心搏呼吸骤停、一氧化碳中毒、癫痫持续状态等)、颅内占位性病变(如脑肿瘤、脑出血等)、脑脊液循环异常(如脑积水等)及其他病史如高血压,水、电解质紊乱,食物或药物中毒等。

(二)身体状况

1.神经系统表现 主要是头痛、意识改变、惊厥,甚至发生脑疝。

(1)头痛:无论何种原因所致的颅内压增高都有不同程度的头痛,一般晨起较重,哭闹、咳嗽、用力或头位改变时加重。1岁以下患儿因前囟及颅缝未闭合,对颅内压增高有一定的缓冲作用,故早期头痛不明显,仅有前囟紧张或隆起。

(2)意识改变:早期有性格变化、表情淡漠、反应迟钝、记忆力下降、嗜睡或兴奋不安等表现,严重者出现昏迷。

(3)惊厥:表现为抽搐,同时伴有意识障碍。

(4)脑疝:多在严重颅内压增高时引起小脑幕切迹疝或枕骨大孔疝。脑疝早期表现为意识障碍加重、呼吸节律不规则、双侧瞳孔大小不等、肌张力增高甚至惊厥等,若未及时处理,可出现昏迷并呈强直性抽搐,发生呼吸、循环衰竭而死亡。

2.其他表现

(1)生命体征:疾病早期表现为血压升高,继而脉率减慢,呼吸开始时增快,严重时呼吸减慢而不规则,甚至出现呼吸暂停。

(2)眼部表现:患儿可出现复视、斜视、眼球运动障碍,眼底检查可见视乳头水肿、小动脉痉挛、静脉扩张,严重者可出现视网膜水肿。

(3)呕吐:因呕吐中枢受刺激可引起频繁呕吐,晨起时明显,多呈喷射性。

(三)辅助检查

(1)血常规、尿常规、大便常规、血生化及脑脊液检查可帮助判断病因。

(2)颅脑 B 型超声检查可发现脑室扩大、血管畸形及颅内占位性病变,必要时做颅脑 CT 检查、颅脑 MRI 检查、脑血管造影等。

二、治疗要点

1.病因治疗 去除病因、控制病变发展是治疗颅内压增高的根本措施。针对原发病积极采取相应治疗措施,如抗感染、改善通气、清除颅内占位性病变等。

2.对症支持治疗 保持正常体温及血压,控制惊厥,纠正酸碱平衡失调,水、电解质紊乱等。

3.降低颅内压 ①20%甘露醇:降低颅内压作用最为有效,0.25～1 g/kg 静脉滴注,4～6 小时/次。一般要求在 20 min 内滴完,速度 120～140 滴/分钟(静脉滴注过快可引起头痛、视力模糊),注意防止药液外漏引起局部组织坏死。②呋塞米:每次 0.5～1 mg/kg,20 mL 液体稀释后静脉注射,2～3 次/天。③其他治疗:如高压氧治疗、过度通气、控制性脑脊液引流等。

4.低温疗法 尽早使用亚低温疗法减轻中枢神经功能损害,一般控制核心体温在 32～34 ℃。常用药物降温(如氯丙嗪、乙酰氨基酚等)及物理降温(如降温毯、亚低温治疗仪、冰帽、血液降温等)。

5.液体疗法 目前主张颅内压增高患儿液体入量主要根据病情和液体出入量予以调整。应用脱水剂时可不必过分限制液体入量。

三、常见护理诊断

1.头痛 与颅内压增高有关。

2.有窒息的危险 与意识障碍有关。

3.潜在并发症 脑疝、心搏呼吸骤停。

4.恐惧 与病情危重及缺乏颅内压增高的知识有关。

四、护理措施

1.保持安静 保持患儿绝对安静,避免躁动、剧烈咳嗽、声音、光线等刺激,检查和治疗尽量集中进行,动作轻柔,患儿卧床休息时将床头抬高 30°左右,以利于颅内血液回流。

2.降低颅内压 遵医嘱应用降低颅内压的药物,如 20%甘露醇快速静脉滴注,以减轻患儿的颅内压增高症状。

3.保持呼吸道通畅 选择合适的方式供氧,避免二氧化碳潴留,及时清除呼吸道分泌物,频繁呕吐时应暂禁食,减少吸入危险。

4.密切观察病情变化 定时监测生命体征、瞳孔、肌张力、意识的变化,及时准确地进行对症支持治疗,以免发生脑疝。

五、健康教育

(1)安慰和鼓励患儿及其家长树立战胜疾病的信心。

(2)指导进行病情观察,以便及时发现脑疝先兆,配合医护人员共同完成抢救工作。

(3)病情缓解后,向患儿家长介绍患儿的病情及预后。根据原发病做好相应的健康指导。

任务四　急性呼吸衰竭患儿的护理

一、概念

急性呼吸衰竭是一种严重的临床综合征,是指累及呼吸中枢和(或)呼吸器官的各种疾病,导致肺通气和肺换气功能障碍,出现低氧血症,或伴有高碳酸血症,并由此引起一系列生理功能和代谢紊乱。急性呼吸衰竭是儿童时期常见的急症,2/3 发生在 1 岁以内,1/2 发生于新生儿期。

二、分型

I 型呼吸衰竭:$PaO_2<60$ mmHg,$PaCO_2$ 正常或降低。

II 型呼吸衰竭:$PaO_2<60$ mmHg,$PaCO_2>50$ mmHg。

三、病因

新生儿以窒息、呼吸窘迫综合征、上呼吸道疾病(如梗阻)、颅内出血和颅内感染比较常见。婴幼儿以支气管肺炎、急性喉炎、异物吸入和脑炎为主。儿童以支气管肺炎、哮喘持续状态、急性感染性多发性神经根炎和脑炎常见。急性呼吸衰竭分中枢性呼吸衰竭和周围性呼吸衰竭两大类。

1.中枢性呼吸衰竭 因呼吸中枢病变,呼吸运动发生障碍,通气量明显减少所致。常见于颅内感染、颅内出血、脑损伤、脑肿瘤、颅内压增高等。

2.周围性呼吸衰竭 因呼吸器官的严重病变或呼吸肌麻痹,同时发生肺通气与肺换气功能障碍所致。常见于喉头水肿、气管炎、肺炎、肺不张、肺水肿、肺气肿及支气管异物等,另外呼吸肌麻痹、胸廓病变、气胸及胸腔积液等也可致病。

四、病理生理

缺氧和二氧化碳(CO_2)潴留是急性呼吸衰竭的基本病理生理改变。急性呼吸衰竭分为肺通气功能障碍和肺换气功能障碍,肺通气功能障碍使肺泡有效通气量减少,CO_2 排出受阻,肺泡内氧分压降低,故出现低氧血症和高碳酸血症。低氧血症较易于通过吸氧得到纠正。任何原因引起的通气/血流比例失调、氧及 CO_2 弥散障碍或肺内动静脉分流均可引起肺换气功能障碍。由于 CO_2 弥散能力明显高于氧,故 CO_2 排出受阻不明显(血 $PaCO_2$ 正常或稍低),主要表现为低氧血症,低氧血症多不易通过吸氧纠正。

五、临床表现

主要是呼吸系统表现、低氧血症及高碳酸血症的临床表现。

1.呼吸系统表现 周围性呼吸衰竭主要临床表现为呼吸频率改变及辅助呼吸肌活动增强,如呼吸频率加快、鼻翼扇动、三凹征等。

中枢性呼吸衰竭主要临床表现为呼吸节律紊乱,如潮式呼吸、叹息样呼吸及下颌式呼吸等,甚至发生呼吸暂停。

2.低氧血症表现

(1)发绀:以口唇、口周及甲床等处较为明显,但在严重贫血(还原型 Hb<50 g/L)时可不出现发绀。

(2)消化系统:可出现腹胀,甚至肠麻痹。

(3)循环系统:早期心率加快、血压升高,心排血量增加;严重时可出现心律失常,甚至发生心力衰竭或心源性休克等。

(4)泌尿系统:尿中可出现蛋白、红细胞、白细胞,管型尿,少尿或无尿甚至肾衰竭。

(5)神经系统:早期烦躁不安、易激惹、视力模糊,继之出现神经抑制症状,如神志淡漠、嗜睡等。

(6)其他:有细胞代谢及电解质紊乱,如酸中毒及高钾血症等。

3.高碳酸血症表现 开始出现烦躁不安、出汗、摇头、意识障碍、皮肤潮红。严重时出现惊厥、昏迷、视乳头水肿、呼吸性酸中毒等。

六、辅助检查

1.早期或轻症 I 型呼吸衰竭,即低氧血症型,$PaO_2<60$ mmHg,$PaCO_2$ 正常或降低。

2.晚期或重症 II 型呼吸衰竭,即低氧血症伴有高碳酸血症型,$PaO_2<60$ mmHg,$PaCO_2>50$ mmHg。

七、治疗要点

积极治疗原发病,改善呼吸功能,纠正低氧血症和高碳酸血症,保护重要器官功能,减少急性呼吸衰竭并发症。

1.病因治疗 此为急性呼吸衰竭治疗的根本。应明确病因,给予针对性治疗。

2. 气道管理　湿化气道、雾化吸入及促进痰液排出。解除支气管痉挛及水肿,如喘乐宁雾化吸入。

3. 呼吸治疗　积极纠正缺氧是治疗的关键环节。根据患儿原发病、病情、缺氧程度选择适宜的氧疗方法。重症呼吸衰竭在常规呼吸支持无效的情况下可给予体外膜肺、液体通气、高频通气、NO 吸入治疗等特殊呼吸支持。

4. 营养治疗　患儿常存在能量或蛋白质摄入不足,而发热、呼吸功增加易致低蛋白血症,提高营养摄入可降低死亡率。每天热量为 50 kcal/kg,液量为每天 60～80 mL/kg。

5. 对症支持治疗　防治脑水肿及颅内压增高。改善微循环及心功能。纠正水、电解质紊乱及酸碱平衡失调,呼吸性酸中毒主要依赖于肺通气功能改善。混合性酸中毒可在保证通气量的情况下酌情给予碱性液,常用 5% 碳酸氢钠溶液,每次 2～5 mL/kg,稀释为 1.4% 等渗溶液静脉滴注,根据血气分析结果随时调整。

八、常见护理诊断

1. 气体交换受损　与肺通气、肺换气功能障碍有关。

2. 清理呼吸道无效　与呼吸道分泌物黏稠、无力咳痰、呼吸功能受损有关。

3. 营养失调:低于机体需要量　与摄入不足及疾病消耗有关。

4. 潜在并发症　继发感染、多器官功能衰竭等。

九、护理措施

1. 保持呼吸道通畅

(1)协助排痰:鼓励清醒患儿用力排痰,对咳痰无力的患儿每 2 h 翻身一次,并经常轻拍胸背部,边拍背边鼓励患儿咳嗽,使痰易于排出。

(2)吸痰:咳嗽无力、昏迷、气管插管或气管切开的患儿,及时给予吸痰。吸痰前应充分给氧。吸痰时应取仰卧位,注意无菌操作,按顺序吸出口、鼻、咽部、气管的痰液。吸痰时动作应轻柔,负压不宜过大,以防损伤呼吸道黏膜和继发感染。

(3)湿化气道和雾化吸入:遵医嘱给予超声雾化吸入,一般每天 3～4 次,每次 15 min 左右,也可遵医嘱在雾化器内加入解痉、化痰和消除炎症的药物,以利于排痰和通气。

(4)遵医嘱使用支气管扩张剂和地塞米松等药物,缓解支气管痉挛和呼吸道黏膜水肿。

2. 给予低流量持续吸氧　一般选择鼻导管法、面罩法或头罩法等,若需要长期吸氧的患儿最好选用鼻塞法、面罩法及头罩法,因这些方式对患儿刺激小,上述吸氧方式效果不佳时可考虑持续正压给氧。一般鼻导管法为每分钟 0.5～1 L,氧浓度不超过 40%;新生儿或鼻腔分泌物多者,可用面罩法、鼻塞法、头罩法或氧帐,头罩法给氧者,氧流量为每分钟 2～4 L,氧浓度为 50%～60%;严重缺氧紧急抢救时,氧浓度可大于 60% 或用 100% 的纯氧,但持续时间以不超过 4 h 为宜。氧疗期间定时做血气分析进行监护,一般要求氧分压在 65～85 mmHg 为宜。

3. 机械通气

(1)专人监护:使用中检查呼吸机各项参数是否符合要求,观察患儿胸部起伏、面色、周围循环情况,防止导管脱落、堵塞和可能发生的气胸等;若患儿有自主呼吸,应观察是否与呼吸机同步,及时进行调整。

(2)防止继发感染:做好病室空气和地面的消毒,有条件可配备空气净化装置,限制陪护人数,接触患儿前后注意洗手,定期消毒、更换物品。做好口、鼻腔护理。

(3)满足撤机指征时,遵医嘱进行撤机:对于长期上呼吸机的年长患儿,应防止呼吸机依赖,做好解释工作,树立自主呼吸的信心。根据病情逐步撤机,同时帮助患儿进行呼吸肌功能锻炼。

4. 饮食护理　危重患儿可通过鼻饲喂养供给营养,选择高热量、高蛋白质、易消化和富含维生素的饮食,以免产生负氮平衡。

5. 用药护理　静脉输液时,根据患儿年龄、病情、药物性质调整合适的输液速度,必要时用输液泵控制输液速度。应用洋地黄制剂时注意观察药物疗效及不良反应,用前测脉率,必要时听心率,新生儿脉率<110 次/分、婴儿脉率<90 次/分、年长儿脉率<70 次/分时,需与医生联系,考虑是否停用药。应用血管扩张剂时避免药液外漏引起局部组织坏死。应用利尿剂时注意有无腹胀、肌张力降低、心律失常等低钾表现;应用抗

感染药物,注意观察药物疗效及不良反应。安全应用肾上腺皮质激素。

6. 病情观察 监测呼吸频率、节律、心率、心律、血压和意识变化,如发现异常及时报告医生。

十、健康教育

1. 休息与运动 恢复期加强体能锻炼,增强机体免疫力,避免过度劳累。

2. 饮食指导 多食富含维生素的食物,荤素搭配要得当,合理喂养,及时添加辅食。

3. 康复指导 指导患儿家长掌握预防感染的有关知识,在上呼吸道感染高发季节,少去公共场所,注意保持室内空气流通。

任务五 充血性心力衰竭患儿的护理

案例引导

患儿,3岁,临床诊断为室间隔缺损。当护士给该患儿进行静脉穿刺时,患儿哭闹,不配合;继之突然出现烦躁不安、发绀。体格检查:意识清楚,两肺底有少许湿啰音,心率190次/分,右肝肋下3.5 cm。

案例分析

问题:

此时,护士应立即采取哪些措施?

一、概念

充血性心力衰竭(简称心衰),是指心肌收缩或舒张功能障碍,致使心排血量减少,不能满足机体代谢的需要而出现的一种病理状态。是儿童时期常见的危重急症。出现心衰时常伴有肺循环和(或)体循环充血,因此又被称为充血性心衰。

二、病因与发病机制

儿童时期心衰多发生于心脏疾病,以先天性心脏病最多见,并且在1岁内发病率最高,其他如病毒性心肌炎、风湿性心脏病、重症肺炎等。呼吸道感染,心律失常,营养不良,输液过多、过快等均可诱发心衰。

由于心肌本身病变或心脏负荷过重,导致心肌收缩或舒张功能障碍,疾病早期心脏处于代偿状态,如病因持续存在及诱因的作用,心脏功能进一步减退,进入失代偿状态,心排血量显著减少,引起组织、器官血液灌注不足,肺循环和(或)体循环充血,出现相应的临床症状和体征。

三、临床表现

年长儿与成人相似,左心衰时主要表现为肺循环淤血,如呼吸急促、端坐呼吸、咳粉红色泡沫痰、肺部闻及湿啰音;右心衰时表现为体循环淤血,如颈静脉怒张、双下肢水肿、肝大且有压痛、肝颈静脉反流试验阳性;全心衰时上述症状均存在,儿童以全心衰多见。

婴幼儿常起病急、病情重。临床主要诊断依据:①安静时心率增快,婴儿>180次/分,幼儿>160次/分,不能用发热或缺氧解释;②呼吸困难、青紫突然加重,安静时婴儿呼吸>60次/分,幼儿呼吸>40次/分;③肝大,超过肋缘下3 cm以上,或在短时间内较前增大1.5 cm以上;④心音明显低钝或出现奔马律;⑤突然烦躁不安、面色苍白或发灰,而不能用原发病解释;⑥尿少和双下肢水肿,并除外其他病因。前四项为主要临床诊断依据。

四、辅助检查

1. 胸部X线检查 心影扩大,心脏搏动减弱,肺纹理增粗,肺野淤血。

2.心电图检查 心房、心室均肥大,心率变化,有助于病因诊断和指导强心苷(洋地黄)类药物的应用。

3.超声心动图检查 心房、心室腔扩大,心室收缩时间延长,射血分数降低。有助于明确心衰的病因。

五、治疗要点

减轻心脏负荷,改善心肌收缩和舒张功能。主要治疗措施为吸氧、镇静,应用强心苷(洋地黄)类药物;应用强利尿剂及血管扩张剂。

六、常见护理诊断

1.心排血量减少 与心肌本身病变和心脏负荷过重有关。

2.体液过多 与心功能下降、肺循环和(或)体循环淤血有关。

3.活动无耐力 与呼吸窘迫及疲乏等有关。

4.营养失调:低于机体需要量 与能量代谢增加、喂养困难等有关。

5.潜在并发症 强心苷(洋地黄)类药物毒副反应。

七、护理措施

(一)改善心功能、增强心肌收缩力、提高心排血量

1.减轻心脏负荷 患儿应卧床休息,体位宜取半卧位,以减少回心血量,同时使膈肌下降,有利于呼吸运动。进食应少量多餐,限制钠、水的摄入,以减少血容量。

2.避免加重心脏负荷 保持安静,减少刺激,烦躁不安、哭闹患儿可适当给予镇静剂。输液速度宜慢,一般每小时 5 mL/kg。尽量避免患儿用力排便,如鼓励患儿多吃含纤维素较多的食物,保持大便通畅;喂奶时奶嘴开孔稍大以免吸吮费力;协助患儿翻身等。

3.吸氧 对气急和发绀的患儿应及时给予吸氧,以增加心肌供氧量。

4.遵医嘱用药

(1)强心苷(洋地黄)类药物:能增强心肌的收缩力、减慢心率,从而增加心搏出量,改善心功能。地高辛为小儿最常用的洋地黄制剂,既可口服,又能静脉注射,作用时间和药物排泄速度均较快,药物疗效出现在中毒之前,其剂量容易调节。

(2)利尿剂:可使潴留的钠、水排出,降低心脏的前负荷,常用呋塞米、氢氯噻嗪等,尽量在清晨或上午给予,以免影响夜间睡眠,用药期间观察有无水、电解质紊乱。

(3)扩血管药物:扩张小动脉和小静脉,降低心脏的前、后负荷,常用卡托普利、硝普钠等,用药期间观察患儿心率和血压的变化,以免出现血压过低。

(二)预防强心苷(洋地黄)类药物中毒

强心苷(洋地黄)类药物的治疗量和中毒量相近,易发生中毒,用药期间必须密切观察其疗效及不良反应。

1.给药前 准确计算和抽吸强心苷(洋地黄)类药物的剂量;先测量 1 min 脉搏,必要时听心率,婴幼儿脉率<80~90 次/分,年长儿脉率<60~70 次/分,须立即停止用药并报告医生。

2.给药时 静脉注射速度要缓慢(不少于 5 min),静脉滴注或口服时,要与其他药物分开,以免发生药物间的相互作用;钙剂与强心苷(洋地黄)类药物有协同作用,应暂停进食钙含量高的食物;鼓励患儿多进食含钾丰富的食物,因为低钾血症是导致强心苷(洋地黄)类药物中毒的常见诱因;观察用药后的疗效及不良反应,若出现心脏反应(各种心律失常,最严重)、消化道反应(恶心、呕吐等)、神经系统反应(嗜睡、视力模糊、黄视症、绿视症等),提示强心苷(洋地黄)类药物中毒,应及时报告医生,并备好急救药品和物品。

3.给药后 监测患儿心率和心律,注意心衰表现是否改善,适时调整用药计划。

八、健康教育

向患儿及其家长介绍心衰的病因、诱因及防治知识,指导患儿合理休息,避免情绪激动、过度疲劳;注意营养,少量多餐,给予高热量、富含维生素、易消化饮食,适当控制水、钠的摄入;预防呼吸道感染;教会患儿及其家长自我测量脉搏的方法和掌握用药的注意事项、学会观察用药后的疗效及不良反应。年长儿多吃蔬菜和水果,避免便秘及用力排便。指导患儿家长合理喂养的方法。

任务六　心搏呼吸骤停患儿的护理

一、概念

心搏呼吸骤停是指各种原因导致的突然完全停止的一种临终前状态,若不及时处理,会造成全身组织、器官尤其是脑的不可逆损伤而导致死亡。

二、病因

引起患儿心搏呼吸骤停的原因很多,包括新生儿窒息、喉痉挛、喉梗阻、气管异物、胃食管反流、重症肺炎及呼吸衰竭、药物、婴儿猝死综合征、严重心律失常、中毒、代谢性疾病、心肌炎、心肌病、心衰、心血管介入治疗操作过程、各种意外损伤等。

三、病理生理

1. 缺氧　心搏呼吸骤停首先导致缺氧,心肌对缺氧十分敏感,缺氧可导致心肌劳损、心肌收缩力减弱,严重时心率减慢,心排血量减少,血压下降,心律失常和代谢性酸中毒,从而抑制心肌收缩力,可使心脏出现心室纤颤而致心搏骤停。

2. CO_2 潴留　引起呼吸性酸中毒,CO_2 浓度增高可抑制窦房结的传导,导致心动过缓和心律不齐,并直接抑制心肌收缩力。CO_2 潴留可引起脑血管扩张,导致脑水肿。

四、临床表现

患儿突然昏迷,部分有一过性抽搐,呼吸停止,面色灰暗或发绀,瞳孔散大和瞳孔对光反射消失。大动脉(颈动脉、股动脉)搏动消失,听诊心音消失。

心电图:可见等电位线、电机械分离或室颤等。

五、治疗要点

凡突然昏迷伴大动脉搏动或心音消失的患儿即可确诊。对于心搏呼吸骤停,现场抢救最重要,强调黄金 4 min,即在 4 min 内进行基础生命支持,并在 8 min 内进行高级生命支持。心肺复苏过程如下。

1. 基础生命支持

(1)迅速评估和启动急救医疗服务体系:迅速评估现场对施救者和患儿是否安全。检查患儿反应,无呼吸或仅是喘息,不能在 10 s 内明确感觉到脉搏即可确认心搏骤停,应立即启动急救医疗服务体系。

(2)实施心肺复苏(CPR):新生儿心搏骤停多为呼吸因素所致,其 CPR 程序为 A-B-C。婴儿和儿童的 CPR 程序为 C-A-B。

①胸外心脏按压(chest compression/circulation,C):将患儿放置于硬板上,对于儿童采用单手或双手按压胸骨下半部,而婴儿胸外心脏按压可采用双指法(两手指置于乳头连线下方按压胸骨)或双手环抱拇指法(两手掌及四手指托住两侧背部,双手大拇指按压胸骨下 1/3 处)。按压深度至少为胸廓前后径的 1/3(婴儿约 4 cm;儿童约 5 cm,不超过 6 cm),按压频率 100～120 次/分。每次按压后使胸廓充分回弹,保持按压连续性(中断时间限制在 10 s 以内)。

②开放气道(airway,A):迅速清除口、咽、鼻腔分泌物、异物或呕吐物。开放气道多采取仰头抬颏法,用一只手的小鱼际置于患儿前额,另一手的示指和中指置于下颏将下颌骨上提,使下颌角与耳垂的连线和地面垂直。疑有颈椎损伤者使用托颌法,将双手放置于患儿头部两侧,握住下颌角向上托下颌,使头部后仰程度为下颌角与耳垂连线和地面成 60°角(儿童)或 30°(婴儿)。

③建立呼吸(breathing/ventilations,B):口对口人工呼吸适合于现场急救,婴儿采用口对口鼻,儿童采用口对口。条件允许时可采用辅助呼吸的方法,如球囊-面罩通气,常用气囊通气装置为自膨胀气囊(婴儿和低龄儿童容积为 450～500 mL,年长儿容积为 1000 mL),可输入空气或氧气,采用"E-C"手法进行通气。注意观察患儿的胸廓起伏情况,了解辅助通气的效果。单人复苏婴儿和儿童时胸外心脏按压与人工呼吸比例

为 30 : 2,若双人复苏则为 15 : 2,呼吸频率 8~10 次/分。CPR 的有效指征包括扪及大动脉搏动、口唇及甲床颜色转红、出现自主呼吸、扩大的瞳孔缩小及瞳孔对光反射恢复、肌张力恢复。

（3）除颤：在复苏过程中出现室颤和无脉性室性心动过速（PVT）时可用电除颤复律。1~8 岁儿童使用儿科剂量衰减型自动体外除颤器（automated external defibrillator，AED），婴儿首选手动除颤仪，如无法获得，可考虑能量衰减型 AED，如两者均无法获得，使用标准型 AED。初始除颤能量 2 J/kg，若需第 2 次除颤，则电击能量至少升至 4 J/kg，但不超过 10 J/kg。除颤后应立即恢复 CPR，2 min 后重新评估心律。

2. 高级生命支持

（1）高级气道通气：包括放置口咽或鼻咽气道、喉面罩通气道、气管插管、食管-气管联合导气管等。

（2）供氧：自主循环未恢复前，推荐使用 100% 纯氧。开始自主呼吸后动态检测动脉血氧饱和度，逐步调整供氧，保证动脉血氧饱和度 > 94%。

（3）建立静脉通道：首选周围静脉通道，必要时同时建立周围静脉和中心静脉通道。如果静脉通道尝试不成功或不可行，可以考虑改用骨内通道。如果上述通道均无法及时建立，则可采用气管内途径给药。

（4）药物治疗：主要作用包括抗心律失常，纠正休克，纠正水、电解质紊乱及酸碱平衡失调，维持心排血量和复苏后稳定等。常用急救药物为肾上腺素，静脉用药剂量为 0.01 mg/kg（1 : 10000 溶液 0.1 mL/kg），最大剂量为 1 mg。气管内给药剂量为 0.1 mg/kg，最大剂量为 2.5 mg。必要时间隔 3~5 min 重复 1 次，勿与碱性液体同一管道输注。

目前不主张常规给予碳酸氢钠溶液、阿托品和钙剂。由于高血糖和低血糖均可导致脑损伤，危重患儿应床旁监测血糖浓度，及时给予葡萄糖。其他急救药物还包括纳洛酮、腺苷、胺碘酮等。

3. 延续生命支持　即复苏后稳定处理，旨在保护脑功能，防止继发性器官损害，积极寻找原发病进行病因治疗，力争患儿达到最佳存活状态。主要包括循环系统监护、呼吸系统监护、脑缺氧监护、肾功能监护、防止继发感染等。

➡ **直通护考**

在线答题

（张　欣　徐　丹）

参 考 文 献

[1] 崔焱,张玉侠.儿科护理学[M].7版.北京:人民卫生出版社,2021.

[2] 刘丽丽,于海红.儿科护理学[M].4版.北京:科学出版社,2022.

[3] 段红梅,葛莉.儿科护理学[M].3版.北京:人民卫生出版社,2021.

[4] 高凤,王瑞珍.儿科护理[M].4版.北京:人民卫生出版社,2022.

[5] 梁菁靖.儿科护理与操作技术[M].北京:科学出版社,2018.

[6] 王洪涛,刘奉,周建林.儿科学[M].武汉:华中科技大学出版社,2022.

[7] 于淑婷,邓晓燕.儿科护理[M].武汉:华中科技大学出版社,2017.

[8] 王玉香,史良俊.儿科护理(临床案例版)[M].武汉:华中科技大学出版社,2017.

[9] 李显兰,罗声琼.儿科护理学思维导图[M].重庆:西南大学出版社,2021.

[10] 祝益民.儿科危重症监护与护理[M].2版.北京:人民卫生出版社,2017.

[11] 吴丽元,周乐山.儿科静脉输液治疗临床护理实践[M].北京:科学出版社,2022.

[12] 朱丽辉,石绍南.儿科专科护理[M].长沙:湖南科学技术出版社,2020.

[13] 王秀玲,王世霖.2023全国护士执业资格考试应试指导与考题精析[M].北京:人民卫生出版社,
2022.

[14] 张玉侠,崔焱.儿科护理学实践与学习指导[M].北京:人民卫生出版社,2022.

[15] 鲍莹,熊海燕,毛先华.儿科护理学[M].天津:天津科学技术出版社,2022.

[16] 张玉兰,王玉香.儿科护理学[M].4版.北京:人民卫生出版社,2018.

[17] 王颖雯,顾莺.2021版《儿童静脉输液治疗临床实践循证指南》解读[J].上海护理,2022,22(1):
1-4.

[18] 中华医学会儿科学分会呼吸学组,中华儿科杂志编辑委员会,中国医药教育协会儿科专业委员
会.儿童社区获得性肺炎管理指南(2024修订)[J].中华儿科杂志,2024,62(10):920-930.

[19] 祝甜,史源.2023美国心脏协会与美国儿科学会新生儿复苏指南要点更新解读[J].中国当代儿
科杂志,2024,26(1):25-30.

[20] 李雯燕,曾力楠,李思雨,等.中国儿童临床指南现状分析及循证临床指南质量评价[J].中国循
证医学杂志,2021,21(12):1450-1456.